DE

L'ÉCLAMPSIE PUERPÉRALE

SPÉCIALEMENT ÉTUDIÉE AU POINT DE VUE DE

SA PATHOGÉNIE

ET

DES MODIFICATIONS DE TEMPÉRATURE QUI L'ACCOMPAGNENT

PAR

Le Dr Charles HYPOLITTE

Aide de clinique de la Faculté de Nancy

Lauréat de la Faculté de Médecine — Prix de l'internat fondé par le Dr Bénit,

concours 1877

Avec 11 planches thermométriques hors texte

PARIS

Octave DOIN, ÉDITEUR

8, PLACE DE L'ODÉON, 8

1879

DE

L'ÉCLAMPSIE PUERPÉRALE

SPÉCIALEMENT ÉTUDIÉE AU POINT DE VUE DE

SA PATHOGÉNIE

ET

DES MODIFICATIONS DE TEMPÉRATURE QUI L'ACCOMPAGNENT

PAR

Le Dr Charles HYPOLITTE

Aide de clinique de la Faculté de Nancy

Lauréat de la Faculté de Médecine — Prix de l'internat fondé par le Dr Bénit,
concours 1877

Avec 11 planches thermométriques hors texte

PARIS

Octave DOIN, éditeur

8, PLACE DE L'ODÉON, 8

1879

A MON MAÎTRE

MONSIEUR LE PROFESSEUR STOLTZ

DOYEN HONORAIRE DE LA FACULTÉ DE NANCY

COMMANDEUR DE LA LÉGION D'HONNEUR

Faible témoignage de reconnaissance.

Ch. HYPOLITTE.

DE

L'ÉCLAMPSIE PUERPÉRALE

ÉTUDIÉE SPÉCIALEMENT AU POINT DE VUE

DE SA PATHOGÉNIE

ET DES

MODIFICATIONS DE TEMPÉRATURE

QUI L'ACCOMPAGNENT

INTRODUCTION

En suivant comme externe, puis comme aide de clinique, le service de la Maternité, sous la direction de M. le professeur Stoltz, le doyen des accoucheurs français, nous avons eu occasion d'observer plusieurs cas d'éclampsie puerpérale. Nous les avons suivis dans leur évolution, nous avons noté toutes les particularités qui pouvaient éclairer l'étiologie et révéler les modifications de la température qui l'accompagnent. Ces faits ont sollicité vivement notre attention. Nous avons consulté les auteurs ; si nous les avons vus tous d'accord dans la description des symptômes, que peut présenter cette affection si grave et si effrayante, nous les avons trouvés tous ou presque tous en complet désaccord, lorsqu'il s'agissait de remonter à sa cause, de rechercher l'origine, le pourquoi du fait observé. Nous avons trouvé plusieurs doctrines en présence, plusieurs théories abritées sous l'égide des plus grands noms, dont s'honore la science, et reposant sur des phénomènes bien observés, dont l'interprétation seule était différente. Nous avons pensé alors qu'il ne serait peut-être pas inutile de montrer par quelles phases la question qui nous occupe avait passé au point de vue théorique, de marquer en quelque sorte le point où elle est arrivée aujourd'hui, de retracer l'état actuel de la science sur cette maladie si grave.

L'auteur de ce travail n'a aucune prétention à la nouveauté, ni à l'originalité, il n'a pas même celle de faire une monographie complète ; il n'a eu d'abord d'autre but que de s'instruire, de se former une opinion ; c'est celle-ci qu'il vient soumettre à ses juges et au public.

M. le professeur Herrgott a bien voulu mettre à notre disposition son autorité et son expérience ; nous l'en remercions bien sincèrement. Nous exprimons aussi notre gratitude à M. A. Herrgott, agrégé, pour ses conseils empressés.

Nos maîtres, MM. Feltz et Ritter, ont bien voulu nous faire part de leurs travaux, et nous laisser assister, comme élève dans les laboratoires, à leurs expériences, notamment aux injections d'urine faites chez les animaux. Ils nous ont donné libéralement leur temps et leurs sages avis ; ils peuvent être assurés de notre profonde reconnaissance.

C'est encore un devoir bien doux pour nous de témoigner notre gratitude à M. Marchal, ancien chef de clinique d'accouchements à Nancy ; nous n'oublierons jamais la bienveillance qu'il nous a témoignée, depuis que nous avons eu l'avantage de l'assister à la clinique obstétricale et dans sa pratique.

Merci aussi à nos condisciples chargés de faire les recherches cliniques au laboratoire de chimie ; nous avons eu bien des fois recours à leur obligeant concours, et nous avons toujours trouvé chez eux le plus grand empressement.

DIVISION DU TRAVAIL

Nous relatons d'abord deux sortes d'observations d'éclampsie puerpérale, les unes, ayant trait à des cas terminés par la guérison, et les autres, à des cas terminés par la mort. Nous y rapportons les résultats donnés par les examens d'urine, les examens microscopiques des reins et les modifications de la température, c'est-à-dire les courbes thermométriques. Dans une première partie de notre travail, nous établirons aussi brièvement que possible, *la pathologie de l'éclampsie*, c'est-à-dire l'historique, la fréquence, la description de l'accès éclamptique, l'anatomie pathologique et l'étiologie de cette maladie si importante à connaître.

Dans une deuxième partie, nous analyserons tout ce qui a été dit ou écrit sur *la pathogénie de l'éclampsie ;* nous passerons en revue d'abord les doctrines anciennes, puis les doctrines nouvelles ; nous insisterons spécialement sur l'albuminurie puerpérale, en en montrant les différentes variétés et leur pathogénie spéciale, pour arriver ensuite à étudier les rapports entre l'albuminurie et l'éclampsie puerpérales, et, enfin, le mode de production des accès convulsifs chez les albuminuriques, c'est-à-dire les théories de l'urémie, de l'ammoniémie et de l'urinémie. Nous pourrons alors examiner si les accès convulsifs sont les mêmes chez les brigthiques que chez les éclamptiques.

Nous aurons, en effet, un moyen critique, en nous basant sur l'étude des modifications de la température qui accompagnent les différentes affections convulsives.

Aussi, consacrerons-nous la troisième partie de notre travail à *l'étude de la température dans l'éclampsie puerpérale.* Nous établirons la marche de la température à un point de vue général et spécial ; nous en montrerons la valeur diagnostique, pronostique et thérapeutique. Nous verrons enfin quelles sont les *conclusions* qu'il sera permis de déduire de ces documents.

OBSERVATIONS CLINIQUES

Nous les classerons en deux grands groupes : dans un premier, nous rangerons toutes nos observations personnelles d'éclampsie terminée par la guérison ; dans le second, nous rapporterons des observations d'éclampsie terminée par la mort, observations, dont les unes nous ont été gracieusement communiquées par notre chef de clinique obstétricale, M. Marchal, et dont les autres ont été déjà publiées dans des travaux scientifiques. Nous y joindrons les courbes thermométriques recueillies dans ces deux catégories d'observations, et nous verrons plus loin quelles conclusions on peut en tirer.

PREMIER GROUPE

CAS D'ÉCLAMPSIE TERMINÉS PAR LA GUÉRISON

OBSERVATION I.

Primipare. — Aucun accident durant la grossesse. — Huit attaques d'éclampsie au commencement du neuvième mois, précédées de prodromes (26 nov. 1877), après ces attaques (6 h. matin) chloroformisation pendant douze heures. — Suspension de l'anesthésie à 6 h. du soir, le 26. — Cinq nouvelles attaques à 4 h. matin, le 27 novembre. —

Saignée de 250 g. — Nouvelle chloroformisation à 8 h. matin. — Pas de nouvelles attaques. — Suspension du chloroforme à midi 40 m. — Quatorzième attaque enrayée immédiatement par le chloroforme. — Accouchement au forceps. — Enfant étonné et rapidement ranimé. — Deux attaques après le travail; on les arrête par une chloroformisation pendant cinq heures. — Suspension du chloroforme à 6 h. soir. — Récidive des attaques (dix-septième) à 7 h. 50 soir. — On reprend le chloroforme qui, continué pendant 12 h., fait avorter une série d'attaques. — Etat de la pupille avant l'attaque et pendant l'anesthésie. — Guérison. — Enfant mort de sclérème (1). — Marche de la température (v. planche I).

Dur..... (Elisa), âgée de 17 ans, cheveux blonds, tempérament lymphatique, constitution délicate, taille petite. Réglée pour la première fois à 14 ans, toujours régulièrement et abondamment pendant 2 jours. Elle entre à la Maternité le 20 novembre 1877, se disant enceinte pour la première fois et au début du neuvième mois de sa grossesse. Elle a eu sa dernière époque menstruelle le 16 mars 1877, et ne se rappelle pas quand elle a senti pour la première fois les mouvements de l'enfant. Prétend n'avoir eu comme phénomènes sympathiques de la grossesse que des vomissements muqueux et parfois alimentaires, qui ont duré pendant les trois premiers mois de sa grossesse. Elle assure en outre qu'elle a toujours été bien portante antérieurement, sauf pendant son enfance, où elle aurait eu des engorgements ganglionnaires au cou et des keratites qui auraient entraîné la perte de l'œil droit. Prétend aussi n'avoir jamais eu ni attaque épileptique, ni attaque hystérique.

Elle s'est enfuie de la maison paternelle à cause des menaces de son père, irrité de la savoir enceinte. A son entrée on constate les symptômes suivants : le visage est couvert d'un masque assez foncé, notamment au front, sur les ailes du nez et sur le sillon nasolabial ; il n'existe aucun œdème de la face. La vision et l'ouïe sont normales. Les mamelles sont bien conformées, les mamelons sont souples, saillants, l'aréole est pigmentée. On peut faire sourdre par la pression des mamelons un liquide lactescent, jaunâtre.

A l'examen de l'abdomen on constate des vergetures récentes sur toute la

---

(1) Cette observation a été communiquée, par nous, à notre ami et ancien collègue M. le Dr Deubel, qui, dans sa thèse inaugurale (Nancy, 1878), l'a rapportée, jointe à deux autres qui nous sont aussi personnelles.

région sous-ombilicale et surtout au niveau des fosses iliaques ; la ligne pubio-ombilicale est pigmentée. La forme du ventre est régulière, ovoïdale. Par le palper on constate que le fond de l'utérus s'élève presque jusqu'au niveau de l'épigastre ; on peut en circonscrire les contours et en constater le développement régulier. On sent au-dessus du pubis une partie dure, arrondie, encore un peu mobile, qui paraît être la tête fœtale. On palpe facilement les petites parties à droite et au niveau de l'ombilic ; le dos est à gauche et on entend les doubles battements en avant et à gauche au-dessous de l'ombilic.

Par le toucher debout on constate que l'orifice vulvaire est peu ouvert, le vagin lubréfié par du mucus et ne présentant pas de granulations. Le col est au centre de l'excavation, il a encore une certaine longueur, les deux orifices sont séparés par un centimètre environ. L'orifice externe peut à peine laisser pénétrer la pulpe du doigt. Les culs-de-sac sont complétement libres. En ramenant le doigt dans le cul-de-sac antérieur et en le déprimant profondément, après avoir au préalable fixé l'utérus avec une main placée sur le ventre, on sent une partie dure, arrondie, encore mobile, qui paraît être la tête fœtale. Pas d'œdème des membres inférieurs.

Les urines examinées à la chaleur et à l'acide nitrique ne présentent que des traces d'albumine. Tout s'était bien passé jusqu'au 25 novembre, où on constata seulement que l'enceinte était plus gaie que d'habitude, et avait même mangé le soir avec meilleur appétit. La sage-femme s'aperçut ce jour-là que les membres inférieurs étaient *œdématiés*, ainsi que la face.

Vers 11 h. du soir la fille D…. fut réveillée subitement par les plaintes de sa voisine qui était en travail ; elle courut en prévenir la maîtresse sage-femme et en revenant se mettre au lit, elle accusa un peu de céphalalgie frontale, qui ne l'empêcha pas de reprendre son sommeil. Vers 4 heures du matin, le 26 novembre, elle se réveilla en sursaut et accusa une céphalalgie frontale gravative avec épigastralgie et vomissements.

Immédiatement elle fit des grimaces, leva tout-à-coup les bras en l'air en se tordant les poignets, les yeux se convulsèrent en haut et à gauche, la face fortement tournée en arrière et en haut, devint complétement violacée, l'écume sortit de la bouche, puis la respiration s'arrêta ; après cette agitation générale le coma survint avec le stertor profond, caractéristique de l'attaque éclamptique.

Depuis 4 h. 1/2 du matin jusqu'à 6 h. elle eut, en présence de la maîtresse sage-femme, sept attaques semblables qui durèrent chacune cinq à sept minutes. Les trois dernières attaques, et surtout la dernière, furent plus intenses que les premières, la cyanose fut plus considérable, la respiration s'arrêta même plus longtemps. Dans l'intervalle des attaques : état semicomateux, gémissements, pâleur de la face, un peu de stertor.

A 6 h. du matin M. Marchal, chef de clinique, est appelé en toute hâte ; à 6 h. 1/4 du matin nous arrivons près de la malade et assistons à une nouvelle attaque, qui est la huitième : celle-ci est courte, la face ne se cyanose pas, elle est assez œdématiée, d'un blanc mat ; les paupières sont un peu infiltrées ainsi que les membres inférieurs.

Le pouls est petit, fréquent, dépressible.

Entre les troisième et quatrième attaques on avait retiré, par le cathéter, environ 200 gr. d'urine, jaune clair, épaisse et se prenant en masse par la chaleur et l'acide acétique, ou par l'acide azotique. Au microscope on y a trouvé, plus tard, des cylindres granuleux et granulo-graisseux et quelques globules rouges.

T. 35°,8. P. 100. R. 30.

M. Marchal, voyant que plusieurs attaques étaient revenues en peu de témps et que le pouls restait petit, fréquent, craint que de nouvelles attaques ne reviennent et plus intenses et plus nombreuses. Dans cette appréhension il nous recommande de chloroformiser immédiatement la malade d'une façon continue et d'augmenter les doses de chloroforme dès que surviendront les moindres grimaces ou les moindres prodromes. Nous étions, de notre part, encouragé à suivre ses sages conseils, car nous avions vu antérieurement des accès tétaniques complétement enrayés chez un blessé à l'hôpital Saint-Léon, par la chloroformisation prolongée (10 h.) et active.

On pratique donc l'anesthésie avec la compresse en rosette imbibée de chloroforme, en procédant lentement, au début, de manière à permettre l'accoutumance. Nous tenons toujours la compresse à une certaine distance de la bouche pour permettre à l'air de pénétrer librement, et afin, circonstance importante, de ne déterminer aucun phénomène d'asphyxie. Au bout de 10 minutes la malade commence à ronfler et les membres tombent en résolution ; on s'efforce à la maintenir dans cet état jusqu'au soir, à 6 h., c'est-à-dire *pendant 12 heures*. On rapprochait la compresse imbibée de chloroforme chaque fois que paraissait un peu d'agitation.

Pendant ce temps nous avons remarqué les faits suivants : 7 h. matin, léger commencement d'attaque, arrêtée par le chloroforme. On pousse plus activement la chloroformisation et la malade se remet à ronfler. A midi le même phénomène reparaît et disparaît aussi par le même moyen ; à part cela on n'observe pas d'autres phénomènes que des contractions utérines, se manifestant par un redressement de l'organe et de l'agitation. Le pouls, de fréquent qu'il était (120) avant la chloroformisation, s'est ralenti et n'a pas dépassé 90 par minute.

Nous avons fréquemment surveillé le pouls, la respiration et la pupille : la respiration est restée profonde, calme (20 inspirations par minute), sauf quelques minutes avant le début d'une agitation et partant d'une attaque. Quant à la pupille (1), au moment où allait apparaître l'agitation, la pupille, qui était contractée, se dilatait pour se contracter de nouveau, aussitôt que l'agitation disparaissait en poussant activement la chloroformisation. Pendant ce laps de temps les contractions utérines étaient régulières, rares (chaque 20 minutes) et ramenaient toujours un peu d'agitation, précédée elle-même de dilatation de la pupille. Les battements fœtaux continuent à bien s'entendre à 6 h. du soir.

T. 36°,8. P. 90. R. 20.

Depuis midi on n'avait plus constaté de prodromes d'attaques, et la malade avait été calme ; *on cesse la chloroformisation.*

Elle continue de ronfler pendant une demi-heure, puis se soulève tranquillement sur son lit, agite la tête comme une personne ivre, puis se couche sur le côté et se rendort jusque vers 7 h. 1/2 du soir, moment où nous la quittons.

Pendant la nuit elle gémit continuellement, paraît fatiguée et semble indifférente aux questions.

Elle a des contractions utérines un peu plus fréquentes chaque quart d'heure environ, le col tend à s'effacer, la tête s'engage au détroit supérieur. La malade a pris un peu de tisane et un peu de lait. Elle a demandé souvent à boire et a absorbé avec avidité de la tisane et surtout de l'eau.

Jusqu'à 4 h. du matin, le 27 novembre, la malade est restée assez calme et a assez bien dormi.

27 novembre. — A 4 h. du matin les contractions utérines sont plus intenses et reviennent toutes les douze minutes environ. Le col tend à s'entr'ouvrir : les bords de l'orifice sont encore épais ; dilatation du diamètre de 1 fr., alors éclatent *cinq attaques* consécutives, suivies de perte complète de connaissance. La langue est mordue, malgré l'interposition d'une cuillère rembourrée entre les arcades dentaires.

---

(1) Nous n'avons pu observer que la pupille gauche, vu la kératite ancienne de l'œil droit, dont la pupille n'est plus reconnaissable.

A 8 h. 1/4 du matin : T. 38°,4. P. 120. R. 32.

A 8 h.   —   T. 39°. P. 124. R. 32.

M. Marchal pratique alors une saignée du bras et retire ainsi 250 gr. d'un sang noirâtre, se coagulant rapidement; ce sang est recueilli immédiatement et porté au laboratoire des cliniques pour y être soumis à l'analyse. M. le professeur Ritter a trouvé que pour 1000 gr. de sang il y a 0g,463 d'urée (procédé Yvon); et 1g,20 d'urée (procédé Liebig).

Les urines ont été émises involontairement par la malade. Voyant les douleurs redevenir plus vives, plus fréquentes (toutes les 10 minutes), agaçantes et provoquer de l'agitation avec dilatation de la pupille, on craint qu'elles ne produisent des attaques ; aussi *emploie-t-on de nouveau le chloroforme* d'une manière continue. Ce qui suffit pour dissiper toute agitation et précipiter la malade dans un sommeil complet (8 h. 3/4 matin).

T. 38°,6. P. 92. R. 24.

A 9 h. 30. — Dilatation dépassant le diamètre d'une pièce de 2 fr. et atteignant presque celui d'une pièce de 5 fr.; les bords de l'orifice sont épais; la poche des eaux se tend pendant les contractions.

Les doubles battements continuent à bien s'entendre et conservent leur rythme.

Les douleurs sont plus intenses, plus rapprochées (toutes les 8 minutes). Sur le conseil de M. le professeur Stoltz, qui voit la malade à ce moment, on pratique la rupture artificielle des membranes et il s'écoule une petite quantité d'eau.

Les contractions utérines redoublent encore d'intensité et de fréquence (toutes les 5 minutes).

A 10 h. 1/4 : T. 39°,2. P. 92. R. 20.

A 11 h. — Dilatation presque complète. Tête dans l'excavation, petite fontanelle en avant et à gauche derrière le trou ovale, suture sagittale encore dans la direction du diamètre oblique gauche.

Les douleurs sont plus vives, agaçantes; la malade se roule sur son lit. On pousse la chloroformisation qui calme l'agitation.

T. 39°,6. P. 94. R. 22.

A 11 h. 20. — Quelques secousses dans les membres supérieurs. L'agitation reparaît plus vive. La malade gémit et soutient avec ses mains son ventre qui durcit.

T. 39°,7. P. 98. R. 22.

On continue toujours le chloroforme qui ramène le calme au moyen de quelques inhalations rapides.

A 11 h. 40 : T. 39°. P. 96. R. 24.

La malade présente encore une grande agitation ; et il survient de l'irrégularité dans la respiration et une dilatation de la pupille gauche.

L'orifice est presque complétement dilaté, les bords en sont minces, tranchants, non rigides ; la tuméfaction du cuir chevelu s'accentue de plus en plus. La tête est dans l'excavation, la suture sagittale est encore presque dans le diamètre oblique gauche ; cependant la petite fontanelle est derrière la branche ischio-pubienne gauche.

Les doubles battements sont forts, assez fréquents.

A midi. — L'agitation devient de plus en plus grande. Dilatation de la pupille.

La rotation interne est presque complète. Douleurs fortes et fréquentes.

On continue les inhalations de chloroforme qu'on pousse plus activement à ce moment.

De dix en dix minutes, assez régulièrement, surviennent des mouvements d'agitation avec gêne de la respiration. On donne à chaque fois un peu de chloroforme. Le pouls est ralenti (78-80). La respiration est calme (24 inspirations à la minute).

Midi 25. — Les contractions utérines deviennent de plus en plus fréquentes et se succèdent à peu près de deux en deux minutes, et malgré l'administration du chloroforme la femme coopère au travail et fait *des efforts d'expulsion* (la contraction des muscles abdominaux est alors bien apparente).

T. 39°,4. P. 98. R. 24.

La dilatation est complète, la tête est sur le plancher du bassin, la petite fontanelle est encore derrière la branche ischio-pubienne gauche. Les doubles battements fœtaux continuent à bien s'entendre.

Midi 30. — Nous sommes obligé de nous absenter pendant une demi-heure environ, et un externe veut bien nous remplacer.

Midi 40. — Pendant un instant, où le sommeil chloroformique n'était pas rendu assez profond, il survient des pandiculations avec dilatation des pupilles, suivies d'une *attaque* (quatorzième). Celle-ci fut moins forte que les précédentes.

Quelque temps après eut lieu un vomissement bilieux.

T. 39°,9. P. 114. R. 30.

On reprend l'administration du chloroforme, et la femme se trouve dans un sommeil complet. Les douleurs se succèdent toujours avec la même rapidité.

A une heure moins le quart, M. Marchal vient revoir la parturiente, et se décide à appliquer le *forceps*. La tête est dans la poche périnéale, la petite fontanelle restant toujours derrière la branche ischio-pubienne gauche. La fente vulvaire étant assez étroite, on pratique des incisions latérales sur les grandes lèvres pour éviter toute déchirure. Le cordon, enroulé autour du cou, put être passé facilement par dessus la tête fœtale, sans qu'on fût obligé de le couper. Le tronc du fœtus est rapidement extrait.

L'accouchement eut lieu pendant le sommeil le plus complet, et au moment où la tête franchissait l'orifice vulvaire, on put bien constater la coopération des muscles abdominaux à l'accouchement.

L'enfant, du sexe masculin, est faiblement constitué et ne donne pas immédiatement signe de vie.

Il présente la face et les extrémités un peu cyanosées ; mais cependant il est rapidement ramené à la vie (douches, frictions, bain chaud, etc.)

Poids ; 2,340 grammes ; longueur sus-ombilicale, 26 centimètres ; sous-ombilicale, 26 centimètres. Diamètres occipito-mentonnier, 12 centimètres 5: occipito-frontal, 11 centimètres 5 ; sous-occipito-bregmatique, 9 centimètres 5 ; bipariétal, 9 c.

Après l'accouchement, on constate une hémorrhagie assez considérable, l'utérus semble rester inerte. On se décide à pratiquer la délivrance artificielle et immédiate. Pour cela, on combine l'expression utérine avec l'extraction manuelle du placenta ; il suffit, après cela, de quelques frictions utérines pour réveiller la tonicité de l'utérus qui ne tarde pas à se bien contracter.

Durée du travail, treize à vingt heures.

On continue encore les inhalations chloroformiques, mais, comme on les avait diminuées graduellement, une nouvelle agitation reparaît ; la malade porte ses membres supérieurs en divers sens, fléchit et étend les membres inférieurs, se tourne de côté et d'autre dans son lit ; en même temps que survient cette agitation, le rythme respiratoire change, et la respiration devient bruyante, la pupille est dilatée.

2 h. 1/4. — T. 39°,6. P. 96. R. 28.

A 2 heures éclate *une nouvelle attaque* (quinzième). Ou reprend les inhalations de chloroforme, et toute agitation cesse ; la malade semble dormir très-calme.

3 h. 25. — De cinq en cinq minutes, assez régulièrement surviennent de nouveaux mouvements d'agitation avec gêne de la respiration et apparition

de quelques râles. On donne chaque fois un peu de chloroforme. La respiration redevient profonde (24 inspirations par minute).

T. 39°,9. P. 104. R. 24.

3 h. 30. — Après ce calme apparent surviennent de nouveaux mouvements de pandiculations, et dilatation de la pupille. Grande agitation, sans que la femme se réveille. On ne pousse pas la chloroformisation ; alors éclate *une nouvelle attaque*(seizième). A la suite de cette dernière, la malade tombe dans un coma profond ; la respiration est stertoreuse, fréquente (32 inspirations par minute). Râles trachéaux. Pouls petit, fréquent (120-130). Urines involontaires. Inhalations continues de chloroforme. Pupille contractée.

T. 39°,7. P. 120.

4. heures. — On sonde la malade et on peut retirer environ 80 grammes d'urine trouble, foncée ; elle donne un précipité plus abondant d'albumine (environ 1/4 en plus qu'au début).

Le coma est moindre, la face est pâle, d'un blanc mat ; les inspirations sont moins fréquentes, moins superficielles, et accompagnées d'un râlement moins prononcé (24 inspirations par minute). Pupille toujours contractée.

T. 38°,4. P. 110. R. 24.

5 heures. — La respiration continue à se ralentir, devient plus profonde (18-20 inspirations). Les râles trachéaux diminuent et sont moins perceptibles à distance. Le pouls tombe à 100 et reste mou.

De temps en temps, la femme se retourne dans son lit, profère quelques plaintes, a les paupières fermées, respire comme une personne qui dort. Tousse de temps à autre, ce qui dégage un peu les voies respiratoires. Pas de secousses dans les membres.

T. 37°,8. P. 100.

6 heures. — L'accouchée semble dormir assez paisiblement. De quart d'heure en quart d'heure cependant reparaît toujours un peu d'agitation, avec un peu d'irrégularité dans la respiration, c'est-à-dire qu'environ six ou huit fois la femme fait une inspiration profonde et rapide, et au bout d'un temps d'arrêt de quelques secondes, expire bruyamment et en gémissant. Le bruit vésiculaire s'entend bien dans le thorax. Le pouls reste petit, filiforme.

T. 37°,3. P. 100. R. 24.

On cesse *alors de chloroformer la malade*, d'après l'avis de M. Marchal, et on la surveille de près.

7 h. 1/2 soir. — Une *nouvelle attaque* éclamptique reparaît. On *reprend les inhalations de chloroforme*, et la femme se trouve dans un sommeil

complet. Aussitôt que le rythme de la respiration change, et que la pupille, de contractée qu'elle était, commence à se dilater, on donne plus de chloroforme ; car de quart d'heure en quart d'heure une légère agitation s'empare toujours de la malade ; elle porte ses membres supérieurs en différents sens, les fléchit et les étend deux ou trois fois, puis respire un peu plus vite (36 inspirations à la minute) ; parfois, à une inspiration profonde succède un moment d'arrêt, puis une expiration accompagnée d'un bruit guttural. Après six ou huit respirations analogues, la régularité revient, et chaque fois apparaît un peu de râlement : probablement ce sont des attaques avortées.

La chloroformisation est continuée régulièrement, et grâce à ce moyen nous pouvons faire avorter une série d'attaques, à 7. h. 45, à 8 h. 10, à 8 h. 30 ; en effet, la température, par son élévation, nous les faisait présager.

7 h. 45 : T. 39°. 8 h. 20 : T. 38°,9. P. 104. 8 h. 45 : T. 38°,7. 9 h. 30 : T. 38°,7.

L'utérus reste toujours bien contracté depuis l'accouchement, et il n'y a aucune hémorrhagie par les parties génitales externes.

28 novembre. — La femme est dans un calme parfait, tousse par moments jusqu'à une heure du matin. A ce moment, très-vive agitation, mais pas d'accès. Râles trachéaux.

T. 38°. P. 90. R. 28.

5 heures du matin. — Petites secousses dans les membres supérieurs et inférieurs. Respiration calme. Quelques soupirs. Le pouls est ralenti, plus ample.

T. 37°,8. P. 80. R. 24.

7 heures. — Encore quelques gémissements et soupirs : de temps à autre la femme agite ses membres, les fléchit et les étend deux ou trois fois et tout disparaît si on pousse la chloroformisation. Le pouls, qui tendait à s'accélérer (90-95), se ralentit et tombe à 78.

T. 37°,6. P. 78. R. 24.

8 heures. — Toute agitation a disparu ; la malade semble dormir très-calme. De temps en temps elle tousse, ce qui diminue les râles trachéaux ; elle essaie de cracher, mais, les forces lui manquant, elle avale ses mucosités.

9 heures. — Le pouls est fort, ample (76) ; on compte 20-24 inspirations par minute. La face prend une expression plus naturelle, paraît moins bouffie. Les paupières restent fermées. Connaissance incomplète, hébétude. Urines toujours involontaires. On retire alors par le cathétérisme environ 50 grammes d'urine trouble, dense, non sanguinolente : on la filtre et on

constate que le précipité est plus abondant ce matin qu'hier soir à 9 heures, mais il n'est guère que le tiers de ce qu'il était au moment des premières attaques. Cylindres granuleux et granulo-graisseux, et quelques globules rouges.

On cesse la chloroformisation.

On soumet la malade au régime lacté.

Depuis 9 heures du matin jusqu'à 4 heures du soir, elle a été de plus en plus calme : elle a bâillé assez fréquemment et changé souvent de place dans son lit. A commencé à répondre un peu aux questions qu'on lui adressait, a pris un peu de lait et de bouillon. A demandé le bassin et a eu une selle volontaire, où se trouvaient deux ascarides. Elle se plaint, à 4 heures du soir, d'une violente céphalalgie. Compresses froides.

Les urines ne présentent plus *que des traces d'albumine*.

T. 38°. P. 92. R. 24.

La matrice reste bien rétractée, indolore. On a retiré un petit caillot sanguin dans le vagin. Lochies peu abondantes, un peu fétides.

Aspect noirâtre des incisions vulvaires, qu'on touche au perchlorure de fer.

29. — La nuit a été bonne. Le sommeil naturel a été presque continu.

Ce matin, facies toujours hébété; regard vague. Céphalalgie frontale. Langue douloureuse, gonflée; traces de morsures à son bord gauche. Douleur à la gorge; enrouement.

L'œdème de la face a complétement disparu; celui des membres inférieurs a beaucoup diminué.

Urines involontaires.

Sécrétion laiteuse nulle. Mamelles affaissées. Ventre bouffi, légèrement sensible dans les fosses iliaques. Utérus bien rétracté : le fond est encore au niveau de l'ombilic : lochies peu abondantes, toujours un peu fétides.

Les urines *ne contiennent plus d'albumine*.

T. 37°,4. P. 80.

Traitement. Régime lacté. Vin de quinquina, 100 grammes. Injections vaginales phéniquées. Cataplasmes sur le ventre.

5 heures du soir : T. 36°,4. P. 72.

La malade est calme, se réveille de temps en temps pour demander du bouillon ou du lait; puis elle s'informe de l'endroit où elle se trouve. Elle a perdu le souvenir de sa vie antérieure jusqu'à une époque assez éloignée. Ne comprend pas comment, ni pourquoi elle a un enfant; elle ne se rappelle pas avoir été enceinte. Dès qu'elle a donné quelques réponses, elle retombe dans son sommeil.

Les incisions vulvaires ont un aspect meilleur qu'hier ; de noirâtres qu'elles étaient, elles sont devenues rosées.

L'enfant pèse aujourd'hui soir 2160 grammes : il porte à l'angle externe de l'œil droit une petite plaie en voie de cicatrisation ; une autre plaie existe aussi à l'angle antérieur et supérieur du pariétal droit, et à la partie gauche du cou se trouve une plaque parcheminée du diamètre d'une pièce de 1 fr.

L'enfant présente une teinte subictérique, a été mis au sein d'une autre nourrice que sa mère et tette assez bien. Cependant les membres inférieurs sont déjà froids et commencent à s'indurer (sclérème).

Traitement. — Bains aromatiques. Massage.

30 novembre (3° jour de couches). — La nuit a été très-bonne. Ce matin, la malade répond mieux aux questions se rapportant à son état de santé actuelle : mais elle ne sait absolument rien de tout ce qui concerne sa grossesse et son accouchement. Céphalalgie frontale assez intense.

Mamelles molles. Même état du ventre.

Lochies peu abondantes, toujours fétides.

Les urines ne présentent plus de traces d'albumine.

L'enfant pousse un cri faible, prend encore un peu le sein d'une autre nourrice : n'a pas eu de convulsions. Refroidissement et induration plus marquée des membres inférieurs.

T. s. 36°,4. P. 84 ; T. m. 37°8. P. 104.

1er décembre. — Quatrième jour de couches. La malade a dormi presque toute la nuit. Encore un peu de céphalalgie. Diplopie.

T. s. 39°. P. 104 ; T. m. 38°. P. 90.

La malade continue à exhaler une odeur fétide, ce qui tient aux évacuations alvines involontaires et à la fétidité des lochies.

La langue est moins gonflée, et couverte d'un enduit blanchâtre ; les plaies produites par les morsures sont en voie de cicatrisation, sauf une qui est couverte d'une fausse membrane.

Les mamelles sont toujours vides.

Le ventre est peu élevé ; il n'existe plus aucune sensibilité dans les fosses iliaques. L'utérus est bien rétracté, indolore. Les plaies produites par les incisions vulvaires sont presque cicatrisées.

Les extrémités inférieures sont encore un peu œdématiées. Les urines sont toujours troubles (D. 1016), sont en partie involontaires ; elles n'offrent plus aucun trouble quand on les traite par la chaleur et l'acide nitrique.

L'enfant continue à être allaité par une autre nourrice que sa mère. Il a pris hier deux bains aromatiques et a subi le massage ; aussi les membres inférieurs paraissent-ils moins indurés.

Traitement. Régime lacté. Vin de quinquina, 100 grammes. Injections vaginales phéniquées.

Le 2. — Cinquième jour de couches. Hier soir : T. 37°,8. P. 116. Ce matin : T. 38°,2. P. 84.

Nuit bonne. N'accuse plus ni céphalalgie, ni vertige. La malade est bien réveillée ce matin, et ne présente plus de torpeur. N'éprouve plus aucune douleur ni à la langue, ni à la gorge, il existe encore un peu d'enrouement.

Langue toujours chargée. Soif vive. Inappétence. 3-4 selles diarrhéiques volontaires.

Urines limpides, non albumineuses.

Ventre un peu bouffi, indolore, un peu de douleur au dessus de l'aîne droite.

L'œdème de la face a à peu près disparu. Encore un peu d'œdème aux extrémités inférieures.

La malade a pris deux tasses de lait et deux tasses de bouillon.

L'enfant est toujours dans le même état, et pèse 2,050 gr., c'est-à-dire 290 gr. en moins que le jour de sa naissance.

A 5 heures soir. Céphalalgie frontale intense avec sensation de chaleur mordicante dans toute la tête et surtout au front.

Peau sèche, chaude. Pas de frissons ; pouls petit, fréquent, dépressible. T. 40°,4. P. 112.

Ventre élevé, bouffi, un peu tympanisé, douloureux à la pression. Lochies fétides, foncées.

On fait prendre pendant la nuit 0 gr. 80 de sulfate de quinine en quatre fois.

Le 3 décembre (sixième jour de couches). — Nuit assez bonne. La céphalalgie a disparu. Ce matin, défervescence assez marquée ; température : 38°,4 ; le pouls est moins agité et moins concentré ; 96°. Peau fraîche.

Le facies est reposé. Langue recouverte d'un enduit blanchâtre moins épais. Soif encore vive. Pas de vertige, ni de bourdonnements d'oreilles.

Mamelles encore molles ; cependant la sécrétion laiteuse paraît s'établir.

Ventre souple, indolore, peu élevé ; l'utérus reste volumineux, incliné à gauche, insensible à la palpation.

Ch. Hypolitte   3

La malade exhale toujours une odeur fétide, qu'il faut en grande partie attribuer aux lochies toujours brunes, peu abondantes et fétides.

Les plaies des parties génitales externes sont cicatrisées.

L'enfant ne pousse plus que difficilement de petits cris aigus, est complétement refroidi ; les membres inférieurs sont indurés dans toute leur hauteur. La respiration ne se fait que par saccades, et est presque entièrement abdominale ; à l'auscultation on entend à peine le murmure vésiculaire ; on continue pour l'enfant le massage et les bains aromatiques. Pour la mère on maintient le régime lacté, le sulfate de quinine (0 gr. 80), les injections intra vaginales phéniquées.

Le 4 décembre (septième jour de couches). — N'a pas eu de mouvement ébrile hier soir.

T. 37°,8. P. 92.

A bien reposé pendant la nuit. A eu encore une selle diarrhéique involontaire.

N'accuse plus de céphalalgie, ni vertige, ni bourdonnements d'oreilles.

T. 38°,2. P. 88.

Ce qui frappe ce matin, c'est la disparition complète de la bouffissure de la face, le retour de la physionomie à l'état normal, les réponses promptes aux demandes, le désir de nourriture, la diminution de la soif, l'absence complète de douleur au creux épigastrique, où la malade éprouvait un peu de malaise jusqu'aujourd'hui.

L'intelligence est tout-à-fait nette, la malade s'intéresse beaucoup à son enfant qui dépérit, et auquel elle voudrait donner le sein, quoique ses mamelles soient petites et peu remplies.

Ventre plat, souple, indolore.

Lochies moins abondantes, brunes, moins fétides.

Les urines sont plus abondantes (1,100 g. D. 1,016), foncées, non albumineuses. Quelques cylindres granuleux et granulo-graisseux.

L'enfant est tout-à-fait engourdi, ne prend plus le sein ; les mâchoires commencent à se serrer, les yeux sont fermés, la respiration à peine visible. On entend avec beaucoup de peine le murmure vésiculaire.

Le cordon desséché, *ratatiné, n'est pas encore tombé*, amaigrissement rapide. Température rectale, 30°.

On continue le même traitement pour l'enfant et pour la mère. On ne donne aujourd'hui que 0 gr. 40 de sulfate de quinine.

Le soir. Mouvement fébrile assez marqué.

T. 39°. P. 96.

Le 5 décembre (huitième jour de couches). — Nuit bonne.

Ce matin, peau fraîche. Langue nette. Soif nulle.

3 évacuations alvines diarrhéiques et volontaires pendant la nuit.

Mamelles molles. Sécrétion laiteuse presque nulle.

Ventre un peu bouffi, insensible à la palpation. Utérus mieux rétracté, indolore, plonge déjà dans l'excavation.

Lochies toujours brunâtres, fétides.

La malade supporte bien le régime lacté (4 portions de lait par jour, 2 tasses de bouillon).

Urines, 1,500 gr. D. 1,010, foncées, acides, non albumineuses.

On donne aujourd'hui 1 gramme de sulfate de quinine en deux doses.

L'enfant est toujours à peu près dans le même état, il a un peu mieux pris le sein. Ce matin, T. R. 26°,8.

5 heures, soir. — Peau chaude, visage injecté, langue chargée, n'accuse aucune douleur, ni toux, ni expectoration. Rien de particulier du côté du thorax, ni du côté du cœur.

T. 39°,6. P. 100.

Le ventre n'est pas élevé, ni sensible.

L'enfant est toujours engourdi, et pousse un cri très-faible, aigu. T. R. 33°,4.

Le 6 décembre (neuvième jour de couches). T. 38°,4. P. 80.—A pris hier 1 gr. de sulfate de quinine. Nuit assez bonne. La malade prétend avoir éprouvé pendant toute la nuit une grande chaleur, non suivie de transpiration.

Ni céphalalgie, ni bourdonnements d'oreilles.

Langue épaisse, dentelée à ses bords.

Ventre plat, indolore. On ne sent plus le globe utérin, même par une palpation profonde.

Écoulement lochial toujours fétide.

Urines (1,500 gr. D. 1,010) claires, présentant un dépôt rouge-jaunâtre, disparaissant par la chaleur.

On continue le sulfate de quinine à la dose de 1 gramme.

L'enfant paraît un peu plus réveillé et refuse de prendre le sein ; il est nourri à la cuiller.

T. R. 34°. — Bains aromatiques. Massage.

5 heures soir. — La malade a pris un gramme de sulfate de quinine en deux fois, à 9 h. 1/2 du matin et à 1 h. du soir.

Le mouvement fébrile est moins marqué ce soir.

T. 38°,8. P. 92.

L'enfant avale difficilement le lait qu'on lui fait couler dans la bouche. T. R. 35°,8.

Le 7 décembre (dizième jour de couches). T. 37°,5. P. 80.

N'éprouve ni vertige, ni surdité quinique.

Langue nette. Soif encore vive.

Sécrétion laiteuse nulle. Ventre toujours plat, indolore.

L'écoulement lochial est beaucoup moins abondant, toujours un peu fétide.

On continue encore le sulfate de quinine (1 gramme) et les injections phéniquées.

L'enfant reste dans le même état. T. R. 36°,2.

5 heures soir. T. 37°. P. 76.

La malade prétend bien se trouver, et ne s'est pas encore levée. Elle continue le régime lacté.

L'enfant a recommencé à prendre le sein aujourd'hui, et tette assez difficilement; il continue à maigrir, les extrémités sont froides, le teint jaunâtre ; le cri est cependant moins aigu. Le murmure vésiculaire est toujours très faible.

On continue les bains aromatiques, le massage et l'enveloppement dans du coton. T. R. 36°.

Le 8 décembre (onzième jour de couches). — Il n'existe plus aucun mouvement fébrile. La diarrhée a disparu. Les lochies sont presque nulles, et encore fétides.

T. 37°. P. 68.

Les urines sont toujours abondantes (1,600 gr.), non albumineuses. Quelques cylindres granulo-graisseux. L'enfant est engourdi, les mâchoires commencent à se resserrer davantage. La température tend à s'abaisser. T. R. 35°4. — Même traitement.

Traitement pour la mère. — Sulfate de quinine, 0 gr. 80. — Injections phéniquées.

A dater du 9 décembre, le pouls devient régulier (68). La température reste normale (T. 36°,6 le soir, T. 36°,4 le matin). La malade ne s'est pas encore levée. On ne donne plus que 2 tasses de lait et 2 portions. On supprime le sulfate de quinine.

L'enfant continue à maigrir ; il ne pèse plus que 1,905 grammes. Sa température rectale oscille entre 35° le matin et 35°,2 le soir.

Du 9-11 décembre. — Le mieux persiste ; la malade commence à manger avec bon appétit. N'éprouve plus aucune céphalalgie. Les bruits du cœur sont un peu soufflés, surtout à la pointe et au premier temps. Le souffle se continue jusque dans les carotides, et est doux.

L'enfant avale à peine quelques cuillerées de lait, sa température rectale s'est abaissée progressivement de 35° à 33°,8.

Le 12 décembre (seizième jour de couches). — La mère va tout-à-fait bien, et a un grand appétit.

Le pouls est régulier (68), la température reste normale.

L'enfant présente au contraire une température plus élevée que d'habitude. Hier matin, la température rectale était à 36°,2, hier soir, T. 37°. Ce matin elle est à 38°,4. Ses mâchoires sont contracturées, ainsi que ses membres inférieurs qui présentent une grande dureté à la pression, mais on sent que ce ne sont pas les téguments, mais les muscles qui sont durcis (contracturés). Les deux yeux sont convulsés.

L'amaigrissement est extrême. Le cri n'existe plus.

Le murmure vésiculaire ne s'entend plus.

L'enfant n'a jamais présenté de convulsions, et *succombe à 1 heure du soir*.

A son autopsie pratiquée le lendemain, on est frappé de son émaciation et de sa pauvreté en sang ; on ne découvre de lésion dans aucun organe, sauf dans les deux poumons qui étaient atélectasiés dans presque toute leur étendue.

Le 18 décembre (vingt-deuxième jour de couches). — La malade se lève et entre en pleine convalescence. Il ne survient aucun œdème des membres inférieurs.

Elle sort bien portante, sauf un peu d'anémie.

Le 23 décembre (vingt-septième jour de couches). — Elle n'éprouve plus aucune céphalalgie, et prétend que ses facultés intellectuelles, et notamment sa mémoire sont revenues aussi nettes qu'antérieurement.

RÉFLEXIONS. — Cette observation est intéressante à plus d'un titre : nous voyons l'éclampsie éclater chez une femme primipare, jeune, lymphatique et accablée de chagrins, en un mot se trouvant dans de mauvaises conditions morales et physiques. Nous avons eu, ainsi, un cas type d'éclampsie, c'est-à-dire avec prodromes, albuminurie et œdème des membres inférieurs et de la face : en outre ces convulsions ont apparu au début du neuvième mois de la grossesse, comme cela arrive le plus souvent; et bien avant le début du travail. Celui-ci ne s'est manifesté qu'après l'invasion des accès convulsifs, et a été déterminé par ces accès eux-mêmes. L'albuminurie a augmenté pendant les attaques et a complétement disparu le deuxième jour des couches, pour ne plus reparaître dans la suite : On n'a jamais constaté dans les urines que des cylindres granuleux et granulo-graisseux, sans cylindres hyalins. Cette disparition rapide de l'albuminurie, jointe à l'absence des cylindres hyalins (ceux-ci n'étant pas toujours signes certains d'altérations rénales profondes) suffit donc pour établir qu'il n'existait probablement aucune lésion rénale. Il ne nous est guère possible, dans le cas actuel, de fixer les causes plus ou moins lointaines qui ont donné lieu chez cette femme à des attaques d'éclampsie, attendu que nous ne l'avons pas suivie dans le cours de sa grossesse. Un œdème des jambes et de la face a bien, il est vrai, débuté à la fin du 8e mois et s'est fait remarquer surtout la veille du début de l'éclampsie.

On a prétendu qu'indépendamment des altérations rénales, des causes purement mécaniques, comme la compression des veines rénales ou des gros vaisseaux du bassin par l'utérus gravide facilitent le passage dans l'urine de l'albumine du sang, presque toujours hydrémique dans la grossesse.

Quant à l'urée, à laquelle les Anglais et surtout les Allemands ont voulu faire jouer un rôle prépondérant dans l'étiologie de l'éclampsie, sa présence dans le sang est bien souvent douteuse ou insuffisante en pareils cas, et les analyses de MM. Wurtz et Berthelot ont réduit pour ainsi dire son rôle à néant. M. Ritter a bien trouvé un chiffre d'urée quatre fois plus considérable que celui que l'on trouve normalement dans le sang. Mais, quand nous parlerons de la pathogénie de l'éclampsie, nous verrons que l'urée y est inoffensive.

L'irritabilité nerveuse ne paraît pas exister chez cette femme et ne pas être le facteur capital de l'éclampsie, puisqu'elle n'a pas de tempérament nerveux bien notable et n'a jamais eu aucune convulsion épileptique ou hystérique dans son enfance. Peut-être l'ennui de se voir chassée de sa famille, et de se voir obligée d'élever son enfant avec ses propres ressources, sa frayeur et son réveil subit par les plaintes de sa voisine qui était en travail, ont pu jouer un certain rôle dans la production des attaques d'éclampsie, car les vomissements, la céphalalgie n'ont apparu qu'environ deux heures après le moment où elle est allée appeler la maîtresse sage-femme, et ont été suivis rapidement des accès convulsifs.

Ceux-ci n'ont pu être produits par les contractions utérines, c'est-à-dire par le travail de l'accouchement, car ce travail a débuté après ces accès et a été déterminé par ces accès eux-mêmes.

Quant au traitement, bien que la médication ait été assez complexe (chloroforme d'abord employé seul, puis associé à la saignée), nous devons admettre que le chloroforme, à peu près seul, a été capable d'enrayer les attaques d'éclampsie, et d'amener ainsi la guérison, surtout quand il fut employé hardiment et d'une manière soutenue. Ainsi, le premier jour, c'est-à-dire le 26 novembre, à 6 heures du matin, alors que déjà huit attaques violentes étaient survenues en peu de temps, et vu cette violence des attaques et la petitesse du pouls, on employa le chloroforme en inhalations pendant douze heures. Sous l'influence de l'anesthésie, les convulsions disparurent complétement. On suspend cette anesthésie à 6 heures du soir, le 26, et le 27, à quatre heures du matin, cinq nouvelles attaques avaient reparu, mais moins fortes que les premières

Comme le pouls était relevé, assez fort et que la face était légèrement cyanosée, on pratique une saignée de 250 g. vers 7 heures du matin. A 8 heures du matin, la malade était toujours agitée, et tout faisait prévoir de nouvelles attaques. On se décide à reprendre la chloroformisation, qui est pratiquée par nous sans relâche jusqu'à la disparition pendant un certain temps de tout prodrome des accès d'éclampsie.

Car il ne suffit pas, comme semblent le croire un grand nombre d'auteurs, d'administrer le chloroforme pendant longtemps, mais il faut savoir que les médicaments n'agissent qu'autant qu'ils sont convenablement employés, et qu'on les administre à temps opportun et à dose suffisamment élevée. Aussi vers midi, moment où nous sommes obligé de nous absenter, on ne soutient pas ces précautions ; pendant un instant, où le sommeil chloroformique n'avait pas été assez profond ou n'avait pas été maintenu, une nouvelle attaque reparaît, et est immédiatement enrayée par le chloroforme. On put ainsi, à peu près au même moment, appliquer le forceps sans ramener de nouveaux accès, grâce au sommeil complet où s'était trouvé plongée la malade par l'anesthésique. Après le travail on diminue les doses de chloroforme, et deux attaques reparaissent, mais avortées immédiatement par ce même agent thérapeutique, donné à doses suffisamment fortes et continues jusqu'à 6 heures du soir. Voyant le calme complet régner depuis cinq heures de temps, et la température descendue de 39°,7 à 3 heures du soir, à 37°,3 à 6 heures du soir, on se décide à suspendre le chloroforme, et à 7 heures 30 du soir, c'est-à-dire une heure et demie après, éclate une nouvelle attaque (dix-septième), ce qui oblige à reprendre l'anesthésie et à la continuer encore pendant douze heures.

Grâce à cette anesthésie pratiquée à doses suffisamment fortes, et bien soutenues, on put enrayer une série d'accès, dont on n'avait laissé éclater que les prodromes, et on put ainsi obtenir la cessation absolue de ces attaques éclamptiques. Nous avons donc vu se vérifier ce que nous enseignait si bien notre savant maître, M. Stoltz :

« Quand par la chloroformisation on a suspendu des attaques d'éclampsie, s'il survient une attaque nouvelle, elle est souvent d'autant plus violente que l'interruption des accès aura été de plus longue durée, comme si le mal avait été comprimé pour éclater ensuite avec une explosion plus terrible. »

De ceci et de ce qui précède nous concluons, que si l'on commence à traiter une éclamptique par les inhalations de chloroforme il ne faut pas craindre d'employer des doses très-fortes et longtemps continuées *sans interruption*, sans quoi l'on ne fait que déplacer le moment d'irruption des attaques, elles arriveraient à des intervalles plus éloignés, mais auraient peut-être une intensité plus redoutable.

Les attaques d'éclampsie se sont donc succédé pendant deux jours. Sans doute il ne fallait pas chloroformiser cette malheureuse pendant deux jours sans interruption et sans relâche, puisque la petitesse du pouls, sa fréquence, l'état comateux avaient inspiré des craintes avant l'anesthésie.

Mais nous croyons qu'il est fort probable qu'en la chloroformisant pendant vingt-quatre à trente heures, aussitôt après les huit premières attaques on l'aurait guérie. En la chloroformisant ainsi dès ce moment, comme nous l'avons, du reste, fait après ses huit premières attaques, mais seulement pendant douze heures, de manière à enrayer tous les prodromes d'éclampsie qui se seraient manifestés, il est à présumer que nous aurions pu ainsi suspendre l'anesthésie après l'accouchement, et laisser la femme s'éveiller, sans voir éclater des attaques nouvelles, car M. Spire (1) a parfaitement montré, en s'appuyant sur des observations probantes, èt sur l'expérience de M. Aubenas de Strasbourg, qu'on n'a pas vu d'éclampsie, qui n'ait cédé à une chloroformisation longtemps soutenue.

L'expérience avait appris en effet à M. Aubenas (et notre observation vient à l'appui de cette manière de voir) que lorsqu'il s'est déclaré cinq ou six attaques en peu de temps, il est probable qu'on en verra encore éclater une foule d'autres, si on ne s'y oppose pas par une chloroformisation énergique et patiemment continuée.

Nous ajoutons encore qu'il faut toujours se rappeler, dans ce cas de chloroformisation, de l'influence que les variations de température exercent sur les mélanges d'air et de vapeur de chloroforme. En effet nous étions en hiver, et la malade était placée dans une salle où on devait nécessairement maintenir une température assez élevée pour lutter contre le froid extérieur; or quand la température s'élève, la force élastique de la vapeur de chloroforme n'est pas la même aux différentes températures. A l'exemple de Snow (2), M. Ferry (3) l'a récemment établi dans sa thèse remarquable soutenue à la Faculté de Nancy, et a montré que, quand la température s'élève, il se produit un double effet :

1° La quantité de chloroforme contenue sous un volume déterminé croît très-rapidement avec l'élévation de température.

---

(1) Spire. — *Des inhalations de chloroforme à haute dose dans l'éclampsie puerpérale.* Th. de Paris, 1871.

(2) Snow. *On Anesthesics*, London, 1858.

(3) René Ferry. Du chloroforme au point de vue de son action physiologique et du mécanisme de la mort pendant l'anesthésie. Thèse de Nancy, 1876.

2° La quantité d'air contenue sous le même volume diminue au contraire.

Ainsi donc, à mesure que la température s'élève, une inspiration de même volume introduit dans le poumon plus de
chloroforme et moins d'oxygène.

D'autre part la concentratiou des vapeurs de chloroforme
est toujours une source de danger dans l'anesthésie. Aussi
avons-nous eu soin, autant que possible, de surveiller la
température de la salle, que l'on maintenait environ entre
16° et 20°. Dans le cas où une température assez élevée
existait, on ne versait le chloroforme sur la compresse qu'avec
mesure et précaution.

L'utilité du chloroforme dans l'éclampsie est un fait in-
contestable. Ce traitement, préconisé d'abord par Simpson et
Channing, puis par MM. Braun, Scanzoni, Richet, Gros de
Sainte-Marie-aux-Mines, Stoltz, Blot, Tarnier, Chassagny,
Macario (1), Fauque (2), Liegard, Trousseau, Mangenest, De-
chambre (3), Aubenas, Wieger, Leudet, Dechambre, Spire,
Barquisseau (4) et autres accoucheurs, acquiert chaque jour de
nouveaux droits à notre reconnaissance.

Mais plusieurs médecins distingués ont proscrit complètement le chloroforme du traitement de l'éclampsie. Ainsi
M. Depaul, en 1854, disait que : « *ni le raisonnement, ni
les faits ne pouvaient conduire à l'emploi de ce moyen.* » Ces
paroles sont répétées dans sa clinique et suivies de celles-ci :
« Quoique dix-huit ans se soient écoulés depuis cette expres-
» sion de ma manière de voir, je n'ai pas changé d'opinion à
» cet égard (5). »

---

(1) Macario. — *Journal des connaissances médico.-chirug.*, 1854.
(2) Fauque. — *Du chloroforme dans l'éclampsie.* — Th. Strasbourg, 1859.
(3) Dechambre. — *Gaz. hebdomadaire*, 1855, n° 5.
(4) Barquineau. — *Thèse de Paris*, 1871.
(5) *Leçons de clinique obstétricale*, par le Prof. Depaul, 1876. p. 357.

Nous croyons qu'en s'éclairant dans cette question délicate par la comparaison des opinions, et surtout par l'observation attentive des faits, et l'analyse minutieuse des résultats obtenus par telle ou telle médication, on arrive à
démontrer aujourd'hui que le chloroforme, administré
comme d'autres, avant nous, l'ont fait, rend les plus grands
services dans l'éclampsie. Nous dirons même que sans employer le chloroforme, M. Depaul, par ses saignées à outrance,
arrive à produire le même résultat physiologique, c'est-à-dire
à diminuer et même abolir la propriété excito-motrice de la
moelle, et partant les actions réflexes qui résultent de la
mise en activité.

En effet, l'influence des pertes de sang pour diminuer cette
propriété excito-motrice de la moelle, a été mise en lumière
par les expériences de Flourens et de Brown-Sequard, qui
ont montré qu'en diminuant la quantité de sang on pouvait
diminuer ou abolir les mouvements réflexes ; d'où on avait
conclu, dit M. Liégeois (1), que les émissions sanguines
doivent avoir une certaine efficacité contre le tétanos.

Nous répondrons encore à M. Depaul que le *bon sens* fût-il
choqué de l'emploi du chloroforme, ce ne serait pas là un
motif suffisant pour rayer le chloroforme de la liste des agents
à employer contre l'éclampsie. La thérapeutique est chose
essentiellement d'expérience, et dans nombre de circonstances, la raison humaine s'y trouve brutalement offensée.

On a encore reproché au chloroforme de donner les accès
d'éclampsie ou de les surexciter. Nous ne l'avons jamais vu,
et d'autres avant nous ne l'ont pas mentionné. Du reste, en
Angleterre et en Amérique, et même aujourd'hui en France,
on emploie le chloroforme sur une grande échelle dans la

______

(1) Liégeois. — *De l'emploi du chloral dans l'éclampsie et le tétanos.* — Union méd.
1870, p. 686.

pratique des accouchements, et sans aller jusqu'à la période chirurgicale, et je ne sache pas qu'on ait signalé un cas où l'éclampsie s'en soit inopinément suivie. Quant à ce qui est de nuire pendant les accès, c'est possible. En effet, l'administration du chloroforme est quelquefois, mais non toujours, accompagnée d'une période d'excitation, et cette agitation, si on ne sait la vaincre, et qu'on l'entretienne en ne poussant pas l'anesthésie, peut amener un peu de recrudescence dans les spasmes.

M. Bonafos, médecin de l'hôpital de Perpignan, ennemi juré des inhalations anesthésiques, est encore venu nous dire (1) :

« *Le bon sens doit faire rejeter le chloroforme. On y a recours avant, pendant, ou après l'attaque d'éclampsie.* » « Avant l'attaque, la malade est plongée dans le coma. » Après un grand nombre d'accès, cela existe en effet, mais au bout des huit premières attaques chez notre malade ce coma n'existait pas encore, ou du moins était à peine marqué : d'ailleurs pourquoi accepter à priori comme démontré qu'en pareille circonstance le coma contr'indique l'emploi du chloroforme ? Notre observation semble démontrer le contraire.

« Pendant l'attaque, la respiration ne se fait pas » Cela n'est pas exact : la respiration se fait mal, mais elle se fait. « Entre ces deux faits : respirer mal ou ne pas respirer du tout (dit Mangenest) (2), on trouve l'énorme différence qui est entre ce qui existe et ce qui n'existe point. » Du reste, les troubles violents de la respiration sont la conséquence immédiate de la crise nerveuse et des spasmes musculaires. Calmez l'ataxie nerveuse, amenez la sédation générale, comme nous

---

(1) Bonafos. *Cité in thèse de Mangenest*, p. 75. Th. Paris 1867.

(2) Mangenest, *Loc. cit*, p. 76.

l'avons fait et relaté plus.haut, stupéfiez les organes révoltés, anéantissez l'influx nerveux : l'hématose reprendra ses droits et la respiration se fera. Ces troubles respiratoires sont, à notre sens, un motif pour administrer le chloroforme ; l'expérience clinique est venue le confirmer. Nous avons vu, en effet, la face se décongestionner, les inspirations, de 30 qu'elles étaient, tomber à 20 ou 24 par minute, et les râles trachéaux, qui étaient perceptibles à distance et volumineux, diminuer au point de ne plus être entendus. Ce fait a été constaté par nous dans un grand nombre d'anesthésies, notamment dans le cas d'éclampsie. D'autres, les docteurs de Gouvéa Ozorio (1), Alling (2), l'ont constaté comme nous pendant l'attaque et le coma. Ainsi, voici ce que dit ce dernier auteur : « .... J'administrai le chloroforme. La respiration, des plus difficiles et des plus bruyantes, au début des inhalations, devient, à mesure que la malade absorbe le chloroforme, de plus en plus facile et de moins en moins bruyante : elle se ralentit, et, enfin, devient facile et complétement silencieuse. » Cet auteur signale, dans son observation, qu'avant qu'il ne se décidât à employer l'anesthésie, il avait constaté que la malade était dans le coma et avait une respiration si difficile et si bruyante qu'on l'entendait jusqu'à l'extrémité d'une grande salle (la malade était cependant dans la chambre de travail).

« *Après l'attaque, a-t-on encore dit, il y a menace d'asphyxie.* » Raison de plus pour l'empêcher de venir à l'aide de moyens appropriés. Dans tout cela, nous ne voyons rien prou-

---

(1) De Gouvéa Ozorio. Eclampsie guérie par le chloroforme. *Union méd.*, 1860, t. 3, p. 475.

(2) Alling. — Éclampsie. — Accouchement forcé. — Injections sous-cutanées de bromure de potassium. —Chloroforme. — Guérison (*Bull. de Thér. méd. chir.*), 1870, t. 78, p. 372.

vant bien évidemment que les inhalations anesthésiques soient un mauvais remède contre l'éclampsie : ici encore, l'expérience clinique est en contradiction avec le raisonnement et prouve qu'il y a intérêt et même devoir de chloroformer.

Peut-il être dangereux pour la mère de donner pendant longtemps du chloroforme ? Nos observations, jointes à celles de Fauque et de Spire, semblent prouver le contraire. Nous avons vu qu'il n'y avait aucun danger, et, comme ces deux auteurs, nous n'avons vu ni réaction, ni gêne respiratoire, ni spasme. Du reste, il y a des exemples assez nombreux, aujourd'hui, où on a donné le chloroforme assez longtemps, soit dans les opérations chirurgicales, soit dans les accouchements, sans qu'il y ait eu menace de danger. Nous l'avons nous-même administré pendant 10 heures dans un cas de tétanos. Sans doute, il faut tâcher d'avoir du chloroforme *pur*, savoir l'administrer, s'en rapporter, en un mot, aux règles si bien posées par M. Sédillot. Dans toute chloroformisation, il faut tenir compte du rôle que peuvent jouer les trois facteurs du problème : le chloroforme, le malade, l'éthérisateur.

Cette observation vient encore prouver, comme celles de Fauque et Spire, que les fortes doses de chloroforme ne nuisent ni à la mère, ni à l'enfant, ni à la marche du travail. Nous avons, en effet, employé en tout 1350 gr. de chloroforme, dont 650 gr. avaient été donnés jusqu'au moment de la naissance de l'enfant. Celui-ci, à la vérité, est né dans un état d'étonnement et a été bien vite ranimé, mais cet accident ne paraît pas dû au chloroforme, mais plutôt aux traumatismes qu'il a dû subir par les accès éclamptiques et par l'application du forceps.

Tout le monde est d'accord aujourd'hui sur la complète

innocuité du chloroforme relativement au fœtus. Cazeaux regarde ce fait comme décidé, et, d'ailleurs, n'avons-nous pas un très bel exemple dans l'avant-dernière observation rapportée par Fauque, où un enfant chétif, non à terme, a résisté à une anesthésie très-longue : d'un autre côté, les enfants courent un grand danger pendant les attaques éclamptiques, les statistiques le prouvent. Le chloroforme est, au contraire, un rempart pour la vie de l'enfant, car en enrayant les accès éclamptiques, et, partant, en permettant à la circulation utéro-placentaire de continuer à se faire d'une façon régulière, intermittente, comme cela a lieu normalement pendant le travail, la vie de l'enfant est assurée.

Nous aurions voulu savoir si le chloroforme, dissous dans le sang maternel, passe dans celui du fœtus, mais n'ayant pu nous en assurer dans ce cas-ci, nous l'avons recherché dans d'autres cas semblables, et nous mentionnerons plus loin le résultat de nos recherches.

Enfin, la chloroformisation la plus complète et la plus continue n'a pas empêché le travail d'aboutir : il y a même de frappant dans notre observation, que le travail s'est tout à coup accéléré, surtout vers la fin, c'est-à-dire vers 11 h. 20 du matin le 27, où la malade avait déjà pris beaucoup de chloroforme.

Ainsi les contractions utérines n'ont pas été certainement arrêtées ; en effet, à 4 h. du matin, la dilatation avait le diamètre de 1 franc ; cinq attaques surviennent et on reprend la chloroformisation à 8 h. du matin ; à 9 h., la dilatation dépassait le diamètre d'une pièce de 2 francs et à 11 h. la dilatation était complète, et à midi 25 la femme coopérait au travail malgré l'anesthésie, et *faisait des efforts d'expulsion* ; à ce moment on put remarquer la contraction des muscles abdominaux.

céphalalgie et l'œdème, car l'albuminurie a disparu rapidement (50 h.) après l'accouchement ; quant à l'enfant, il ne pouvait être que voué à la mort, vu le défaut de viabilité naturelle et celui acquis par l'éclampsie, ou plutôt les mauvaises conditions hygiéniques et morales de la mère.

OBSERVATION III

Eclampsie pendant et après le travail. — Absence de prodromes. — Accouchement spontané d'un enfant vivant. — Chloroformisation. — Marche de la température. — (Voir planche III). — Guérison.

Balz... Odile, 22 ans, née à Grendelbruch (Bas-Rhin), domestique, habitant Nancy depuis le 2 avril 1877.

Grande, brune, d'une bonne santé habituelle, fortement constituée, se présente à la Maternité le 6 août 1877 à 6 heures du matin se disant enceinte pour la première fois, à terme et en travail. Réglée depuis l'âge de 14 ans, régulièrement, tous les mois pendant trois jours, assez abondamment, et avec des douleurs très-vives (vomissements pendant les premières vingt-quatre heures), a eu sa dernière époque menstruelle le 26 octobre 1876 et croit être devenue enceinte le 12 novembre (en a la certitude à peu près absolue). Ne se rappelle pas quand elle a senti pour la première fois les mouvements de l'enfant. Prétend s'être toujours bien portée pendant sa grossesse, et n'avoir éprouvé aucune céphalalgie pendant les jours qui précédaient le travail, mais aurait ressenti une douleur vive au-dessous des mamelles à trois reprises différentes.

La nuit du 5 au 6 août s'était bien passée, lorsqu'à 5 heures du matin le 6 août l'enceinte se sentit mouillée, et constata qu'une grande quantité de liquide amniotique s'était écoulée : elle se fit alors conduire à la Maternité.

6 août 1877. — Le travail de l'accouchement marchait d'une façon tout-à-fait normale, la tête reposait sur le plancher du bassin, lorsqu'à 3 heures 45 minutes du soir, éclate brusquement une convulsion éclamptique qui dure une minute et demie. Immédiatement après, surviennent quelques contractions qui suffisent pour expulser l'enfant qui est vivant et bien développé. Intelligence nette après cette première attaque. Cinq minutes après, seconde

attaque plus forte et plus longue que la première, et après laquelle la perte de connaissance est complète : Beaucoup d'agitation.

L'extraction du placenta, faite à 4 heures 10 minutes, est immédiatement suivie d'une convulsion moins forte que la précédente. L'accouchée est sans connaissance : face pâle, pupilles contractées, agitation : pouls petit, 140 : température 38°.

4 heures 40 minutes. — Quatrième attaque très-violente, pendant laquelle la face se cyanose. Inhalations de chloroforme, continuées jusqu'à 7 heures du soir et remplacées par une potion contenant 4^g de chloral.

Après cette dernière attaque la malade, à différentes reprises, a un peu d'agitation, mais elle commence à reprendre connaissance vers 6 heures et demie du soir.

A 4 heures 15 minutes après la quatrième attaque, T. 38°,4. P. 144.

A 5 h. 20	T. 38°,8	P. 156
A 5 h. 40	T. 38°,8	P. 132
A 6 h.	T. 38°,2	P. 112
A 8 h. 45	T. 38°	P. 88

Les urines examinées à 4 heures du soir sont *fortement albumineuses* et forment un magma épais, à 9 heures du soir le coagulum est moins épais. Il n'a jamais existé d'œdème des membres inférieurs.

7 août. — Deuxième jour après l'accouchement. — La malade a passé une bonne nuit et a perdu le souvenir de son accouchement. Un peu de céphalalgie. Ventre souple : utérus très-dur, sensible à la palpation. Pas d'infiltration des membres ; à 7 heures du matin les urines ne contiennent plus que des traces d'albumine : à 9 heures, l'albumine *a complétement disparu*.

L'écoulement sanguin, qui a suivi la délivrance a été assez abondant, et dans la soirée on a été obligé de frictionner le fond de l'utérus, dont l'inertie avait permis l'existence d'une hémorrhagie assez abondante.

Ce matin à 4 heures, un caillot très-volumineux a été expulsé : et à 8 heures l'écoulement sanguin est normal.

Hier soir à 5 h.	T. 36°,5	P. 60
Ce matin à 8 h.	T. 37°.6	P. 60

L'enfant du sexe féminin, pesant 2,825^g, n'a pas encore pris le sein et va bien.

8 août. — Troisième jour de couche. — N'a plus de céphalalgie : physionomie très-calme. Les mamelles sont vides (40 heures se sont écoulées depuis l'accouchement). — Ventre plat : utérus globuleux, encore un peu

sensible à la palpation. — Ecoulement lochial rouge, assez abondant, non fétide. — Miction volontaire. — Pas de selles depuis l'accouchement. L'enfant a pris le sein pendant la nuit.

T^s. 36°,6   P. 80
T^m. 37°   P. 68

A partir de ce moment la sensibilité utérine persiste encore pendant quelques jours : il s'y joint de la fétidité lochiale. La sécrétion laiteuse devient très abondante : les mamelons ont des érosions superficielles, mais trèsdouloureuses. Ces différentes causes contribuent à provoquer quelques ascensions de la température, qui revient à la normale, le soir du sixième jour, avec l'amendement des accidents qui ont entretenu ces poussées fébriles, légères. La malade sort bien portante le 24 août, c'est-à-dire le dix-neuvième jour de couches, et emporte avec elle son enfant qui prospère.

RÉFLEXIONS. — L'étiologie de l'éclampsie nous fait ici complétement défaut, d'autant plus qu'on n'a pas suivi cette femme pendant tout le cours de sa grossesse et même de la parturition.

Le début de l'éclampsie a été brusque : quatre attaques surviennent environ dans l'espace de 1 heure, la dernière ayant apparu après l'accouchement. Nous avons vu ici ces attaques activer le travail : ainsi après la première convulsion éclamptique quelques contractions apparaissent rapides et fortes, et suffisent pour expulser l'enfant. Enfin après l'accouchement on a constaté une inertie utérine et une hémorrhagie assez abondante qui a cédé aux frictions utérines.

L'albuminurie, dont on n'a pu connaître le début, a été assez marquée et a disparu le 2e jour de couches.

Quant à la température nous l'avons vue s'élever progressivement et parallélement à la marche des attaques, pour redescendre ensuite aussi progressivement, quand les accès convulsifs ont disparu, c'est-à-dire que la maladie a été terminée.

Ainsi après la troisième attaque d'éclampsie, la température était à 38° : elle est montée à 38°,4 après la quatrième attaque, elle a continué de s'élever pendant une demi-heure : elle a ainsi atteint 38°,8, s'est maintenue à cette hauteur pendant une demi-heure, et s'est ensuite abaissée progressivement pour tomber à 36°,6 quinze heures après la dernière attaque.

Le pouls a suivi la même marche que la température, il a atteint une fréquence de 156 pulsations une demi-heure après la dernière attaque et est tombé à 60 le deuxième jour de couches : il a augmenté de fréquence les jours suivants, et a présenté, le matin du douzième jour et le soir du quinzième jour, un ralentissement de 56 pulsations.

Nous allons encore rapporter une observation qui est tout-à-fait analogue à celle-ci.

OBSERVATION IV

Éclampsie pendant le travail. — Application du forceps et inhalations de chloroforme. — Enfant vivant (mort plus tard étouffé). — Métrite. — Marche de la température (Voir Planche IV). — Guérison.

Wilh.... Victoire, née à Arrache (Nord), âgée de 22 ans, primipare, domestique à Nancy depuis 5 mois, entre à la maternité le 15 mars 1878, se disant dans son dernier mois de grossesse. Blonde, bien constituée, tempérament lymphatique, bonne santé habituelle.

Réglée pour la première fois à l'âge de 15 ans, régulièrement et assez abondamment pendant 5 ou 6 jours par mois. Ne se rappelle pas à quelle époque elle a vu ses règles pour la dernière fois, ni quand elle a senti les mouvements de l'enfant. N'a eu comme phénomènes sympathiques de la grossesse que quelques vomissements muqueux et parfois alimentaires au début de la gestation. Les seins sont bien développés, les mamelons sont souples, saillants.

Le ventre est bien développé régulièrement, le fond de l'utérus s'élève jusqu'à l'épigastre. On sent les petites parties fœtales à droite, et le dos à gauche du ventre : on peut, par la palpation sus-pubienne, saisir une partie dure, arrondie qui parait être la tête fœtale.

On entend les doubles battements en avant et à gauche au-dessous de l'ombilic.

Par le toucher debout on constate que le col est effacé presque complétement, et n'est plus représenté que par un bourrelet œdémateux, les deux orifices sont ouverts, et laissent arriver le doigt sur les membranes à travers lesquelles on sent une suture.

Le travail de l'accouchement se déclare le 19 mars vers 10 heures du soir. A ce moment les douleurs sont faibles et n'augmentent en intensité et en fréquence que le 20 mars à 8 heures du matin.

20 mars. — Rupture de la poche des eaux à 10 heures du matin.

A 3 heures du soir la tête est fortement engagée dans l'excavation : dilatation de l'orifice égale au diamètre d'une pièce de 5 francs : la parturiente a deux vomissements glaireux, et n'éprouve aucune céphalalgie.

A 7 heures la tête est arrivée dans l'excavation, le bord antérieur de l'orifice peut encore être atteint, il est épais, œdématié : la dilatation est toujours égale au diamètre d'une pièce de 5 francs.

Contractions fréquentes, mais courtes, et de peu d'influence sur le travail.

A 10 heures du soir plusieurs étudiants viennent voir les progrès du travail qu'ils avaient suivi jusque vers 7 heures. La parturiente paraît effrayée de cette visite, est impatientée, s'agite dans son lit, et est prise immédiatement d'une attaque éclamptique de courte durée. La perte de connaissance ne fut pas plus longue que l'attaque elle-même.

La tête était alors sur le plancher du bassin, la petite fontanelle répondant à la branche descendante du pubis gauche ; le bord antérieur de l'orifice était toujours accessible. Les bruits du cœur fœtal s'entendent encore bien, et paraissent plus fréquents.

T. 38°. P. 92.

10 heures 45. — On appliqua alors le forceps, et l'extraction ne rencontra d'autre difficulté que la résistance de l'orifice vulvaire, qui était peu développé, étroit. On y fit, pour y remédier, quelques incisions à 3^{cm} environ au-dessus de la commissure postérieure de la vulve. Grâce à ces incisions on put terminer l'accouchement, et le périnée resta indemne. Cette application du forceps était terminée depuis dix minutes environ, lorsque survint une deuxième attaque éclamptique (11 heures 15 minutes) un peu plus longue que la première.

T. 39°. P. 96.

La perte de connaissance fut également plus complète que pendant la première attaque, et elle n'avait pas encore cessé, quand en présence d'agitation et de l'élévation de la température, qui semblaient annoncer le retour d'une attaque, on se décida à chloroformiser jusqu'à la période chirurgicale (11 heures 25).

La délivrance n'était pas encore faite, et en suivant le cordon avec le doigt on constata que le placenta n'était point encore descendu sur l'orifice. Il n'existe pas d'hémorrhagie.

11 heures 45. — On fait à ce moment la délivrance alors que l'accouchement était terminé depuis 3/4 d'heure : des tractions légères sur le cordon, combinées à l'expression utérine déterminent l'expulsion du placenta.

A 11 h. 25 T. 38°,8. P. 108.

On retire environ 100 c. c. d'urine foncée, trouble, acide, qui donnent par la chaleur et l'acide acétique un *précipité abondant d'albumine*, ainsi qu'avec l'acide nitrique. — Pas de glucose.

Aussitôt après la délivrance on constate un écoulement assez abondant de sang (1) liquide, coagulé, qui est recueilli et pèse environ 500 gr., sans tenir compte de celui qui imprégnait les alèzes. On suspend les inhalations de chloroforme, et il suffit de quelques frictions sur le fond de l'utérus pour déterminer une contraction suffisante de l'utérus, et amener la suspension de l'écoulement sanguin (minuit moins vingt minutes).

T. 38°,5. P. 138.

21 mars, minuit cinq minutes. — Le pouls est toujours fréquent, ondulant (138). On constate que l'utérus après s'être contracté s'est relâché rapidement: son fond dépasse la ligne ombilicale de 4 travers de doigt (la vessie était vide) et en largeur le corps utérin mesurait 8 travers de doigt. On introduit la main dans la cavité utérine. et on extrait environ 200 gr. de caillots, ce qui détermine une contraction utérine plus franche qu'auparavant. Cependant l'écoulement sanguin ne cesse pas entièrement, les frictions sont continuées, et on donne 0g,50 de seigle ergoté.

---

(1) Ce sang est envoyé à M. le prof. Ritter pour être soumis à l'analyse, dont voici les résultats :

Urée pour mille......... 0g,110 (procédé Liebig)
   —   —   0g,045 (— Yvon) ce chiffre est le plus exact.
Corps gras et mat. extractives 1g,230.
Peu de cholesterine.
(Urée pour 1000, 0g,142 à 0g,177 à l'état normal).

L'accouchée reprend un peu connaissance, s'informe de sa position et de la cause des soins empressés qu'on lui donne. Elle ne conserve qu'un vague souvenir de son accouchement.

Minuit 15 minutes. — La face pâlit, le pouls est toujours fréquent, ondulant (120) et la température s'abaisse.

T. 38°,3. P. 120.

On constate encore un nouvel écoulement sanguin par les parties génitales externes. On introduit quatre doigts seulement dans le vagin pour extraire des caillots qui y sont accumulés. L'accouchée commence à accuser quelques tranchées (seigle ergoté, caillots).

Minuit 15. — Malgré l'existence de ces tranchées l'utérus se contracte encore mal. Nouvelle dose de seigle ergoté (0ᵍ,50).

Minuit 30 minutes. — L'utérus est bien contracté, et l'écoulement sanguin est peu abondant.

T. 37°,5. P. 108.

La malade accuse un peu de céphalalgie. La connaissance est complétement revenue : la soif est vive.

1 heure du matin. — La malade dort tranquillement. Le fond de l'utérus est encore à 1 travers de doigt au-dessus de la ligne ombilicale ; le corps de l'utérus est dur, incliné à droite. On se borne à donner à la femme quelques toniques (vin) et à la maintenir dans une position horizontale.

T. 37°,7. P. 108.

2 heures. — Même état.

T. 37°,5. P. 112.

Les urines sont toujours troubles, rouges, moins albumineuses.

La malade continue à bien reposer jusqu'à 8 heures du matin.

8 heures. — Elle accuse encore un peu de céphalalgie frontale. Langue épaisse à sa pointe, où on constate une petite morsure douloureuse, tuméfiée.

Le ventre est élevé, un peu tympanitique, sensible à la palpation profonde. La douleur n'y est accusée qu'au moment des mouvements et des accès de toux. Les parties génitales externes ne sont pas gonflées. Le périnée est intact ; les plaies des incisions ont bon aspect. L'écoulement sanguin est rouge, médiocrement abondant.

T. 38°,8. P. 124.

L'enfant a crié immédiatement après sa naissance, est vigoureux, et présente les apparences d'un enfant au terme de 9 mois.

Poids 3820 gr. — Longueur sus-omb., 28 c.: sous-ombilicale, 25 c.

Diamètre occipito-ment. 12ᶜ,5 : occipito-frontal, 11ᶜ,5.

— sous-occipito-bregm. 10ᶜ : bipariétal.... 9ᶜ.

La température reste élevée les jours suivants. L'ascension de la température est due à une métrite caractérisée par une sensibilité utérine vive, de la lenteur dans la régression utérine et de la fétidité lochiale. Ces accidents s'amendent rapidement à partir du huitième jour sous l'influence d'injection intra-utérine phéniquée; sulfate de quinine. La température s'abaisse, mais n'est pas encore descendue à son niveau normal le dix-septième jour à la sortie de la malade, qui n'éprouve plus aucune céphalalgie, et se trouve bien portante. L'enfant qui prospérait a été trouvé étouffé dans le lit de sa mère le sixième jour de couche et à l'autopsie on a trouvé des taches pétechiales sur le côté inférieur du poumon gauche, sur le ventricule droit, injection et engorgement marqués des deux poumons, qui sont crépitants et surnagent. L'injection était marquée surtout au niveau de la trachée et des bronches, où on n'a pas trouvé d'écume. Pas d'épanchement sanguin ou séreux dans le cerveau. On a retrouvé la tumeur œdémato-sanguine sur le 1/4 postérieur et supérieur du pariétal droit.

Quant à l'albuminurie elle a disparu le 4ᵒ jour de couche. Voici une analyse complète des urines émises du 22 au 23 mars (2ᵒ-3ᵒ jour de couche).

Emission des 24 h. = 1510 c. c. — Densité à 15ᵒ = 1013.

Réaction acide.

Acidité de l'urine exprimée en acide oxalique 2ᵍ,58 (1ᵍ,8 état normal).

Les dépôts étaient formés d'un sédiment briqueté, acide urique. A l'examen microscopique on y a trouvé du mucus, des cristaux d'acide urique, des globules de sang, la plupart déformés, des globules blancs (purulents): des déchets épithéliaux considérables et des cellules à cils vibratiles.

Eau 1464,66 : matières solides (desséchées à + 105ᵒ) 45ᵍ,34, urée 25ᵍ,85 (28ᵍ,33 à l'état normal), acide urique 0ᵍ,47, chlore des chlorures 1ᵍ,96 : acide phosphorique total 2ᵍ,13, albumine soluble dans un excès d'acide nitrique. Il y a moins de 1 gr. pour 1000.

Les matières colorantes donnent un jaune rosé par l'acide nitrique.

De cette observation il résulte les réflexions suivantes :

1ᵒ L'éclampsie qui éclate pendant le travail, est bien moins grave souvent que pendant la gestation et a beaucoup de tendance à disparaître aussitôt que la grossesse a cessé. Cette éclampsie a en outre accéléré le travail.

2° On a pu suivre avec l'étude de la température, la marche de l'éclampsie, et on a pu, grâce à ce moyen clinique, annoncer quand cette affection convulsive serait terminée.

Ainsi à 10 heures du soir, après la première attaque, la température est à 38° : elle est à 39° après la deuxième ; à partir de ce moment, la température s'abaisse d'une façon continue et tombe à 37°,5 à minuit et demi. Le pouls s'était accéléré avec l'ascension de la température ; mais, tandis que la température s'abaissait immédiatement après la dernière attaque, la fréquence du pouls continuait d'augmenter pendant 3/4 d'heure. Cette fréquence du pouls a coïncidé, surtout à minuit moins vingt minutes, avec une hémorrhagie considérable (500 gr.) post partum : à ce moment le pouls était à 132 et il a continué à rester fréquent (120-108), tant que l'hémorrhagie utérine a voulu se répéter. Il est facile de le comprendre, car, dans le cas de saignée, on a démontré que le cœur accélère ses mouvements en raison de la diminution soudaine de la tension.

Dans les jours suivants le pouls est resté fréquent et a suivi une marche parallèle avec la température, par suite du développement de la métrite. Enfin sa fréquence a diminué avec l'abaissement progressif de la température.

3° Les pertes de sang excessives n'empêchent pas la métrite, la péritonite, ni même, ajoute Lorain (1), les autres prétendues phlegmasies qu'engendre l'accouchement. Nous en trouvons dans son ouvrage une observation concluante.

Nous avons regretté de ne plus avoir eu à ce moment à notre disposition la solution de seigle ergoté (formule Yvon) qui, administrée en injection hypodermique, nous a toujours donné de si bons résultats et en peu de temps (1-2 minutes) dans le

(1) Lorain. *Étude de méd. clinique*, etc. T. II, 1877, p. 223.

cas d'hémorrhagies utérines pendant l'état puerpéral ou non.

4° Quant à l'albuminurie nous avons vu qu'elle a disparu le quatrième jour des couches après avoir été abondante pendant les accès convulsifs. Il y avait moins de 1 gr. pour 1000 d'albumine le troisième jour, comme l'a montré une analyse complète d'urine. Celle-ci ne nous a pas permis de constater une augmentation de l'urée, car à l'état normal la quantité d'urine émise dans les 24 heures est de 1600 à 1800 c. c. et le chiffre de l'urée varie entre 28 et 33 gr. Dans le cas particulier nous avions 1510 c. c. d'urine, et $25^g,85$ d'urée. On pourrait donc dire qu'il y a plutôt diminution du chiffre de l'urée qu'augmentation, comme on a voulu le démontrer, et voir dans la rétention de l'urée ou des autres principes de l'urine dans le sang la cause de l'éclampsie. D'autre part, une analyse de sang a montré que le chiffre de l'urée n'était pas plus grand qu'à l'état normal ; au contraire il a été reconnu plus faible, puisqu'on a trouvé par le procédé Yvon, contrôlé par l'emploi simultané du procédé Liebig, qu'il y avait $0^g,045$ d'urée pour 1000), tandis qu'à l'état normal ce chiffre de l'urée varie entre $0^g,142$ et $0^g,177$. Nous ferons encore remarquer que le procédé de Liebig a donné un chiffre plus fort que le procédé Yvon, c'est-à-dire $0^g,110$, mais encore beaucoup inférieur au chiffre normal $0^g,142$ de l'urée.

La cause de l'éclampsie ne peut être assignée ici : la longueur du travail et surtout de la période de dilatation, qui a été très-agaçante, l'émotion produite par l'arrivée des élèves de la maternité, ont paru avoir une certaine influence sur la production de l'éclampsie, la grossesse étant toujours admise comme cause générale.

OBSERVATION V

Primipare. — Eclampsie avant et pendant le travail. — Accouchement au forceps. — Enfant vivant. — Cessation des attaques. — Chloroforme et chloral donnés simultanément. — Hémorrhagies post partum, arrêtées par 1ᵍ,50 seigle ergoté. — Guérison. — Marche de la température (voir planche V).

Geor..... (Marie), née à Deneuvre, près Baccarat, âgée de 20 ans, domestique à Lunéville, entre à la Maternité le 25 juillet 1878, se disant enceinte pour la première fois et dans son neuvième mois de grossesse. Blonde, de taille moyenne, santé délicate, tempérament nerveux (a eu souvent des migraines dans son jeune âge).

Réglée depuis l'âge de 15 ans, et depuis toujours régulièrement, peu abondamment, tous les mois ; elle a eu sa dernière époque menstruelle dans les premiers jours d'octobre 1877. N'a eu d'autres malaises sympathiques de la grossesse que quelques dégoûts, vomissements muqueux et parfois alimentaires, pendant les trois premiers mois.

28 juillet. — Depuis quinze jours environ prétend avoir ressenti des crámpes dans les membres inférieurs et n'avoir jamais eu de céphalalgie. Depuis huit jours seulement elle aurait commencé à tousser. (Nous apprenons que les parents de l'enceinte sont morts jeunes et atteints de tuberculose pulmonaire.)

Au moment de l'entrée de l'enceinte, on constate un amaigrissement général assez marqué. La face est très amaigrie et présente des cicatrices strumeuses à l'angle du maxillaire inférieur gauche. Les pommettes sont saillantes ; les muscles cervico-thoraciques sont allongés, grêles et saillants ; le thorax est cylindrique ; les creux sous-claviculaires sont assez prononcés. Respiration costale supérieure.

Les mamelles sont bien conformées, mamelons souples, saillants. Ecoulement d'un liquide lactescent à la presssion.

Le ventre paraît développé comme à neuf mois ; la ligne pubo-ombilicale est pigmentée ; il existe des vergetures récentes semi-circulaires sur les parties latérales de l'abdomen, elles sont presque rectilignes sur le haut des cuisses.

Le fond de l'utérus est à 7 travers de doigt au-dessus de l'ombilic. Le côté dépressible du ventre est à droite, où on rencontre des petites parties fœtales ; on sent le dos à gauche. On peut, par la palpation même superficielle, bien circonscrire les contours de l'ovale utérin et saisir la tête au-dessus du pubis.

Le maximum des doubles battements fœtaux s'entend en avant et à gauche au-dessous de l'ombilic. Le souffle utérin s'entend à gauche, mais présente son maximum à droite.

Par le toucher debout on constate que l'orifice vulvaire est assez large. Le vagin est humide, granuleux ; le col est fortement porté en arrière et en haut, ramolli presque jusqu'à sa base, ayant encore une certaine longueur ; l'orifice externe permet à peine à la pulpe du doigt d'y pénétrer. En ramenant le doigt dans le cul-de-sac antérieur on sent une partie dure, arrondie, engagée au détroit supérieur et paraissant être la tête fœtale.

Il n'existe aucun œdème des membres inférieurs, et les urines ne sont pas albumineuses. On ne constate dans le dépôt des urines aucun débris de tubes urinifères, mais des cristaux d'urate de chaux, de phosphate ammoniaco-magnésien et d'oxalate de chaux, et on trouve la pellicule appelée kyesteine et existant à la surface de l'urine.

A l'examen du thorax on ne constate qu'un peu d'inspiration rude et un peu d'expiration prolongée au sommet gauche. Il existe une sonorité même exagérée aux deux sommets.

On ne trouve rien de particulier au niveau du cœur, si ce n'est que la pointe bat sur la ligne mamillaire et au sixième espace intercostal.

On n'entend aucun bruit de souffle. Tout semblait bien aller, quand dans la nuit du 16 au 17 août, à une heure du matin, l'enceinte se réveille en sursaut, accusant une céphalalgie frontale gravative, et au bout de quelques minutes, à 1 h. 1/4, éclatent *deux attaques* éclamptiques séparées par un court intervalle.

C'est la voisine de la malade qui nous a donné ces renseignements, et qui, voyant survenir de nouvelles grimaces, s'était empressée d'aller prévenir la sage-femme en chef. Celle-ci put alors être témoin de la fin d'une troisième attaque. A la suite de cette attaque, la fille G… était tombée en bas de son lit et était étendue sur le sol sans connaissance, et dans un état comateux.

La face était encore un peu cyanosée, les yeux étaient hagards et au bout de quelques minutes la malade pouvait répondre par signes. Remise dans son lit, elle ne tarda pas à s'agiter : elle porta ses membres supérieurs en différents sens, fléchit et étendit les membres inférieurs, se tourna de côté et d'autre dans son lit. On se hâta alors de la porter à la salle de travail. Quatre nouvelles attaques éclatèrent, séparées par un intervalle d'un quart d'heure. Il était alors 3 h. du matin.

M. le professeur adjoint Roussel, chargé de suppléer M. le professeur Stoltz, absent, est alors appelé en toute hâte près de la malade. Nous sommes prévenu au même moment et nous arrivons avec M. le professeur Roussel, à la Maternité, vers 3 h. 1/2 du matin, le 17 août. Nous trouvons la malade dans un état semi-comateux, en proie à une grande agitation. Les pupilles sont dilatées, la face est un peu vultueuse, la malade pousse des plaintes et se roule sur son lit. La sensibilité paraît encore conservée.

Le pouls est plein, un peu bondissant, fréquent, est à 116.

T. 37°,5. P. 116. R. 24.

Par le toucher vaginal on détermine un accroissement de l'agitation et des plaintes de la malade, et on constate à peine une dilatation ayant le diamètre d'une pièce de 20 cent.

Le fond de l'utérus est à l'épigastre, et on perçoit par moment les contractions utérines encore faibles.

Il n'existe aucun œdème des membres inférieurs et les urines, claires, acides, pâles, ne deviennent qu'opalescentes par la chaleur et l'acide acétique, ou par l'acide nitrique.

A 4 h. moins le quart apparaît une nouvelle attaque (8e), précédée de quelques secousses dans les membres supérieurs, de dilatation des pupilles, et annoncée aussi par une respiration plus fréquente (38 inspirations à la minute). Cet accès dure deux minutes, et est suivi par un stertor plus profond, plus prolongé qu'à la suite des accès précédents.

T. 37°,8. P. 120. R. 24.

Les contractions utérines restent toujours aussi peu fréquentes (tous les quarts d'heure environ), et par moment l'utérus ne présente même qu'un peu de tension. Après cette attaque il survient une période de calme. La malade ne recouvre plus connaissance et les pupilles restent dilatées.

A 4 h. et 5 min. la malade s'agite de nouveau et pousse quelques plaintes. On constate alors une contraction utérine.

Par moments on entend des grincements de dents. Trismus intermittents. On peut cependant ouvrir la bouche.

A 4 h. 1/2 les contractions utérines sont devenues plus rapprochées, et reviennent toutes les 5 minutes. L'agitation augmente encore ; la malade se défend contre toute tentative d'examen, se roule sur son lit.

T. 37°,9. P. 126. R. 24.

A 4 h. 20 éclate une neuvième attaque, pendant laquelle la face devient plus cyanosée, que pendant les précédentes.

Au toucher on constate que le travail n'a pas fait de grands progrès ; il existe à peine une dilatation égale au diamètre d'une pièce de 1 fr. ; la poche des eaux est intacte et plate, la tête fœtale est sur l'orifice utérin.

Les contractions restent toujours aussi fréquentes, mais grandissent en intensité.

On retire de nouveau de l'urine au cathéter : elle est pâle, acide et présente avec l'acide nitrique la même opalescence qu'à 3 h. du matin, mais la chaleur et l'acide acétique augmentent cette opalescence et donne un précipité peu abondant.

A 5 h. 1/4 il survient les mêmes prodromes d'attaques, c'est-à-dire une dilatation pupillaire, une grande agitation et une respiration plus fréquente. On se décide alors à *chloroformiser* la malade jusqu'à la période chirurgicale.

La malade ne peut d'abord sentir l'odeur du chloroforme, que nous placions cependant à distance des narines, pour amener une accoutumance. La malade repousse de ses mains la compresse pliée en rosette. On pousse alors les inhalations chloroformiques pour faire disparaître cette période d'excitation qui est passée rapidement.

La pupille, qui était dilatée avant l'anesthésie, se contracte et la malade est plongée dans un sommeil complet ; la respiration se ralentit et de 36 tombe à 28.

T. 37°,8. P. 110. R. 28.

A 5 h. la malade est prise de vomissements alimentaires. On constate alors une dilatation pupillaire et des secousses dans les membres supérieurs et inférieurs. A ce moment apparaissent des contractions utérines assez intenses. On pousse alors les inhalations chloroformiques, et tout rentre dans l'ordre. On suspend alors le chloroforme, c'est-à-dire que l'on pratique des inhalations intermittentes, mais à doses suffisantes, aussitôt que la malade dort.

A 6 h. il n'est encore survenu aucune attaque.

On suspend le chloroforme, et on veut en continuer les effets par l'administration de 3 gr. d'hydrate de chloral en lavement, et la malade continue à dormir jusqu'à 7 h. 1/4 ; à ce moment elle se réveille, et l'agitation reparaît pour aller en augmentant. On reprend alors les inhalations de chloroforme, et au bout de quelques minutes la malade s'endort, les pupilles redeviennent contractées, le pouls se ralentit et tombe de 96 à 84.

Nous sommes alors forcé de nous absenter, et nous sommes remplacé, par M. Vallois (1), externe du service.

A 7 h. 3/4 la malade se réveille, commence à se plaindre et à s'agiter. On constate à ce moment une contraction utérine qui ne reparaît que toutes les dix minutes depuis la chloroformisation. On redonne du chloroforme, qui semble augmenter l'agitation ; aussi, n'ose-t-on pas pousser activement l'anesthésie, comme nous l'avions fait en pareil cas au début.

Le sommeil chloroformique n'étant pas alors assez profond, éclate une dixième attaque qui aurait duré 10 minutes. La respiration monte à 42 et le pouls à 132 ; malgré l'interposition d'une cuiller entre les arcades dentaires, la langue a été mordue pendant cet accès convulsif.

Après l'attaque la peau se couvre de sueur et la malade tombe dans un état comateux.

T. 37°. P. 128. R. 42.

A 8 h. reparaît un peu d'agitation qui disparaît sous l'influence des inhalations de chloroforme.

A 8 h. 1/2, nouveau commencement d'attaque que le chloroforme empêche d'éclater.

On examine alors les urines, qui présentent un précipité plus abondant d'albumine.

De temps en temps même agitation qui est enlevée par le chloroforme ; à partir de 8 h. 3/4 la malade est calme et dort tranquillement ; à 9 h. 1/2 elle se réveille, recommence à se plaindre, et quelques minutes après, alors que le sommeil chloroformique n'était pas assez profond, éclate une onzième attaque.

T. 37°,2. P. 134. R. 28.

On reprend alors le chloral, dont on donne 3 gr. en lavement. La malade reste alors calme jusque vers midi.

A ce moment la malade est agitée, pousse des plaintes, porte ses mains sur son ventre. Les douleurs sont assez vives, plus fréquentes (chaque 8 minutes). L'utérus se durcit dans son ensemble. On administre de nouveau du chloroforme, et la femme s'endort sans se réveiller jusqu'à 5 h. 1/4 du soir.

A 1 h. 1/2 soir, les urines présentent le même précipité albumineux avec les mêmes réactifs.

____

(1) Nous remercions M. Vallois d'avoir bien voulu continuer à observer notre malade, et à noter, comme nous l'avons fait, tout ce qui se passait sous ses yeux à chaque instant.

A 4 h. : T. 37°,8. P. 100. R. 40.

A 5 h. 1/4 : T. 38°.

Nouvelle attaque (douzième), moins forte que les précédentes. On administre alors un nouveau lavement avec eau 60 gr. et chloral 3 gr.

L'orifice du col est alors dilaté comme une pièce de 2 fr. ; la tête est plus engagée au détroit supérieur ; les membranes sont encore intactes, épaisses ; la suture sagittale est encore dans le diamètre oblique gauche, la petite fontanelle en avant et à gauche. Les doubles battements fœtaux sont toujours bien perceptibles, réguliers et s'entendent en avant et à gauche au-dessous de l'ombilic.

Les douleurs sont régulières, se succèdent à dix minutes d'intervalle.

A 6 h. moins un quart le lavement est rendu et dans l'après-midi il y avait eu plusieurs évacuations alvines solides.

La malade est agitée. On reprend les inhalations de chloroforme. Les douleurs deviennent alors plus régulières encore, plus fortes et plus rapprochées.

Vers 8 h. du soir la dilatation est égalé au diamètre d'une pièce de 5 fr. ; la tête plonge profondément dans l'excavation ; les membranes font saillie à travers l'orifice, elles sont encore épaisses.

A 9 h. 1/2, dilatation complète. On fait la rupture artificielle des membranes, et on constate un écoulement d'un liquide amniotique verdâtre (les doubles battements étaient devenus plus fréquents).

Les douleurs augmentent encore d'intensité, se succèdent de deux en deux minutes. La tête repose alors sur le plancher du bassin dans une direction oblique, la petite fontanelle répondant à la branche ischio-pubienne gauche.

Cinq quarts d'heure se passent, et malgré les douleurs énergiques, les efforts de la femme, la rotation ne s'achève pas et le périnée reste épais, résistant. M. le professeur adjoint Roussel se décide alors à terminer l'accouchement par le forceps, ce qui fut facile et permit d'extraire un enfant vivant, bien portant, et du sexe masculin.

Poids, 2950 gr.; longueur totale, 45 cent.; longueur sous-ombilicale, 21 cent.; sus-ombilicale, 24 cent.

Diamètres occipito-mentonnier, 13°,5 ; occipito-frontal, 11°,5 ; sous-occipito-bregm., 9°,5 ; bipariétal, 9°,5.

Le périnée fut déchiré dans une petite étendue.

La délivrance fut faite quelques minutes après ; le placenta pesait 650 gr.; la longueur du cordon était de 50 cent.

11 h. soir. T. 38°,2. P. 120. R. 40.

La malade est assez calme et n'a plus d'accès depuis 5 h. 1/4 du soir. On *cesse la chlo-roformisation.* La matrice paraît assez bien contractée et reste volumineuse ; il se fait un écoulement de sang peu abondant, noir.

On pratique alors le cathétérisme, et la vessie renferme une assez grande quantité d'urine, qui présente toujours le même volume de précipité albumineux avec les mêmes réactifs.

A minuit et demi l'utérus paraît avoir augmenté de volume, était assez dur et dépassait l'ombilic de trois travers de doigt. Il existait un écoulement peu abondant de sang par les parties génitales externes. On introduit la main dans le vagin et on en extrait une grande quantité de caillots, dont l'un très volumineux fermait l'orifice utérin. L'utérus se contracte mieux, devient plus petit et occupe la région hypogastrique.

On administre trois doses de 0ᵍ,50 de seigle ergoté à une demi-heure d'intervalle ; l'hémorrhagie ne s'est plus reproduite.

18 août. — Premier jour de couches. La nuit a été tranquille ; la malade a assez bien dormi. Au moment de la visite du matin elle est dans le décubitus dorsal et dans un état de somnolence. Ne répond pas bien aux questions qu'elle semble ne pas comprendre.

Les pupilles sont contractées ; on ne peut examiner la langue qui a été mordue pendant la dixième attaque.

La peau est fraîche, le pouls est assez fort, ample.

T. 37°,6, P. 80, R. 24

La face est assez colorée, sans aucune bouffissure, ni aucune déviation des traits.

On présente l'enfant à l'accouchée qui ne veut point le reconnaître, car elle prétend ne point être accouchée.

Les mamelles sont vides.

Le ventre est un peu tympanisé ; indolore.

La matrice est encore volumineuse, inclinée à gauche (la malade est toujours dans le décubitus latéral gauche) : le fond de la matrice atteint encore la ligne ombilicale. Les fosses iliaques sont complétement libres.

L'écoulement sanguin est peu abondant.

L'enfant n'a pas encore pris le sein.

5 heures soir. — La malade est toujours dans le décubitus latéral gauche et dort. On apprend que vers 11 heures du matin, elle a été un peu agitée, changeant souvent de place dans son lit ; de temps à autre elle agitait ses

membres, les fléchissait et les étendait plusieurs fois, mais elle n'a pas eu d'attaques convulsives.

La malade se met à sourire au moment où on l'approche à 5 heures du soir, elle répond lentement aux questions, mais elle ne sait absolument rien de ce qui concerne sa grossesse et son accouchement. Ne se plaint d'aucune douleur.

Elle a reconnu son enfant, et a pris beaucoup de lait et de bouillon pendant la journée. La langue a pu être examinée, et on a constaté que la lèvre inférieure et le bord droit de la langue près de la pointe sont contusionnés, et présentent à ce niveau une coloration blanc grisâtre.

On ne constate rien de particulier du côté de la face ou des membres.

Les urines sont *toujours albumineuses*, claires.

Le précipité albumineux est moins abondant.

A l'examen microscopique on ne constate dans les dépôts urinaires que des cylindres épithéliaux granuleux et granulo-graisseux, sans cylindres hyalins, et quelques globules rouges et blancs.

T. 37°,4. P. 92. R. 20.

19 août. — Deuxième jour de couches. La malade continue de bien aller. Ce matin elle est assoupie, répond cependant aux questions, mais elle ne se rappelle toujours pas ce qui s'est passé ces jours derniers.

Mamelles molles. Ventre en bon état. Ecoulement lochial assez abondant, rosé, non fétide. Les urines contiennent toujours de l'albumine.

T. 36°,5. P. 84. R. 24.

L'enfant a commencé à prendre le sein.

5 heures soir. — T. 37°,8. P. 96. R. 20.

20 août. — Troisième jour de couches. Bonne santé de la mère. Fonctions puerpérales normales. Cependant les mamelles restent toujours molles : la sécrétion laiteuse paraît ne pas s'établir.

T. 36°,5. P. 84. R. 22.

Vu l'insuffisance de la sécrétion laiteuse, on est obligé de donner le biberon à l'enfant.

A 5 heures soir. — T. 37°. P. 72. R. 24.

21 août. — L'accouchée continue de bien aller.

La sécrétion laiteuse est insuffisante. Les lochies sont un peu fétides.

La plaie périnéale est en voie de cicatrisation. Traitement : Injections phéniquées intravaginales.

T. 36°,2. P. 68. R. 20.

24 août. — La malade, qui depuis quelques jours se trouvait tout à fait bien, accuse aujourd'hui une céphalalgie frontale, avec points douloureux dans les régions sus-orbitaires. Cependant la malade a bien mangé et n'a pas eu de vomissements.

Le 22 au soir elle avait déjà ressenti pendant deux heures environ cette céphalalgie, et la température à ce moment était montée à 38º,2 et le pouls à 104.

Aujourd'hui matin :T. 37º,8. P. 80. R. 22.

L'enfant ne prospère pas, et de 2,950 gr. qu'il pesait à sa naissance, il ne pèse plus que 2,055 gr. aujourd'hui.

Les urines sont encore albumineuses. Les lochies ne sont plus fétides.

A 5 heures soir, la céphalalgie est plus vive, et la température est montée à 38º,6 sans frisson, ni aucun autre malaise que cette céphalalgie.

T. 38º,6. P. 112. R. 30.

Le ventre est en bon état. Les lochies sont peu abondantes, non fétides.

Les mamelles sont toujours très-peu développées, molles.

Traitement : Compresses froides sur le front. Sirop de chloral, 30 gr.

25 août. — Huitième jour de couches. La nuit a été assez bonne. La céphalalgie a cessé et la malade se trouve tout à fait bien. Elle continue à nourrir son enfant au sein et au biberon.

T. 36º,4. P. 68, R. 24.

Les urines *ne sont plus albumineuses*. On trouve encore au microscope quelques rares cylindres épithéliaux granuleux et granulo-graisseux.

La plaie périnéale est complétement cicatrisée.

26 août. — La mère ne s'est pas encore levée.

La sécrétion laiteuse est toujours insuffisante.

La malade se nourrit bien cependant.

Le ventre est un peu tympanisé, indolore. Il existe toujours un petit mouvement fébrile le soir. T. 38º, P. 100.

L'enfant continue à dépérir et ne pèse plus que 2,640 gr. au lieu de 2,950 gr. à sa naissance.

Vu l'insuffisance de la sécrétion laiteuse et des ressources pécuniaires de la mère, on place l'enfant aujourd'hui à l'Hôpital des enfants assistés pour y être élevé à sec.

Les urines ne présentent plus aucun précipité d'albumine.

A partir de ce moment jusqu'au 12 septembre, la température a toujours oscillé entre 37º et 38º et le pouls a rarement dépassé 80.

La malade a eu encore par moment un peu de céphalalgie, ce qui suffisait pour amener une élévation de température (au reste la malade était sujette, dit-elle, aux migraines).

Elle sort tout à fait bien portante le 22 septembre.

RÉFLEXIONS. — 1° *Étiologie*. — Il ne nous est guère possible dans le cas actuel de fixer les causes plus ou moins lointaines qui ont donné lieu chez cette femme à des attaques ; ainsi l'œdème des jambes a toujours fait défaut, et les urines, examinées le 28 juillet, n'étaient pas albumineuses. Nous n'avons d'ailleurs pu suivre cette femme depuis cette date jusqu'au 17 août, jour où ont éclaté les convulsions. Après les quatre premières attaques nous n'avons constaté que peu d'albumine dans les urines, qui ne devenaient qu'opalescentes par l'acide nitrique ou la chaleur et l'acide acétique, et ce n'est qu'après la neuvième attaque que l'on a eu un précipité floconneux, bien net par la chaleur et l'acide acétique seulement, et non par l'acide nitrique qui ne donnait toujours qu'une opalescence, qui permettait d'affirmer la présence de l'albumine dans les urines. (Car nous n'avons pas trouvé dans cette réaction de cristaux de nitrate d'urée au microscope.) Donc l'albuminurie a augmenté sous l'influence des accès convulsifs pour disparaître définitivement le huitième jour des couches. Nous n'avons pas trouvé au microscope de cylindres hyalins, mais seulement quelques cylindres granuleux et granulo-graisseux, comme cela se rencontre si souvent. Aussi peut-on penser que l'existence de lésions rénales était peu probable.

L'irritabilité nerveuse de la femme est certainement un des grands facteurs de l'éclampsie, c'est l'opinion de MM. Scanzoni, Naegèle, Stoltz et d'un grand nombre d'accoucheurs très autorisés.

Notre observation semble corroborer ce sentiment : ainsi

on n'a pas oublié que cette femme est d'un tempérament nerveux excitable, qu'elle a souvent des migraines, et que le moindre sujet d'ennui, de contrariété, la plus légère observation même, nous a-t- on dit, a le pouvoir de l'irriter. Nous avons remarqué qu'elle se défendait contre toute tentative d'examen, et que les convulsions ont surtout augmenté au moment de la période de dilatation et non d'expulsion, qui cependant a nécessité de la part de cette femme de grands efforts longtemps soutenus et restés sans résultat. La période de dilatation est en effet plus pénible que celle d'expulsion ; la nature des douleurs et les différents noms, qu'on leur a donnés suivant la période du travail, en sont les meilleures preuves.

L'éclampsie nous paraît avoir provoqué le travail, car après les quatre premières attaques il y avait à peine une dilatation égale au diamètre d'une pièce de vingt centimes ; et les contractions utérines étaient faibles, au point qu'à de grands intervalles (1/4 d'heure et même plus) on pouvait à peine sentir un peu de tension du corps utérin.

2° *Traitement.* — Au moment où nous sommes arrivé près de la malade (3 h. 1/4 du matin) il y avait déjà eu quatre accès convulsifs et à 5 h. 1/4 du matin il en était survenu cinq nouveaux ; par conséquent ces accès se succédaient avec une assez grande rapidité. Aussi se décida-t-on à intervenir ; vu la petitesse du pouls on évita de faire la saignée et on eut recours au chloroforme qui a enrayé les attaques d'éclampsie pendant tout l'espace de temps où il a été donné hardiment et avec précautions. Nous aurions bien voulu l'employer aussitôt après notre arrivée près de la malade, nous sommes convaincu que le nombre des attaques eût été moindre ; car le chloroforme, comme nous l'avons montré dans notre première observation, donné à temps opportun et à doses suffisamment élevées et assez prolongées, peut couper les accès, et si par hasard on se laisse surprendre par de nouveaux accès, alors que le sommeil chloroformique n'est pas assez profond, ceux-ci sont moins violents. Nous avons vu encore tous les prodromes des attaques (dilatation pupillaire, agitation, etc.) signalés plus haut disparaître rapidement par les inhalations de chloroforme.

Nous signalerons encore l'excitation que ces inhalations ont provoquée chez la malade au début de l'anesthésie et la disparition rapide des accès sous l'influence de l'anesthésie rapide, active, mais prudente. Nous n'avons pas vu le chloroforme déterminer d'attaque convulsive dans ce cas, comme ses détracteurs l'ont dit.

La chloroformisation n'a pas permis aux muscles du périnée de se relâcher, puisque le périnée est resté résistant pendant très longtemps et a empêché la rotation interne de s'achever, si bien qu'on a dû terminer l'acouchement au forceps, la tête étant dans la poche périnéale. Simpson (1), P. Dubois (2) avaient dit que l'anesthésie relâchait ces muscles du périnée, nous avons vu ce fait se vérifier dans tous les cas d'anesthésie pratiquée en pareille circonstance. La chloroformisation n'a-t-elle peut-être pas été poussée assez loin. Dans le cas actuel, si on l'eût continuée après l'accouchement, peut-être eût-on prévenu cette hémorrhagie que l'on constata après l'accouchement. Car contrairement à l'opinion des adversaires de l'anesthésie, le chloroforme en respectant les contractions utérines pendant le travail, comme après la délivrance, ne peut favoriser la production des hémorrhagies post partum. Nous nous appuierons encore sur l'autorité de Simpson, qui dans son Mémoire déjà cité l'a bien établi.

(1) Simpson, *Communication à la Soc. obst. d'Edimbourg*, 10 février 1847.
(2) Dubois, *Mémoire lu à l'Ac. de médecine*, le 23 février 1847.

Le chloral ne paraît pas avoir donné de grands résultats : car après son administration en lavement à la dose de 4 gr., on a dû recourir aux inhalations chloroformiques.

Cependant les premières doses de chloral ont paru ramener le calme chez la malade, de 9 h. du matin à midi, le 17 août.

Quant à la température nous voyons qu'elle s'est élevée avant et pendant l'attaque pour redescendre après la cessation des mouvements convulsifs ; aussi au moment des accès la température a oscillé entre $37°,4$ et $38°,2$, et après les accès entre $37°$ et $37°,4$. La température, en résumé, n'a donc pas atteint un chiffre très-élevé, et par conséquent pouvait faire présager une heureuse terminaison, malgré les renseignements fournis par le pouls, qui est resté très fréquent jusqu'au retour du calme.

Nous voyons donc se vérifier encore cette loi que nous avions énoncée plus haut (v. obs. I), que, lorsqu'il s'est déclaré quatre ou cinq attaques en peu de temps, il est probable qu'on en verra éclater encore d'autres, si l'on ne s'y oppose par une chloroformisation énergique et patiemment continuée.

Donc ce que nous reprochons à cette observation, c'est qu'on ait attendu jusque la neuvième attaque pour chloroformiser, comme il fallait déjà le faire après la quatrième.

Nous allons maintenant fournir encore une observation à l'appui de ce que nous avançons, c'est celle que nous avons recueillie au mois de mars 1879 dans le service de M. Herrgott, professeur de clinique obstétricale.

OBSERVATION VI.

Multipare. — Onze grossesses antérieures. — Une attaque éclamptique 8 jours après son quatrième accouchement. Récidive d'éclampsie au 9ᵉ

mois d'une douzième grossesse. Attaques nombreuses, précédées de pro-
dromes et ayant déterminé le travail. Application du forceps. Irritabi-
lité nerveuse développée par les grossesses répétées et les mauvais trai-
tements du mari. Purpura hemorrhagica. Emploi des sangsues et
du chloroforme. Guérison.
Enfant né vivant ; mort le treizième jour de couches. (Athrepsie.)
Marche de la température (Voir Pl. VI) (1).

La nommée Pier... Marie-Marguerite, née à Baccarat (Meurthe-et-Moselle), âgée de 30 ans, pluripare, est entrée à la Maternité le 25 mars 1879, à 11 heures du matin. On l'a transportée à l'hôpital sans connaissance dans une voiture, d'après les conseils d'une sage-femme qui avait assisté à des attaques convulsives.

Voici les renseignements fournis par le mari et surtout par les autres personnes qui accompagnaient la malade (qui les a confirmés plus tard presque en totalité).

La femme n'a eu aucun trouble nerveux, ni hystérie, ni épilepsie pendant son enfance.

Nous n'avons à noter aucune maladie pendant l'adolescence. Depuis son mariage, elle a dû demeurer jusqu'à ces derniers jours dans une habitation misérable, insalubre, humide, située entre la Pépinière et un grand canal (c'est-à-dire sur un terrain très-bas et souvent inondé).

Les amies de cette malheureuse nous ont rapporté en outre qu'elle aurait toujours été maltraitée par le mari, et qu'elle serait à sa huitième grossesse (ce renseignement n'a pas été confirmé plus tard par l'accouchée, qui, revenue à elle, a déclaré qu'elle en était au contraire à sa *douzième*). Depuis ce mariage elle est très-impressionnable, et à la suite de contrariétés, sujette à des céphalalgies.

Elle aurait donc eu onze grossesses, dont la première remonterait à 14 ans, et qui seraient arrivées à terme. De onze enfants, issus de ces onze gestations, le premier (garçon), le deuxième (fille), le troisième (garçon), le cinquième et septième (tous deux garçons), seraient morts environ trois ou quatre mois après leur naissance, malgré l'allaitement maternel.

Toutes ces grossesses ont été heureuses, ainsi que les suites de couches,

____

(1) Nous remercions nos amis, MM. Schmidt, aide de clinique, Blaising et Léchaudel, externes à la Maternité, d'avoir bien voulu nous aider à recueillir tous les détails cliniques consignés dans cette observation.

sauf après la quatrième, où elle aurait eu, 8-10 jours après le travail, *un accès convulsif* (éclamptique, d'après les renseignements donnés par les parents), accès qu'on aurait fait disparaître en faisant couler de l'eau-de-vie dans la bouche entre les mâchoires fortement serrées.

Depuis son mariage, au reste, et surtout après ses couches, elle est devenue très-impressionnable, et à la suite de contrariétés, elle aurait eu des mouvements convulsifs généralisés, et quelquefois accompagnés de perte de connaissance, durant une minute ou deux, mais sans qu'on ait jamais vu d'attaque véritable, ou du moins semblable à celle qu'elle avait eue après son quatrième accouchement; car cet accès convulsif était tout à fait semblable, dit le mari, à ceux qui se sont déclarés à 7 heures du soir le 24 mars 1879, et avait été suivi pendant quelques instants d'une perte de connaissance, que la malade recouvra d'abord incomplétement, c'est-à-dire qu'elle s'apercevait qu'il s'était passé quelque chose d'extraordinaire, mais sans pouvoir s'en rendre compte. Ce n'était que quelques heures après qu'elle avait retrouvé souvenir et conscience d'une façon complète.

Le mari ne sait pas au juste quand sa femme a eu sa dernière époque menstruelle, mais il se rappelle que celle-ci prétendait accoucher seulement au commencement de mai.

Il y aurait eu peu de phénomènes sympathiques de la grossesse, le principal aurait été une céphalalgie frontale assez vive, persistante pendant quelques jours, tout à fait au début de la gestation.

Dans ces derniers temps la femme P... se serait bien portée, aurait travaillé pendant toute la journée du dimanche 23 mars.

Le mari prétend n'avoir jamais remarqué ni bouffissure de la face, ni œdème des membres supérieurs.

Dans la soirée (23 mars) la malade se plaignit d'une douleur de tête assez vive, frontale, n'occupant qu'une moitié de la tête (hémicrânie), et au moment de l'arrivée de la nuit elle ressentit en outre des douleurs au creux épigastrique (épigastralgie) et des nauéses ; à minuit environ (24 mars), ces douleurs augmentèrent et amenèrent des vomissements glaireux : elles continuèrent pendant toute la journée du 24, et furent assez fortes pour obliger l'enceinte à garder le repos au lit. Elle n'eut aucun trouble visuel, mais se sentait faible, et ne pouvait rester assise sur son séant. Elle refusa de prendre tout aliment, si ce n'est un peu de café noir à 8 heures du matin et à 2 heures du soir. Vers 7 heures du soir, les douleurs de tête augmentèrent rapidement, au point que la malade se sentit perdre connaissance.

demanda du vinaigre et fut prise immédiatement d'une *première attaque éclamptique*, et de perte de connaissance. Après ce premier accès convulsif, qui dura quelques minutes, la connaissance revint, et les attaques se succédèrent toutes les heures environ. Dès la seconde attaque l'intelligence fut définitivement perdue, même dans les intervalles, jusqu'à 4 heures du matin le 25 mars. A ce moment elle parut pendant quelques instants reconnaître son mari et ses enfants, puis l'intelligence s'éteignit de nouveau, un nouvel accès étant survenu : à partir de ce moment ces accès convulsifs se répétèrent presque régulièrement toutes les demi-heures.

Une sage-femme fut appelée, et après avoir assisté à plusieurs attaques, elle engagea la famille à conduire l'enceinte à la Maternité, où elle arriva le 25 mars, environ vers 11 heures du matin.

25 mars. — Au moment de l'entrée perte complète de connaissance, résolution, teint pâle, yeux fermés, ni bouffissures de la face, ni distorsion des traits ; œdème péri-malléolaire léger, sans œdème des cuisses ni des parois abdominales. Sur le corps on constate un nombre considérable de petites taches de la grandeur d'un grain de mil, taches bleuâtres, pétéchiales, ne présentant à leur surface ni élevure, ni point central noirâtre, traces de piqûres de parasites ; il n'existe pas d'éruption polymorphe, à teinte cuivrée, qui fasse soupçonner une affection spécifique. On trouve encore une dizaine de taches ecchymotiques disséminées sur le corps, mais existant surtout aux membres supérieurs et inférieurs : enfin on rencontre une autre série de taches dues à la piqûre de parasites (pediculi corporis) dont la malade est couverte d'ailleurs.

Le ventre est développé régulièrement comme à 8 mois 1/2 environ ; la partie dépressible est à droite où on sent les petites parties fœtales ; le dos est à gauche. Doubles battements fœtaux au-dessous de l'ombilic en avant et à gauche.

Les urines sont albumineuses.

M. le professeur Herrgott est appelé près de la malade et arrive près d'elle vers midi, alors que le 2e accès (à l'hôpital) venait de se terminer. Avant ces accès on avait pu prendre la température et le pouls :

T. 38°,4. P. 84.

Les accès se succèdent à 30 minutes d'intervalle et s'annoncent par quelques gémissements, des mouvements de déflexion et d'extension des membres inférieurs, la dilatation pupillaire, et surtout par une augmentation de fréquence de la respiration qui devient plus bruyante ; puis la face s'injecte, devient violacée, est animée de contractions spasmodiques, les yeux roulent dans leurs orbites, pour rester fixés en haut et à gauche, les mâchoires se serrent avec force : il s'écoule de la bouche une écume sanguinolente, les membres lancés de tous côtés sont agités par des contractions toniques et cloniques.

La respiration est irrégulière, le pouls, d'abord dur et plein, devient petit, fréquent, imperceptible, monte de 84 à 140 pendant l'accès. La température s'élève de 2/10 de degré. Cela dure 3 à 5 minutes, puis la physionomie redevient calme, la respiration plus régulière, plus lente, le pouls plus perceptible, mais encore fréquent et petit, et la température diminue de quelques dixièmes de degré.

Entre les accès, qui sont déjà au nombre de quatre pour une heure du soir, la perte de connaissance est complète, l'insensibilité va jusqu'au coma, la respiration est stertoreuse.

On prescrit huit sangsues aux apophyses mastoïdes (quatre de chaque côté), des applications de glace sur la tête, et l'on commence la chloroformisation que l'on interrompt de temps en temps, et que l'on reprend, quand le moment probable des accès, qui étaient venus assez périodiquement, était proche, ou que la malade semblait se réveiller.

Pour commencer cette chloroformisation on a eu soin d'attendre que la respiration soit revenue bien calme.

1 h. (4e accès) T. 38°,4. P. 110.

1 h. 1/2. (5e accès, enrayé par le chloroforme).

Pendant l'accès. T. 39°,8. P. 124. R. 30.

Après l'accès. T. 38°,8. P. 88. R. 24.

A 1 h. 12 soir. — Une grande agitation s'empare de la malade qui pousse des plaintes, que l'on reconnaît être dues à une contraction utérine. La pupille se dilate, et le rythme respiratoire change ; au lieu de 24 respirations on en compte 30 : on donne alors du chloroforme.

1 h. 40. — T. 39°,2. P. 100. R. 24.

On pratique le toucher et on constate que le col est dilaté comme une pièce de 2 fr., les bords en sont épais, et l'orifice a pendant la contraction le diamètre d'une pièce de 1 fr. En dehors de la contraction le col est dilatable et peut présenter un orifice dont le diamètre peut égaler à celui d'une pièce de 5 fr., on a pu sentir la petite fontanelle en avant et à gauche. La poche des eaux commence à se former.

Les contractions utérines reviennent toutes les 15 minutes.

Les bruits du cœur fœtal irréguliers, fréquents, s'entendent en avant et à gauche au-dessous de l'ombilic. Des huit sangsues placées aux apophyses mastoïdes, sept seulement commencent à prendre.

2 heures. Plaintes. — Nouvelle contraction utérine. Respiration stertoreuse. Les yeux sont mobiles, les pupilles sont presque insensibles à la lumière. Les mouvements réflexes sont supprimés.

On constate une réaction alcaline de la bouche et des narines avec le papier de tournesol. On ne voit se dégager aucune vapeur, quand on approche de ces orifices, une baguette de verre imprégnée d'acide chlorhydrique. T. 38°,6. P. 96. R. 24.

2 h. 3 minutes. — Les contractions utérines se rapprochent et reviennent toutes les 5 minutes, et durent 1 minute environ. Une nouvelle agitation encore plus grande s'empare de la malade qui porte ses membres supérieurs en différents sens, fléchit et étend les membres inférieurs, se tourne de côté et d'autre dans son lit : sa respiration change de rythme ; à une inspiration profonde succède un moment d'arrêt, puis une expiration accompagnée d'un bruit guttural.

Après quatre ou cinq respirations semblables la régularité revient, et chaque fois un peu de râlement. La chloroformisation est poussée régulièrement. Deux sangsues sont déjà tombées des apophyses mastoïdes du côté droit. On recueille le sang que contiennent ces sangsues dans un vase hermétiquement fermé et d'une propreté scrupuleuse. (Lavage à l'alcool, dessiccation à la lampe à alcool, etc.)

2 h. 1/4. Nouvelles plaintes. — Nouvelle agitation et irrégularité de la respiration. Les pupilles sont dilatées.

On constate l'existence d'une contraction utérine assez forte. T. 38°,6. P. 88. R. 20.

Il n'existe plus que trois sangsues en place, et on favorise l'écoulement de sang qui a lieu par les piqûres faites par les sangsues qui viennent de tomber.

2 h. 20 minutes. — Nouveaux mouvements d'agitation avec gêne de la respiration. Prodromes d'une attaque que l'on enraie immédiatement par le chloroforme. Quelques râles trachéaux. Stertor. Pendant ces prodromes de l'attaque l'utérus a paru être devenu plus dur, comme tétanisé.

2 h. 30. — Les contractions utérines reviennent toujours régulièrement toutes les 5 minutes, et ramènent toujours les mêmes plaintes, la même agitation, etc.

T. 38°,6. P. 96. R. 20.

Il n'existe plus qu'une sangsue en place.

Écoulement sanguin médiocrement abondant par les piqûres des sangsues.

2 h. 40. — On recueille par le cathéter une petite quantité d'urine, couleur acajou, comme à midi ; sous l'influence de l'acide nitrique ou de la chaleur et l'acide acétique presque toute l'urine se prend en masse ; quand le précipité albumineux s'est bien tassé, il ne mesure plus que 6 centimètres de hauteur, au lieu de 8 centimètres de hauteur, comme à midi.

2 h. 55. — Gémissements plus marqués. Les douleurs se succèdent toujours avec la même rapidité. Le col est dilaté comme 5 fr., la tête s'engage en première position occipitale. Bruits du cœur fœtal moins fréquents, intermittents.

Les piqûres des sangsues continuent à couler.

3 h. — Respiration stertoreuse ; les râles trachéaux sont plus nombreux, pendant que les inspirations sont fréquentes (30), elles diminuent d'intensité, aussitôt que la respiration se ralentit sous l'influence du chloroforme. Pupilles contractées, insensibles à la lumière. Pouls petit, fréquent, assez ample, un peu dépressible.

T. 38°6. P. 112. R. 26.

3 h. 5 minutes. — La malade agite ses membres, les fléchit et les étend denx ou trois fois, puis respire un peu plus vite (30 inspirations à la minuté): probablement ce sont des attaques avortées par le chloroforme, que l'on pousse plus activement à ce moment. Il n'existe pas de contraction utérine à ce moment.

La pupille gauche se dilate et se contracte sous l'influence de la lumière.

Il existe encore une sangsue à l'apophyse mastoïde droite.

Le pouls reste encore fort, peu dépressible, peu fréquent (88).

De 3 h. 1/4 à 3 h. 20 on observe deux fois encore la même chose.

T. 38°,7. P. 124. R. 26.

3 h. 20 minutes — Les contractions utérines, qui avaient paru se ralentir, être moins intenses depuis 2 h. 55, reprennent leur régularité, et leur intensité, et même prennent un autre caractère d'acuité, si bien que la parturiente paraît plus agacée, et pousse des plaintes : la respiration est plus bruyante, on donne un peu de chloroforme, et tout rentre dans l'ordre : les pupilles, de dilatées qu'elles étaient, se contractent. La respiration redevient plus calme, moins fréquente, et tombe de 30 à 26.

Pendant les contractions utérines, T. 39°. P. 128. R. 30.

Après les contractions utérines, T. 38°,8. P. 128. R. 26.

A 3 h. 24 reparaissent des mouvements d'agitation avec gêne de la respiration, pupilles dilatées, etc.; la respiration s'accélère, devient stertoreuse, et monte de 26 à 30. On administre le chloroforme, et malgré cela éclate un accès, que l'on fait disparaître rapidement en poussant l'anesthésie.

T. 38°,8. P. 140. R. 30.

Le pouls est ondulant, impossible à compter (140).

L'utérus paraît se durcir davantage pendant l'accès. Après l'attaque, le pouls tombe à 128.

3 h. 1/2. — Le chloroforme est dès lors donné à plus haute dose, et d'une façon continue, vu l'agitation de la malade, l'accélération de la respiration, etc., en un mot, vu les prodromes de nouvelles attaques. La malade s'endort au bout de quelques minutes, et la respiration se ralentit, les râles trachéaux, très-perceptibles pendant l'agitation et au début de l'anesthésie, s'entendent moins bien et diminuent de volume, sitôt que l'anesthésie est profonde. Malgré cela la malade pousse des plaintes au moment des douleurs, les pupilles se dilatent; quelques mouvements automatiques.

T. 38°,6. P. 128. R. 26.

Pendant une contraction, T. 38°,7. P. 132. R. 28.

3 h. 40. — Écoulement sanguin abondant par les piqûres des sangsues, qui sont toutes tombées. On a exprimé ces sangsues pour en retirer le sang et le soumettre à l'analyse (1).

Un peu d'écoulement sanguin par les parties génitales externes.

La malade continue à se plaindre au moment des contractions utérines, qui reviennent toutes les 2 ou 3 minutes. On continue régulièrement la chloroformisation et l'application de glace sur la tête.

La dilatation avance lentement, et est presque complète.

Rupture spontanée de la poche des eaux.

La partie fœtale, qui s'engage, n'est pas encore complétement descendue dans l'excavation, la petite fontanelle est toujours presque derrière le trou ovale gauche, la suture sagittale dans la direction du diamètre oblique gauche.

T. 38°,7. P. 130. R. 28.

3 h. 45. — On avait diminué la chloroformisation, et on s'est laissé surprendre par un accès qui a été annoncé par une agitation plus vive que les

---

(1) Analyse de sang faite par M. le professeur Ritter :
Urée pour 1.000 . . . . 0 gr. 399 (procédé Yvon)
Mat. extractives . . . . 8 gr. 577
Absence de carbonate d'ammoniaque.

précédentes, une respiration subitement devenue plus fréquente (36 inspirations à la minute) ; le pouls est plus ondulant, très-fréquent, 138-140.

T. 38°,9. P. 140. R. 40.

Un nouvel accès éclate subitement ; en effet, on voit survenir un clignotement des paupières, des mouvements convulsifs (toniques et cloniques) dans les membres, une projection du bassin, sans déplacement du tronc ; l'utérus ne paraît pas participer aux mouvements convulsifs. La respiration devient stertoreuse, et s'accompagne de râles trachéaux nombreux ; la face est violacée. On entend encore les doubles battements qui sont intermittents.

On pousse la chloroformisation qui amène une détente rapide, et on voit la cyanose de la face, la turgescence des veines du cou disparaître, et la respiration redevenir calme, se ralentir (26), et les râles trachéaux ne plus être perceptibles à distance.

On pratique le toucher, et on constate que la tête est toujours dans la même position oblique et n'est pas encore descendue sur le plancher pelvien. M. le professeur Herrgott se décide alors à terminer l'accouchement au forceps, qui est appliqué facilement et permet d'extraire un enfant vivant, qui n'a pas tardé à crier.

Le cordon, qui formait une circulaire autour du cou, a dû être sectionné. On a recueilli du sang du cordon, pour y rechercher la présence du chloroforme.

Poids de l'enfant : 2,000 grammes ; longueur sus-ombilicale, 23 cent. ; sous-ombilicale, 22 cent. ; diamètre occipito-ment., 12 cent. ; occipito-frontal, 11 cent. 5 ; sous-occipito-bregm., 9 cent. 5 ; bipariétal, 9 cent.

T. 38°,7. P. 84. R. 26.

3 h. 55. — T. 38°,9. P. 84. R. 24.

4 heures. — T. 39°. P. 96. R. 32.

L'accouchée pousse des plaintes. L'utérus reste bien contracté ; pas d'écoulement sanguin.

Les pupilles sont contractées, la respiration est nette, sans râles, elle est encore fréquente (32 inspirations).

On continue la chloroformisation.

4 h. 5. — L'utérus reste bien contracté. Pas d'hémorrhagie.

T. 39°,1. P. 96. R. 24.

4 h. 10. — On fait la délivrance en combinant l'expression utérine avec l'extraction manuelle de l'arrière-faix. L'utérus se rétracte bien, il n'existe pas d'écoulement sanguin.

L'accouchée continue à proférer des plaintes et à s'agiter.

On fait suspendre la chloroformisation, qu'on avait diminuée progressivement depuis l'accouchement.

A 4 h. 1/4. — T. 39°,5. P. 136. R. 26.

La malade est en proie à une grande agitation, et il survient *une nouvelle attaque très-intense*, avec cyanose de la face ; râles trachéaux très-nombreux après cette attaque, coma plus profond.

On reprend la chloroformisation que l'on pousse activement, et que l'on veut continuer désormais plus longtemps qu'on ne l'a fait jusqu'alors.

4 h. 20. — Écoulement sanguin abondant par les parties génitales externes ; la matrice n'est plus contractée. Le pouls est très-fréquent (130) et la température est un peu abaissée (38°,7).

On se contente d'abord de faire des frictions à l'hypogastre, pour réveiller la contractilité utérine. Cette manœuvre ramène un peu d'agitation et quelques plaintes, qu'on calme par le chloroforme.

4 h. 25. — T. 38°,9. P. 130. R. 24.

4 h. 30. — T. 39°,2. P. 104. R. 24.

La matrice est de nouveau relâchée, et l'accouchée perd une nouvelle quantité de sang ; aussi faut-il tenir la main sur le ventre pour surveiller la contractilité utérine, qui reparaît à la moindre friction à l'hypogastre.

5 h. 15. — T. 39°,2. P. 96. R. 24.

La matrice est bien contractée ; écoulement sanguin peu abondant.

La malade est maintenue sous l'influence du chloroforme, et dort d'un sommeil tranquille, mais peu profond.

5 h. 25. — T. 39°,2. P. 106. R. 30.

Plaintes, un peu d'agitation avec gêne de la respiration qui est plus fréquente (30) ; le pouls est aussi accéléré, la pupille est dilatée. Quelques inhalations chloroformiques poussées activement enraient à 5 h. 30, un commencement d'attaque annoncée par une augmentation subite de l'agitation, quelques râles trachéaux et quelques mouvements cloniques (secousses plutôt) dans les membres supérieurs.

T. 39°. P. 80. R. 24.

On obtient ainsi un ralentissement du pouls et de la respiration. Les râles trachéaux sont moins perceptibles.

La malade dort alors tranquillement, mais se réveille bien vite.

Aussi à 6 h., 6 h. 30, 6 h. 50, donne-t-on de faibles doses de chloroforme pour empêcher la malade de se réveiller, d'autant plus qu'à chacun de ces moments, et surtout à 6 h. 50, un peu d'agitation était survenue et la respiration avait une tendance à s'accélérer, ainsi que le pouls.

6 heures. — T. 39°. P. 124. R. 28.

6 h. 30. — T. 38°,6. P. 128. R. 30.

6 h. 50. — T. 38°,6. P. 130. R. 35.

6 h. 55. — T. 38°,6. P. 92. R. 28.

7 heures. — T. 38°,6. P. 88. R. 28.

La malade est calme. L'utérus paraît assez bien rétracté, mais tend encore à se relâcher.

7 h. 30. — Nouvelle agitation. Mouvements de flexion et d'extension des membres supérieurs et inférieurs. La respiration tend à s'accélérer encore. Nouvelle dose de chloroforme.

T. 38°. P. 84. R. 30.

8 h. 20. — L'agitation devient de plus en plus grande, la respiration plus bruyante, les pupilles dilatées. Mouvements automatiques dans les membres supérieurs, qui présentent ensuite un peu de raideur.

T. 38°,8. P. 84. R. 28.

On continue les inhalations de chloroforme ; M. le professeur Herrgott vient revoir à ce moment la malade et fait réappliquer 4 sangsues aux apophyses mastoïdes.

8 h. 40.—On constate que le pouls s'accélère (100), devient très-ondulant, concentré, et par la main placée de temps en temps à l'hypogastre, on remarque que l'utérus est relâché, assez mou, et qu'il se fait une perte de sang assez abondante par la vulve. On retire alors 200 grammes de caillots du vagin, et on se contente de recommencer les frictions à l'hypogastre et de surveiller l'utérus.

9 h. 45 — On le retrouve relâché, et pour éviter toute hémorrhagie, on pratique une *injection hypodermique* d'une seringue entière d'une solution de seigle ergoté (formule Yvon), c'est-à-dire d'une solution équivalant à un gramme de seigle ergoté.

La malade semble se réveiller et profère des plaintes.

Les sangsues placées aux apophyses mastoïdes commencent à prendre seulement ; on continue les inhalations de chloroforme.

T. 38°,8. P. 100. R. 28.

8 h. 50. — L'utérus est bien contracté et il n'existe aucun écoulement sanguin. La respiration est profonde, encore accélérée (24). Sommeil avec ronflement, mais sans râles.

Le pouls reste petit, ondulant, mais est plus serré, contracté.

9 heures. — Nouvelles plaintes, sans agitation. Quelques râles trachéaux. L'utérus est toujours dur, bien contracté.

Des quatre sangsues, il n'en reste plus qu'une en place, et il se fait un écoulement sanguin peu abondant par les piqûres.

Le pouls paraît plus plein, ample, il n'est plus ondulant, et est ralenti (84). T. 38°,5. P. 84. R. 30.

9 h. 15. — Gémissements. Respiration bruyante ; râles trachéaux ; pupilles dilatées. Tendance à la raideur dans les membres supérieurs, on pousse la chloroformisation, et la malade est plongée dans un sommeil complet ; les membres sont libres, les râles trachéaux diminuent, etla respiration est profonde, régulière.

La face n'a plus l'aspect hideux ; elle paraît reposée et ne présente aucune distorsion des traits.

T. 38°,4. P. 96. R. 24.

9 h. 30. — T. 38°,6. P. 84. R. 24.

La malade semble dormir très-calme. Quelques râles trachéaux.

On recueille de nouveau des urines par le cathéter et en opérant toujours sur le même volume d'urine, le même volume d'acide nitrique (tube gradué), on constate que le précipité d'albumine, toujours floconneux, mesure encore 6 cent. de hauteur.

9 heures 3/4 du soir. — La malade exhale une odeur fétide. On ne constate aucune vapeur avec l'acide chlorhydrique ; même réaction alcaline des urines et de la bouche ; on surveille la malade, et dès qu'elle s'agite un peu, que le rythme de la respiration change, comme en ce moment, on donne du chloroforme.

Le pouls est ample, assez fort, non accéléré.

T. 38°,4 P. 88 R. 24

10 heures 5. — Légère agitation de la malade qui porte ses membres supérieurs et inférieurs en tous sens, se tourne de côté et d'autre sur son lit. Nouvelle accélération de la respiration. Quelques râles trachéaux.

10 heures 30. — Ces mêmes symptômes reparaissent à ce moment, et sont arrêtés par de nouvelles inhalations anesthésiques.

La matrice reste bien contractée, dure. Pas d'écoulement sanguin par la vulve.

Léger suintement sanguin par les piqûres de sangsues, dont la dernière vient de tomber.

On a pu prendre le tracé sphygmographique du pouls, à 9 heures moins 20 minutes, moment où on venait de faire l'injection hypodermique de solution d'extrait de seigle ergoté ; on a répété cet essai en ce moment.

10 heures 30 du soir. — Le tracé sphygmographique n'a rien révélé de particulier, si ce n'est la grande amplitude, la montée verticale, et le plateau du pouls de la femme en couche, seulement la fréquence était accrue. Le tracé pris à 10 heures 30, c'est-à-dire pendant que la malade agitait ses membres supérieurs, a marqué à la fois les grands soupirs, et l'agitation des muscles de l'avant-bras. Ainsi pendant cette agitation des membres le tracé est monté en terrasse, pour présenter un plateau et retomber en terrasse : une fois même le tracé nous a permis de dénoncer des intermittences du pouls coïncidant avec cette agitation des membres, sans mouvements convulsifs bien caractérisés.

Enfin on a eu parfois un pouls polycrote, où le premier retour de l'ondée ou dicrotisme est très-voisin de la première ondée et presque sur le même plan, de façon à simuler un plateau légèrement concave, tandis que la troisième ondée (tricrotisme) est moins marquée. Le tracé, pris dans ce cas, ressemblait beaucoup au pouls polycrote de l'intoxication plombique (1) et n'a été rencontré qu'une fois (en plaçant l'instrument dans les mêmes conditions).

T. 38°,4 P. 88 R. 24

A 10 heures 45 et 11 heures 10. — Un peu d'agitation. Plaintes. Un peu de chloroforme. La malade se rendort immédiatement : les pupilles, de dilatées qu'elles étaient, se contractent. (On a employé 300 gr. de chloroforme jusqu'à ce moment). Il ne se fait plus aucun suintement par les piqûres des sangsues.

L'utérus reste dur, bien contracté. Pas d'hémorrhagie. On maintient la vessie de glace sur la tête.

10 h. 45. — T. 37°,7. P. 84. R. 24.

11 h. 10. — T. 38°. P. 84. R. 24.

A 11 h. 15, 11 h. 20. — L'agitation reparaît encore, et augmente même rapidement à 11 h. 20. La respiration s'accélère, et ramène la production de nouveaux râles trachéaux. On pousse la chloroformisation, et la malade redevient calme, la respiration plus profonde, ralentie, les râles disparaissent.

------

(1) Voir Lorain.— Le pouls, ses variations, et ses formes diverses dans les maladies, in Études de médecine clinique, t. I, 1870, p. 232.

11 h. 15. — T. 38°. P. 84. R. 25.

11 h. 20. — T. 38°,3. P. 88. R. 28.

11 heures 40. — La malade repose bien tranquille : le pouls est plein, ample, peu fréquent.

T. 38°. P. 80. R. 20.

11 heures 45. — La malade se réveille, pousse quelques plaintes, et se rendort immédiatement avec quelques bouffées de chloroforme.

T. 37°,7. P. 80. R. 20.

26 mars, minuit 10. — T. 37°,8. P. 96. R. 24.

Minuit 25. — T. 37°,6. P. 88. R. 24.

Minuit 45. — T. 37°,6. P. 84. R. 24.

A ces trois instants mouvements automatiques. Quelques plaintes. Un peu de toux, accélération de la respiration etc. A chaque fois on donne un peu de chloroforme, qui ramène un sommeil complet. Ces mêmes symptômes se reproduisent à peu près régulièrement chaque 10-15 minutes, et disparaissent aussi de la même manière avec quelques bouffées de chloroforme.

1 heure du matin. — T. 37°,6. P. 88. R. 24.

1 h. 30. — T. 37°,4. P. 80. R. 24.

2 h., 2 h. 30. — T. 37°. P. 80. R. 24.

2 h. 45. — T. 36°,6. P. 84. R. 24.

Toute agitation a cessé, la femme a dormi tranquillement jusqu'à 3 h. 1/4.

3 heures 15. — A ce moment nouvelle agitation, plaintes et soupirs par instants. Les membres inférieurs sont projetés hors du lit, si bien que les pieds reposent sur le plancher. La malade se tourne de côté et d'autre dans son lit. Émission involontaire d'urine sur le plancher. On replace la malade au milieu de son lit, et on lui rend un peu de chloroforme qui ralentit la respiration (40 pendant l'agitation, 34 après le rétablissement de l'anesthésie) et ramène le sommeil.

T. 36°,8. P. 90. R. 34.

3 h. 30 et 3 h. 45. — Mêmes symptômes.

T. 36°,8. P. 90. R. 34.

4 heures. — Nouvelle agitation : la malade présente quelques secousses dans les membres supérieurs.

T. 36°,9. P. 90. R. 28.

On pousse à ce moment l'anesthésie qu'on a maintenue intermittente jusqu'alors (ainsi on a employé 155 gr. de chloroforme depuis hier soir à 11 heures jusqu'à ce matin à 4 heures et on a chloroformisé plus légèrement depuis minuit que la veille, ne cherchant qu'à maintenir l'accouchée complétement tranquille).

Depuis 4 heures 30 du matin jusqu'à 6 heures 45 la malade est tout à fait calme, et repose bien. On maintient l'anesthésie, même état de l'utérus qui est dur, bien contracté. Nulle hémorrhagie.

4 h. 30. — T. 36°,7. P. 80. R. 24.

5 h. — T. 36°,8. P. 80. R. 24.

5 h. 30. — T. 36°,8. P. 88. R. 24.

6 h. 30. — T. 36°,5. P. 84. R. 28.

Depuis ce moment jusqu'à 11 heures 45 du matin on surveille la malade, qui présente toujours de demi-heure en demi-heure à peu près une légère agitation. Elle porte ses membres supérieurs en différents sens, fléchit et étend ses membres inférieurs, se tourne de côté et d'autre dans son lit, sa respiration change de rythme : à plusieurs inspirations rapides succède un moment d'arrêt, puis une expiration accompagnée d'un bruit guttural; après 5 ou 10 manifestations analogues, la régularité revient, et parfois un peu de râlement. La chloroformisation est continuée régulièrement, mais d'une façon intermittente, pour la diminuer graduellement à partir de 9 heures du matin.

6 h. 45. — T. 36°,8. P. 92. R. 28.

7 h. — T. 36°,5. P. 88. R. 30.

7 h. 40. — T. 36°,4. P. 88. R. 20.

8 h. — T. 36°,3. P. 76. R. 20.

8 h. 35. — T. 36°,2. P. 80. R. 36.

8 h. 45. — T. 36°,3. P. 83. R. 36.

9 h. 15. — T. 36°,5. P. 84. R. 36.

9 h. 30. — T. 36°,8. P. 76. R. 24.

10 h. — T. 37°. P. 128. R. 44. Agitation très-grande à ce moment.

10 h. 2. — T. 36°,8. P. 80. R. 30. Chloroforme à haute dose.

10 h. 30. — T. 36°,8. P. 92. R. 30.

10 h. 45. T. 37°. P. 26. R. 76.

11 h. — T. 37°. P. 84. R. 32.

11 heures 30. — Nouvelle agitation. Grimaces de la face, froncement des sourcils. Accélération de la respiration, pupilles très-dilatées, etc. On pousse de nouveau l'anesthésie que l'on avait diminuée depuis 10 h. 2.

T. 37°,2. P. 84. R. 32.

11 h. 45. T. 37°,3. P. 80. R. 28.

A ce moment *on cesse la chloroformisation.*

Midi. — La malade est calme, bâille assez fréquemment, et change assez souvent de place dans son lit. La connaissance ne paraît pas revenue, car la malade ne semble pas comprendre les questions qu'on lui adresse. On lui fait avaler un peu d'eau sucrée, et du lait. La malade avale facilement, recherche même la cuiller qu'on lui présente pour boire, ouvre les yeux, qui sont encore un peu égarés.

1 heure 30. — Même état de la malade, cependant elle a recouvré un peu d'intelligence : ainsi elle a reconnu la sœur qui est venue la voir, et a ouvert les yeux au moment où on l'appelait.

T. 37°,3. P. 112. R. 32.

2 heures 40. — La malade se réveille de temps en temps, pousse quelques plaintes, ouvre les yeux, et semble chercher quelqu'un qu'elle puisse connaître parmi les personnes qui l'entourent. La sensibilité réflexe a reparu.

T. 37°,8. P. 112. R. 28.

3 h. — T. 37°,5. P. 92. R. 24.

On donne de nouveau 100 gr. de lait à la malade qui avale bien, et reste assez tranquille.

L'haleine est fétide : on nettoie la bouche avec une petite compresse, et on fait des lotions phéniquées aux parties génitales externes. Écoulement sanguin peu abondant, fétide, par les parties génitales externes. Élimination d'un caillot assez volumineux.

La malade a une selle moulée involontaire. On pratique le cathétérisme vésical et on ne recueille pas d'urine. Celle que l'on a recueillie à 10 heures du matin est claire, non sanguinolente, et ne donne plus qu'un léger trouble par l'acide nitrique, tandis que par la chaleur et l'acide acétique on a encore un petit précipité ; au microscope on n'a trouvé jusque-là que des cylindres granuleux et granulo-graisseux, et jamais de cylindres hyalins ; au début, c'est-à-dire après les premières attaques, on a trouvé de nombreux globules sanguins non déformés et quelques globules blancs.

3 heures 30. — On administre un lavement composé d'eau vinaigrée et d'amidon : ce lavement, au bout de 10 minutes environ, est suivi par l'évacuation d'une selle solide.

T. 37°,2. P. 96. R. 20.

La malade tousse beaucoup.

A 4 heures on la change de lit pour cause de propreté. Nous lui donnons un peu de chloroforme pendant la translation.

T. 37°,3. P. 88. R. 20.

5 heures 20. — La malade a voulu se mettre sur son séant, mais elle n'a pu y rester, et a paru être comme dans un état d'ivresse. La connaissance n'est pas encore revenue. On lui donne 1/2 verre de lait.

T. 37°. P. 88. R. 20.

7 heures 30. —La malade veut de nouveau s'asseoir, et porte ses membres inférieurs en tous sens, demande à boire et avale de l'eau et du lait avec avidité. La malade s'assied un instant sur son lit, agite la tête comme une personne ivre, ensuite elle se couche sur le côté, et se rendort jusqu'à 9 heures.

T. 37°,5. P. 84. R. 20.

9 h. — T. 37°,6. P. 84. R. 20.

La malade continue à dormir, mais se réveille facilement ; pour cela il suffit d'imprimer le moindre mouvement aux membres supérieurs ou inférieurs. On n'a pu retirer depuis 4-5 heures que 100 gr. d'urine. On opère toujours, pour la recherche de l'albumine sur le même volume d'urine et de réactif, et on constate que le précipité albumineux mesure encore 2 cent. de hauteur, c'est-à-dire n'est plus que le 1/3 de ce qu'il était après l'accouchement, et le 1/4 de ce qu'il était au moment de l'entrée de la malade.

9 heures 1/2. —La malade gémit, paraît très-fatiguée, et semble indifférente aux questions, y répond à grand'peine par monosyllabes. Les yeux restent fermés. Elle tousse de temps en temps, ce qui déblaie les bronches : elle essaie de cracher, mais les forces lui manquant, elle avale ses mucosités.

9 heures 50. — Continue à dormir. Respiration profonde (20 inspirations à la minute) sans râles.

10 heures 15. — Même état de calme et de sommeil, qui n'est qu'apparent, car le moindre déplacement imprimé au bras de la malade ramène un peu d'agitation et arrache un grognement à cette malheureuse.

T. 37°,9. P. 100. R. 24.

10 heures 45. — Plaintes et gémissements. Paraît éprouver une céphalalgie assez vive, car elle porte souvent ses mains à sa tête. Ouvre les yeux quand on l'appelle et semble avoir recouvré un peu de connaissance. Elle continue à changer souvent de place sur son lit, et tend à glisser du côté droit, se met à pousser des cris, dès qu'on veut la replacer au milieu de son lit. Se met assise seule pendant 8 min. environ, puis se recouche lentement, les yeux fermés et en proférant toujours des plaintes. A bu 80 gr. de lait.

11 heures 15. - La malade dort assez calme. Le pouls est petit, fréquent, ondulant.

T. 37°,4. P. 100. R. 24.

27 mars, minuit. — Continue à bien reposer ; cependant par moment (1/2 en 1/2 h.) un peu d'agitation revient, si bien que la malade porte ses membres inférieurs en différents sens, mais tend toujours à glisser du côté droit de son lit.

T. 37°·2. P. 108. R. 24.

1 heure. — On recueille par la sonde environ 50 gr. d'urine d'un jaune ambre, claire, et ne donnant plus par l'acide nitrique ou la chaleur qu'un léger louche.

2 heures. — Le sommeil naturel continue.

T. 37°,4. P. 80. R. 28.

On lui fait avaler 100 gr. de lait.

3 heures. — La malade est de nouveau très-agitée, s'assied à différentes reprises sur son lit, et profère quelques plaintes.

T. 37°,6. P. 104. R. 36.

4 heures. — Même agitation. A des nausées, et fait des efforts pour vomir. T. 37°,4. P. 116 R. 32.

5 heures. — La malade est calme, somnolente.

T. 37°,4. P. 84. R. 24.

5 heures 20. — Gémissements. La malade change souvent de place, fléchit et étend les membres inférieurs, et les projette hors du lit.

Selle involontaire. Urine involontaire.

6 heures. — Même état.

T. 36°,6. P. 80. R. 24.

7 heures — T. 36°,8. P. 100. R. 24.

La malade s'assied seule sur son lit : la face paraît fatiguée, les yeux sont fermés : la malade est encore indifférente aux questions, et ne répond que par monosyllabes, puis se rendort.

7 h. 30. — La malade se réveille, prend environ 100 grammes de lait, se met seule sur son séant, et veut se lever.

La connaissance est un peu revenue ; la malade obéit et se couche, quand on la presse de le faire, puis reprend son sommeil.

T. 37°,5. P. 84. R. 24.

La journée se passe dans le calme le plus complet.

La malade accuse de temps en temps quelques douleurs abdominales (tranchées). L'intelligence revient lentement ; l'accouchée reconnaît dans la journée son mari et ses enfants, mais ne répond toujours que difficilement aux questions.

A 5 heures du soir, la malade est tranquille, et continue à dormir, comme pendant presque toute la journée.

T. 38°,6. P. 100. R. 24.

28 mars (4° jour de couches). — La nuit a été très-bonne.

Le sommeil naturel a été presque continu. A son réveil le matin, la malade s'est plaint de douleurs dans les reins, l'abdomen et les membres. N'accuse aucune céphalalgie.

T. 36°,6. P. 88.

Le ventre est parfaitement souple, indolore ; la matrice bien rétractée, s'élève jusqu'à l'ombilic. Lochies brunes, fétides.

L'enfant va bien et est nourri au sein d'une autre femme.

A 5 heures du soir, la malade paraît plus éveillée ; l'intelligence est assez nette ; la malade cause, répond bien aux questions, mais a perdu complétement le souvenir de ce qui s'est passé ces jours derniers, et ne sait pas si elle est accouchée.

T. 39°. P. 100.

A eu 4-5 selles diarrhéiques pendant la journée.

Tranchées assez vives. Courbature. Mamelles molles. Lochies fétides.

Traitement. — Régime lacté. Injections vaginales phéniquées.

29 mars (5° jour de couches). — A eu 3-4 selles diarrhéiques pendant la nuit et la matinée.

Ventre souple, peu élevé, indolore. Utérus bien rétracté, non sensible à la palpation. Lochies jaunes, moins fétides.

Mamelles molles.

T. 38°,2. P. 100.

L'enfant n'a pas encore été mis au sein de sa mère et est toujours allaité par une autre femme.

Les urines examinées ce matin ne donnent plus qu'un léger louche avec la chaleur ou l'acide nitrique.

30 mars (6° jour de couches). — La malade a passé une très-bonne nuit. Sentiment de bien-être.

Les tranchées ont presque disparu. Utérus mieux contracté, indolore. Les lochies ne sont presque plus fétides.

Mamelles molles, presque vides.

La diarrhée a disparu.

Hier soir, T. 38°,6. P. 100.

Ce matin, T. 37°,8. P. 100.

31 mars (7º jour de couches). — Bonne santé de la mère qui demande à manger, mais est très-pâle.

Fonctions puerpérales tout-à-fait normales.

T. 36º,4. P. 100.

T. 36º,4. P. 92.

L'enfant ne prospère pas, présente une teinte subictérique, et a des selles jaune-verdâtre.

Traitement. — On institue un traitement tonique et ferrugineux (fer réduit 0 gr. 20).

1er avril (8º jour de couches). — L'accouchée va tout-à-fait bien. Intelligence nette. La matrice n'est plus qu'à trois travers de doigt au-dessus du pubis.

L'enfant prend difficilement le sein et dépérit.

T. 37º,8. P. 112.

T. 36º,4. P. 92.

2 avril (9e jour de couches). — La mère va bien.

T. 37º,6. P. 108.

T. 37º. P. 96.

L'enfant continue à dépérir ; les traits de la face sont un peu tirés ; induration et refroidissement des extrémités inférieures. Bain aromatique.

6 avril (13º jour de couches). — La mère continue de bien aller, et ses urines ne contiennent *plus traces d'albumine*. L'enfant est mort ce matin à 5 heures dans le marasme.

8 avril — L'accouchée se lève depuis quelques jours, se trouve tout-à-fait bien, et veut quitter l'hôpital aujourd'hui, 15º jour de couches.

T. 37º,2. P. 96.

T. 36º,6. P. 88.

RÉFLEXIONS. — Il n'est guère possible dans le cas actuel de fixer les causes plus ou moins lointaines qui ont déterminé les attaques d'éclampsie, attendu que nous n'avons pu observer cette femme pendant tout le cours de sa grossesse. L'œdème des membres inférieurs a été méconnu par la malade et son entourage : On n'a trouvé au moment de l'entrée à l'hôpital qu'un œdème peri-malléolaire, sans bouffissure de la face. L'examen de l'urine pratiqué à différentes reprises a montré la présence de l'albumine, et a permis de voir quand et comment cette dernière avait diminué, et disparu (13e jour de couches) ; on a recueilli du sang de cette femme, et en le soumettant à l'analyse chimique on a trouvé qu'il renfermait 0^g,399 d'urée pour 1000 (0^g,142 — 0^g,177 à l'état normal) et 8^g,577 de matières extractives. Dans ce sang, pas plus que dans l'haleine, on n'a pu déceler la présence du carbonate d'ammoniaque.

Cependant nous trouvons, dans l'altération profonde du sang indiquée par les taches de purpura et dans, l'irritabilité nerveuse de cette femme, deux éléments étiologiques importants et uniques pour expliquer peut-être cette éclampsie. Cette altération du sang est facile à comprendre, si on songe aux grossesses répétées, aux conditions hygiéniques si mauvaises (misère, habitation humide) que cette malheureuse a été obligée de subir. Le mari nous a encore dit que souvent sa femme *tremblait* pendant la journée, et « avait la fièvre. » Mais c'est surtout l'irritabilité nerveuse qui paraît avoir été excitée. Cette femme P... a dû supporter les mauvais traitements de son mari, tombait souvent sans connaissance pendant quelques instants à la suite de contrariétés, et elle a déjà eu une attaque de nerfs (éclamptique) après son quatrième accouchement.

L'éclampsie a-t-elle provoqué le travail, ou a-t-elle été déterminée par celui-ci ? Nous pensons que les convulsions ont débuté avant les premières contractions utérines, et ont déterminé ce travail ; car le premier accès convulsif, annoncé par des prodromes depuis 24 — 30 h., a éclaté le 24 mars à 7 h. du soir, a été suivi par d'autres, et 1 h. 1/2 après l'entrée de la malade à l'hôpital le 25 mars, c'est-à-dire 21 heures après le début de l'éclampsie, le travail était peu avancé, la dilatation du col étant à peine égale au diamètre d'une pièce de 2 fr.

Le travail, une fois déclaré, a marché lentement, et a dû être terminé par le forceps, le 25 à 4 h. moins 1/4 du soir.

Au moment de l'entrée de la malade plusieurs indications thérapeutiques s'imposaient : 1° enrayer les accès ; 2° diminuer le coma (c'est-à-dire la turgescence veineuse encéphalique) ; 3° activer le travail ; aussi a-t-on employé immédiatement un traitement mixte, saignées locales et anesthésiques.

Le pouls étant irrégulier et faible, on ne pouvait penser à une saignée générale, on ne pouvait que chercher à diminuer la forte tension veineuse de l'encéphale. Il a suffi de placer quelques sangsues derrière les oreilles : on n'en a appliqué que huit, car en employant en même temps le chloroforme, on anémiait encore le cerveau.

Nous allons voir que le chloroforme a été incapable d'enrayer les attaques d'éclampsie d'une façon complète, parce qu'il n'a pas été employé de suite assez hardiment.

Nous avons montré déjà dans notre obs. I qu'il ne suffit pas, comme on semble le croire encore aujourd'hui, d'administrer le chloroforme pendant longtemps, mais qu'il faut l'administrer sans relâche jusqu'à la disparition pendant un certain temps de tout prodrome des accès d'éclampsie.

Ainsi jusqu'à 4 h. 15 du soir le 25 mars on n'avait pas assez insisté sur ces précautions et depuis midi 1/2 (*début de l'anesthésie*) jusqu'à 4 h. 15 il y a eu 4 accès convulsifs nouveaux. Il faut donner le chloroforme en temps opportun, à doses suffisamment fortes et suffisamment continuées ; car sans cela on ne fait que déplacer le moment d'irruption des attaques.

C'est en effet ce qui ressort de cette observation, dont nous rappellerons les points capitaux : Le 25 mars on commence

l'anesthésie à midi et demi pendant la période de dilatation ;
en trois heures éclatent trois attaques de moyenne intensité.
On chloroformise pendant quatre heures, deux attaques
avortent, à 4 h. 15 on laisse la femme se réveiller, et il survient une nouvelle attaque, que l'on enraie immédiatement par
une chloroformisation énergique. On n'avait dépensé que
60^g-80^g de chloroforme environ. L'accouchement avait été
terminé à 3 h. 55, alors qu'à 3 h. 45 un nouvel accès convulsif avait été imminent, et a été éloigné par le chloroforme. A
partir de 4 h. 15 du soir, le 25, on continue la chloroformisation jusqu'au 26 à 11 h. 45 du matin, et par cette anesthésie
continuée pendant vingt-quatre heures, avec quelques inter-
ruptions, on a pu voir un grand nombre d'attaques avorter.
Dans cette chloroformisation dont on peut suivre la marche
(voir Pl. VI) en examinant la courbe du pouls et de la température et dont nous aurions *voulu établir aussi le graphique*
(représenté grossièrement par les lettres D, D, D' D'), on peut
voir deux phases bien distinctes : dans une première, le
25, depuis 4 h. 15 soir jusqu'à 1 h. matin le 26, on a fait
une chloroformisation énergique intermittente, de manière
à enrayer tous les prodromes d'éclampsie qui se seraient manifestés.

Dans la deuxième on a pu diminuer progressivement les
doses de l'anesthésique depuis 1 h. du matin jusqu'à 10 h.
matin ; cependant à ce moment on a dû pousser de nouveau
la chloroformisation assez loin pour calmer (10 h. matin) une
grande agitation qui annonçait une attaque convulsive. C'est
à 11 h. 45 du matin qu'on a pu cesser l'anesthésie, et laisser
la malade se réveiller sans voir éclater des attaques nouvelles.
Dans la suite, il y a bien eu un peu d'agitation, comme les
tracés du pouls et de la température le démontrent, mais aucun accident n'a reparu.

Par le chloroforme nous avons donc enrayé les attaques aussitôt qu'il a été donné hardiment et nous avons pu le donner longtemps (24 heures) et à hautes doses (800 gr.), sans danger pour la mère et même pour l'enfant. Au moment de la naissance de ce dernier, alors que 60-80 gr. de chloroforme avaient été administrés à la mère, nous avons voulu voir s'il y avait eu passage du chloroforme du sang de la mère dans celui de l'enfant. Pour cela nous avons recueilli du sang par le cordon fœtal et l'avons envoyé à M. le professeur Ritter, qui a bien voulu en faire l'analyse. On n'avait recueilli que 15 gr. de sang, et la recherche du chloroforme par le procédé classique n'a donné qu'un résultat fort douteux, qui est presque négatif.

Nous aurions voulu examiner les urines de l'enfant, et voir si elles réduiraient la liqueur de Fehling, comme on l'a vu dans les cas de chloroformisation, mais nous n'avons pu recueillir ces urines, le temps nous ayant manqué.

On ne peut pas accuser le chloroforme d'avoir produit ou favorisé l'hémorrhagie post partum, car elle arrive souvent dans l'éclampsie, alors qu'on n'a pas employé l'anesthésie.

Nous ferons aussi remarquer qu'une injection hypodermique de solution de seigle ergoté (seigle ergoté, 1 gr. environ) a suffi pour conjurer cette perte sanguine, et que son action n'a pas été empêchée par la chloroformisation ; ce qui est encore une preuve du peu d'influence du chloroforme sur la contractilité utérine.

Enfin, quant à ce qui concerne la marche de la température et du pouls, nous avons multiplié les mensurations et nous avons pu en donner le tableau complet. Nous avons vu la température s'élever au moment des accès et même au moment des prodromes de ces accès, pour s'abaisser ensuite et remonter au moment des convulsions ou de l'apparition de leurs phénomènes précurseurs. Nous avons enfin pu suivre la chute progressive de la température, et voir quand l'affection convulsive serait terminée, et partant quand on pourrait cesser tout traitement.

Conclusions. — 1º Le fait que nous venons de rapporter vient encore à l'appui de ce que nous avons dit à la fin de l'observation I, et prouve que l'on peut triompher des attaques d'éclampsie en donnant le chloroforme à doses élevées et longtemps continuées, jusqu'à ce que tout prodrome d'éclampsie ait disparu.

2º L'emploi simultané des saignées et des anesthésiques a une heureuse action et doit souvent être appliqué.

3º La température après s'être élevée s'est abaissée progressivement et est venue signer le diagnostic et le pronostic.

4º La chloroformisation n'empêche pas l'action de l'ergot de seigle sur l'utérus.

DEUXIÈME GROUPE

CAS D'ÉCLAMPSIE TERMINÉE PAR LA MORT

Nous n'avons pas eu l'occasion d'observer de ces cas d'éclampsie. M. Marchal a bien voulu nous en communiquer trois, qu'il a publiés dans la *Revue médicale de l'Est*, 15 septembre 1875. Nous avons voulu les rapporter encore ici, car nous y avons trouvé des résultats nécroscopiques intéressants à connaître au point de vue de la pathogénie de l'éclampsie puerpérale. Mais l'étude de la température, quoique très indispensable aujourd'hui dans ces circonstances, n'avait pu malheureusement être faite. Aussi avons-nous dû, pour combler cette lacune et pour rendre notre travail complet, emprunter à d'autres sources ces documents thermométriques, dont nous allons plus loin montrer l'heureuse application à la clinique.

OBSERVATION VII

Multipare. — Attaques d'éclampsie éclatant au 6ᵉ mois de grossesse, et ayant déterminé le travail. Chloroformisation et lavement avec chloral (4 gr.) Morte non accouchée. A l'autopsie, lésions rénales légères.

La nommée Marguerite G., femme P., âgée de 38 ans, couturière, de taille moyenne, grasse, d'un tempérament lymphatique, est amenée à la Maternité de Nancy, le 10 novembre 1874, à 7 heures du soir.

Les renseignements très-insuffisants fournis par les personnes qui l'accompagnent, sont les suivants : La femme P. est enceinte pour la cinquième fois ; deux de ses enfants sont vivants ; les grossesses et les accouchements antérieurs se sont bien passés. Depuis le début de la présente gestation, la femme P. n'a cessé d'être souffrante et d'être en proie à une tristesse qui ne lui était point habituelle. Le 10 novembre, vers 8 heures du matin, elle fut prise brusquement d'une attaque convulsive courte, mais suivie de coma, pendant trois quarts d'heure environ ; elle s'était remise à peu près entièrement quand, à trois heures de l'après-midi, une deuxième attaque se produisit sans trouble préalable ; elle fut suivie de cécité. A partir de ce moment, les attaques se succédèrent de dix en dix minutes, et la femme P. perdit entièrement connaissance vers 5 heures du soir.

Aussitôt après son arrivée à l'hôpital, elle a une violente attaque qui dure une minute et demie, et après laquelle elle retombe dans un coma profond. Une deuxième et une troisième crise ont lieu à 7 h. 40 m. et à 8 h. 5 m.; elles sont de plus longue durée. C'est à ce moment seulement que M. Marchal voit la malade. Elle paraît arrivée à peu près à la fin du sixième mois de la grossesse, le fond de l'utérus dépasse très-peu le niveau de l'ombilic; pas d'infiltration. La face est cyanosée, il s'écoule une assez grande quantité de salive sanguinolente, qui macule la partie inférieure de la face, le col et les vêtements; la langue, très-volumineuse, remplit la bouche et est repoussée contre les arcades dentaires ; elle est violacée et présente des morsures nombreuses. La respiration est bruyante, ronflante, le coma profond. Le pouls est misérable, peu fréquent, irrégulier ; on cherche, sans le découvrir, le double battement fœtal qui, s'il existe encore, est couvert par la respiration bruyante de la mère.

Le col est raccourci sans être entièrement effacé, on traverse facilement les deux orifices dilatés de la largeur d'une pièce de vingt centimes, et l'on arrive sur les membranes directement appliquées sur une partie fœtale, qui est au-dessus du détroit supérieur et qui paraît être le sommet. L'utérus se contracte avec une assez grande intensité toutes les cinq minutes. A l'aide de la sonde, on retire de la vessie une petite quantité d'urine brune qui, traitée par la chaleur et par l'acide nitrique, précipite une grande proportion d'albumine. Examinée au microscope, elle contient des globules sanguins rouges.

On fait respirer à la malade du chloroforme : l'attaque ne se reproduit qu'après une demi-heure, elle dure longtemps et est aussi violente que la précédente, mais la respiration se rétablit plus facilement. Le sixième accès a lieu à 9 heures 5 m., le septième à 9 heures 35 m. On fait respirer le chloroforme à doses plus élevées vers 10 heures, au moment où une nouvelle attaque paraît vouloir se reproduire; la respiration s'accélère, la face se congestionne, les bras s'agitent, mais l'accès avorte. A 10 heures et demie on diminue la dose de chloroforme, et on donne 4 grammes de chloral en lavement. Ce n'est qu'à 11 heures et demie qu'une attaque plus longue, plus violente, se déclare ; à minuit 25 m., la malade s'agite, l'utérus se durcit plus fréquemment : le col n'est plus représenté que par un bourrelet épais, l'orifice est un peu plus largement dilaté que la largeur d'une pièce d'un franc. Les membranes sont intactes et fortement tendues pendant la contraction. Elles sont rompues artificiellement dans le but d'accélérer le travail ; il s'écoule une assez grande quantité de liquide ; la tête s'applique immédiatement sur l'orifice. Pendant qu'on procède à cet examen, la femme gémit et paraît opposer une certaine résistance, mais ses mouvements ne ressemblent pas à des convulsions éclamptiques.

A partir de ce moment, il ne se produit plus de nouvelle attaque ; les inhalations de chloroforme, qui avaient été éloignées, sont tout à fait abandonnées ; la respiration s'embarrasse, le coma devient de plus en plus profond ; le pouls, petit, misérable, s'accélère, la malade succombe à 6 heures du matin, après avoir eu *à la Maternité* huit attaques d'éclampsie et 6 heures après la dernière attaque. Il ne pouvait être question d'opération césarienne *post mortem*, à cause de la mort évidente du fœtus dont le cordon avait été trouvé dans le vagin, sans pulsation.

Autopsie. — Cerveau anémié, pas d'épanchement dans les ventricules, reins hypérémiés, hypertrophie du revêtement épithélial des canaux sécréteurs avec commencement d'infiltration graisseuse, pas de déformation des canaux et pas d'altération appréciable du côté du tissu conjonctif (1re période de la maladie de Bright).

OBSERVATION VIII

Primipare. — Attaques d'éclampsie au 9° mois, précédées de prodromes, Saignée. Morte avant d'être accouchée. Enfant mort-né retiré par l'hystérotomie. A l'autopsie lésions rénales légères.

Joséphine N., âgée de 20 ans, primipare, blonde, aux apparences pléthoriques, est amenée à la Maternité, le 30 juin 1875, à minuit moins un quart. Les renseignements recueillis se bornent aux faits suivants : La fille N. se croyait dans le dernier mois de sa grossesse, elle n'avait éprouvé aucun malaise particulier, lorsque le 30 juin, à 11 heures du matin, elle ressentit une douleur vive à l'épigastre ; à cette douleur vient se joindre, vers 3 heures de l'après-midi, une céphalalgie frontale des plus pénibles. A 5 heures, troubles

de la vue, vertiges, difficulté de distinguer les personnes les plus rapprochées. A 8 heures du soir, violente attaque d'éclampsie, après laquelle la fille
N. perdit immédiatement connaissance. Une seconde attaque se reproduit
vers 9 heures, c'est alors seulement qu'une sage-femme est appelée et con-
seille de transporter la malade à la clinique d'accouchements. Depuis dix
heures jusqu'à 11 heures et demie, elle observe six attaques bien caracté-
sées. Pendant le transport à l'hôpital, qui se fait en voiture et dure environ
20 minutes, ont lieu deux nouvelles attaques plus violentes encore.

A minuit, M. Marchal voit la fille N.; la dixième attaque vient de se terminer : la face est cyanosée, bouffie ; les yeux atones, les pupilles très-dilatées, la bouche remplie d'une écume sanguinolente ; la langue, mordue à différentes places, n'est pas très-volumineuse. Le pouls est fréquent, peu développé; le tronc, la région sus-pubienne, les membres inférieurs sont très
infiltrés. Le linge placé sous le siège de la parturiente est trempé d'urine
écoulée probablement pendant l'accès précédent. On ne peut retirer de la
vessie qu'une très-petite quantité d'urine qui, traitée par l'acide nitrique et
la chaleur, donne un dépôt d'albumine très-épais et remplissant presque entièrement le tube.

Par le toucher on constate que le col est entièrement effacé, l'orifice, dilaté
de la largeur d'une pièce de deux francs, est à bords minces et tranchants,
assez souples pendant l'intervalle des contractions. La tête plonge dans l'excavation. Les membranes sont intactes et directement appliquées sur le cuir
chevelu. La suture sagittale est dans la direction du diamètre oblique gauche
et la fontanelle postérieure, derrière la cavité cotyloïde gauche. En appli-
quant la main sur la paroi abdominale, on sent l'utérus se durcir d'une façon
presque permanente, ce qui rend la palpation et l'auscultation très-difficiles.
On ne perçoit pas nettement le double battement fœtal.

A minuit un quart, l'examen de la malade est à peine terminé, lorsqu'elle
a une violente attaque, qui dure une minute et demie, et pendant laquelle sa
figure devient violacée ; la respiration se rétablit ensuite d'une façon si incomplète, les râles trachéaux prennent un caractère tel que l'on peut croire
un instant à une asphyxie prochaine. On pratique aussitôt une large saignée
(620 grammes), qui est suivie d'une amélioration légère dans l'état de la respiration. Mais la malade ne cesse d'éprouver des contractions musculaires
qui ont pour siège les membres et sous l'influence desquelles le sang est pro-
jeté avec une grande force, on a même un peu de peine d'arrêter l'écoulement
du sang.

A 1 heure du matin, une nouvelle attaque a lieu ; elle n'est pas suivie des phénomènes d'asphyxie, qui ont accompagné la précédente, mais le coma s'accentue, la face s'altère, le pouls devient filiforme. A chaque instant, on croit constater le début d'une nouvelle crise qui ne se produit pas. La fille N. *meurt* à 2 heures du matin. Le toucher est immédiatement pratiqué pour savoir si la terminaison rapide de l'accouchement par les voies naturelles est possible ; la dilatation n'a pas fait de progrès sensibles. On ne constate pas le double battement fœtal ; néanmoins, en présence de signes très-certains de la mort de la mère, on procède, 8 minutes après, à l'hystérotomie : l'enfant, du sexe masculin, est mort-né ; il pèse 3,090 grammes.

Autopsie. — Cerveau anémié, pas d'épanchement dans les ventricules ; poumons congestionnés ; ventricule gauche du cœur presque vide ; sang noir fluide dans le ventricule droit. Reins très congestionnés, principalement la substance corticale. Le revêtement épithélial des canaux est hypertrophié et infiltré de graisse. Pas de lésion plus avancée de la maladie de Bright.

Le foie présente de larges plaques hémorrhagiques, qui sont disséminées autant à la surface qu'à l'intérieur de l'organe ; en dehors de ces îlots, la substance hépatique est pâle et comme anémiée.

Dans le voisinage des foyers hémorrhagiques, les éléments cellulaires du foie ont conservé leur physionomie normale ; quelques-uns d'entre eux, cependant paraissent contenir un peu plus de granulations graisseuses que d'habitude ; l'altération véritable du foie porte sur les capillaires sanguins qui sont infiltrés de graisse, amoindris dans leur calibre, irréguliers de forme. Ces caractères sont surtout très-apparents dans les parties où les éléments cellulaires out été enlevés au moyen du pinceau. Au niveau des foyers hémorrhagiques, oc n'aperçoit plus que les débris informes des parties constitutives de la glande, imprégnée de matière colorante du sang.

OBSERVATION IX.

Primipare. Abcès de la mamelle gauche au cinquième mois de grossesse. Accouchement spontané et à terme. Attaque d'éclampsie cinq heures après la délivrance. Chloroforme. 10 Sangsues derrière les oreilles, glace sur la tête. Chloral (2 gr. en lavement). Opistothonos. Injection hypodermique de 2 gr. de chlorhydrate de morphine. Persistance des attaques. Mort. Lésions rénales légères. Lésions des capillaires et petits foyers hémorrhagiques lenticulaires dans le foie.

Le 8 mars 1875, entre à la Maternité Marie-Barbe Th., âgée de 20 ans, domestique, enceinte pour la première fois. Elle est grande, d'une bonne constitution, d'un tempérament lymphatique. Elle dit avoir eu sa dernière époque menstruelle le 12 août, mais le développement de l'utérus prouve que la grossesse n'est arrivée qu'à la fin du cinquième mois.

Depuis six semaines environ Barbe T. a senti dans la mamelle gauche, une tension bientôt accompagnée d'une augmentation de volume telle que cette mamelle est deux fois plus grosse que celle du côté droit. Du 12 mars au 13 avril, il se produit spontanément plusieurs ouvertures qui laissent écouler une grande quantité de pus. A la fin d'avril, le sein a repris son aspect et son volume normaux, et la santé de la fille Th. paraît tout à fait satisfaisante. Les urines, examinées le 10 juin, en même temps que celle de toutes les enceintes présentes dans le service, ne contiennent pas d'albumine. La proportion d'urée par litre d'urine, est de 8 gr. 2.

Le 7 juillet, Barbe T. est prise de douleurs de l'enfantement, la tête du fœtus plongeant dans l'excavation en première position. A 11 heures et demie du soir, expulsion spontanée d'un enfant du sexe féminin à terme. Délivrance normale, environ 20 minutes après : écoulement de sang modéré.

Vers 1 heure du matin, l'accouchée, qui venait de dormir profondément et avec ronflement pendant un quart d'heure, se réveilla et se plaignit de céphalalgie frontale intense, puis elle se rendormit jusqu'à 5 heures du matin; à son réveil elle se plaignit de nouveau de douleurs de tête et d'éblouissements, déclarant ne plus distinguer les personnes qui l'entouraient. A 6 heures, eut lieu une première attaque, dont l'invasion et la période tonique ne furent point observées, la malade se trouvant seule à ce moment. La période clonique fut assez longue et suivie de coma très-court, la connaissance revint aussitôt. A 7 heures moins le quart, second accès plus long et suivi d'un coma plus profond ; à 7 heures un quart, troisième attaque suivie de perte de connaissance ; à 8 heures, quatrième crise ; c'est alors seulement que M. Marchal voit la malade : le pouls est très-faible, peu fréquent ; la face cyanosée, bouffie ; les pupilles contractées ; les extrémités inférieures médiocrement infiltrées. Les urines, qui sont très-abondantes, contiennent une très-grande proportion d'albumine. On commence immédiatement les inhalations de chloroforme ; après une cinquième attaque survenue à 8 heures et demie, la malade repose d'un sommeil paisible jusqu'à 1 heure et demie de l'après-midi ; son intelligence est à peu près revenue; les inhalations de chloroforme ont été éloignées de plus en plus, mais elles sont reprises avec plus d'activité après un sixième accès d'une durée assez longue. A 3 heures, septième attaque suivie d'agitation, puis de retour à la connaissance. La malade demande, vers 4 heures et demie, un peu de bouillon, qu'elle n'a pas le temps de boire, parce qu'elle est surprise par une huitième crise courte, mais suivie de coma. Une demi-heure seulement s'écoule avant qu'une nouvelle attaque longue et violente se déclare ; la malade n'a pas recouvré connaissance, la face se cyanose, des convulsions cloniques agitent le corps tout entier. M. lé professeur Stoltz fait cesser les inhalations de chloroforme, qui n'ont pas été discontinuées depuis le matin, il fait mettre en permanence deux sangsues derrière les oreilles (10 ont été appliquées), glace sur la tête, cataplasme laudanisé sur le ventre, lavement avec deux grammes de chloral. Les accès n'en continuent pas moins en augmentant de fréquence et d'intensité.

A 9 heures et démie du soir, la dix-huitième attaque vient d'avoir lieu, la respiration est extrêmement haletante, la face violacée, bouffie, les yeux ouverts, le regard fixe, le pouls misérable, très-fréquent (environ 160).

A minuit, l'état de la malade s'est encore aggravé : la face est devenue pâle, le visage et le pouls sont gonflés, la respiration anxieuse, rapide, pas de ronflement. On retire avec la sonde une petite quantité d'urine très-foncée, contenant une grande quantité d'albumine.

A minuit et demi, la malade se renverse, sa colonne vertébrale s'incurve, l'on peut passer les deux poings entre elle et le lit (opisthotonos). On pratique une injection hypodermique de 2 centigrammes de chlorhydrate de morphine ; un quart d'heure après, vingt-unième attaque complète : période tonique et période clonique, puis ronflements suivis de coma ; la face ne se cyanose plus autant qu'aux précédents accès.

Une vingt-deuxième et dernière attaque a lieu à une heure du matin, puis le coma devient de plus en plus profond ; la malade n'a plus que des soubresauts avec raideur des membres et de la colonne vertébrale. La *mort* arrive le 9 juillet, à 9 heures du matin.

Autopsie. — Cerveau anémié, pas de suffusion séreuse dans les ventricules ; poumons très-congestionnés. Le cœur gauche contient deux caillots d'agonie ; le cœur droit est gorgé de sang noir, fluide ; il renferme en outre deux énormes caillots décolorés. La rate est congestionnée, les reins fortement hypérémiés avec hypertrophie de l'épithélium des canaux sécréteurs sans déformation de ces canaux, ni altération du tissu conjonctif. Le foie est gras, à sa surface comme à sa coupe. On trouve de nombreux foyers hémorrhagiques de la grosseur d'une lentille et entre lesquels la substance hépatique est décolorée. Les vaisseaux capillaires sanguins présentent la même altération que ceux de la fille N. (voir l'observation VIII).

RÉFLEXIONS. — En dehors même de l'intérêt que peut offrir chacune de ces observations, au point de vue de la clinique et de l'anatomie pathologique, on est frappé tout d'abord de ce fait, que trois cas d'éclampsie avec terminaison fatale se sont succédé en moins de huit mois dans une petite maternité comme celle de Nancy. Si l'on consulte la statistique de l'éclampsie à l'hôpital des cliniques de Paris, où il se fait annuellement 600 accouchements, on ne trouve que 133 éclampsies dans une période de 38 ans, soit un peu moins de quatre cas par année. Sur ce nombre, 50 femmes, c'est-à-dire plus du tiers des malades ont succombé ; et il est remarquable que dans certaines années les convulsions puerpérales ont été incomparablement plus fréquentes et ont affecté un caractère tout particulier de gravité : en 1867, par exemple, on en a observé 11 cas, dont 5 se sont terminés par la mort. Il n'est pas nécessaire de dire qu'on ne peut voir dans cette succession de faits analogues qu'une simple coïncidence, et qu'on ne saurait l'attribuer à l'influence d'une cause épidémique ou autre comme quelques auteurs avaient voulu le faire.

L'éclampsie a éclaté chez chacune de ces trois malades dans des conditions tout à fait différentes. L'une, femme mariée, déjà mère de quatre enfants, malade depuis le début de la grossesse, n'était pas infiltrée, mais ses urines étaient très-albumineuses. L'éclampsie provoqua chez elle, au terme de six mois, un travail prématuré, avant la fin duquel elle succombe à cause de l'évolution rapide de la maladie. La seconde était primipare, comme la grande majorité des éclamptiques, bien portante pendant sa grossesse à peu près à terme, infiltrée et albuminurique ; le travail n'aboutit pas non plus à cause de la mort rapide de la malade. Dans le troisième cas, une fille primipare, accouchée à terme d'une façon normale, est atteinte d'éclampsie, sept heures seulement après la délivrance et meurt au bout de 26 heures, dans un état d'opisthotonos à peu près permanent. L'infiltration générale et l'albuminurie sont également observées chez elle. A côté de ces différences, on retrouve un grand nombre de caractères communs ; ainsi, les prodromes n'ont manqué dans aucun des cas et principalement dans les deux derniers, qui ont été plus particulièrement observés. Ils ont consisté en céphalalgie frontale, douleur épigastrique, vertiges, troubles de la vue allant jusqu'à la cécité. Ni l'une, ni l'autre de ces malades n'a eu de vomissements. La femme P. et la fille T. ont présenté ceci de particulier que, lorsqu'elles ont succombé, elles n'avaient plus eu d'attaque depuis 6 et 8 heures, mais étaient tombées dans un coma profond. Chez la fille N., au contraire, les convulsions éclamptiques se continuèrent presque jusqu'au moment de la mort.

La médication n'a pas été identique dans ces trois cas, parce que les indications ont paru différentes. Chez la première malade, la petitesse du pouls, la violence des attaques semblaient justifier l'emploi des anesthésiques et celui des moyens propres à activer le travail (rupture artificielle des membranes). Sous l'influence de l'anesthésie, les convulsions se sont en effet éloignées, mais la malade n'en a pas moins succombé dans le coma. Il en a été de même dans le cas d'éclampsie consécutif à l'accouchement. Dès les premières inhalations de chloroforme, les attaques, qui se succédaient de demi-heure en demi-heure, ont été supprimées pendant 5 heures pour reparaître, il est vrai, avec une fréquence et une intensité sur lesquelles l'anesthésie est restée sans effet, aussi, bien que les émissions sanguines locales, le chloral et les injections hypodermiques de morphine. La seule malade qui ait été traitée par la saignée était pléthorique, et les phénomènes d'asphyxie, de congestion pulmonaire, paraissaient menaçants. C'est sur ces accidents que l'émission sanguine a paru momentanément agir, sans modifier toutefois la marche ultérieure de la maladie.

On serait peut-être en droit d'affirmer que l'inefficacité de ces médications a tenu principalement à la période déjà avancée de l'affection et que si un traitement énergique, la saignée, avait été mis en usage dès que les symptômes prodromiques ont été observés, la terminaison n'eût pas été la même. Ce qui autoriserait à penser ainsi, c'est le peu de gravité des lésions rénales qui, comme on l'a vu, consistaient dans les altérations caractérisant le premier degré de la maladie de Bright. A côté de ce résultat de l'examen nécroscopique, qui concorde avec les lésions généralement observées chez les éclamptiques, les deux dernières autopsies ont révélé une altération toute particulière des capillaires du foie qui demande a être étudiée de nouveau avec soin, avant qu'on puisse en tirer des conclusions relatives à la pathogénie de l'éclampsie.

OBSERVATION X.

Éclampsie puerpérale. Accès avant et après l'accouchement. Température : 39°,7 à 41°,5. 20 accès. Mort (Observation VIII, in Thèse de M. Dieudé (1). Voir planche VII, fig. I).

Ser..., 20 ans, est entrée à la Maternité, salle Ste-Marie, n° 3 (service de M. Tarnier) le 16 février 1874 ; aucun renseignement. A 3 heures de l'après-

_____

(1) Dieudé. — *Contribution à l'étude clinique de la température dans l'éclampsie puerpérale.* (Thèse de Paris, 1875, p. 17.)

midi, accès éclamptique : depuis lors, jusqu'au 17 février, 2 heures du matin, elle a 11 accès. L'accouchement a lieu en ce moment. De 2 heures 10 minutes du matin à 9 heures, elle a 3 accès. Alors on constate les phénomènes suivants : Coma, pâleur de la face ; déviation de la bouche à gauche ; convulsions partielles de ce côté. Urines fortement albumineuses : T. Vaginale = 39°,7. — A partir de là on note :

10 h. du matin, 15° accès : T. V. 39°,4.

11 h. du matin, 15° accès : T. V. 39°,8.

Midi, 16° accès : T. V. 39°8.

2 h. soir, 17° accès : T. V. 40°,6.

3 h. soir, 18° accès : T. V. 40°,6.

5 h. soir, 19° accès : T. V. 41°,3.

6 h. soir, 20° accès : T. V. 41°,3.

La malade meurt dans cette attaque. La respiration était devenue stertoreuse à partir de midi.

RÉFLEXIONS. — Il s'agit dans ce cas d'une femme chez laquelle l'éclampsie survint le 16 février à 3 heures de l'après-midi, à partir de ce moment jusqu'au lendemain 17 février à 2 heures du matin elle a 11 accès. L'accouchement a lieu en ce moment, et 3 attaques nouvelles ont encore apparu pour 9 heures du soir. C'est alors que pour la première fois on prend la température vaginale qui est à 39°,7. Les accès éclamptiques continuent, et la température s'élève progressivement à 41°,3. Nous avons une courbe ascendante (voir la planche VII, fig. I) : cette courbe est identique à celle qui est relative à l'observation suivante, un peu plus complète que celle-ci, en ce sens que la première température a été notée à une époque plus rapprochée du début de l'éclampsie, et que le résultat nécroscopique complet s'y trouve relaté.

OBSERVATION XI.

Éclampsie puerpérale. Albuminurie. Persistance des attaques après l'accouchement. Température. Mort. Autopsie (1) (V. planche VII, fig. II).

B..., Victoire, âgée de 32 ans, domestique, est entrée le 12 janvier 1874, salle Ste-Marguerite, n° 2 (service de M. Peter). Cette femme, amenée à l'hôpital sans connaissance, est enceinte de sept ou huit mois. Elle avait caché son état jusqu'à présent. Malade depuis cette nuit. Au moment de l'entrée, perte complète de connaissance, contracture, teint pâle, yeux fermés, bouffissure légère de la face et œdème assez notable des jambes. Au toucher col entr'ouvert, mou dans sa partie inférieure, qui est encore assez épaisse ; orifice interne fermé ; pas de pertes de sang. Trois accès depuis l'entrée jusqu'à midi, le troisième violent. Immédiatement après celui-ci, saignée de 400 gr., T. vaginale avant la saignée 38°.2. Avant que nous l'ayons quittée, la malade est reprise de mouvements convulsifs aux jambes. Urines brunes se prenant en masse avec l'acide nitrique ; précipité albumineux abondant par la chaleur ; au microscope cylindres granuleux et quelques globules sanguins.

1 heure. — Accès assez fort. T. V. 38°,4 : mouvements automatiques : la malade frotte énergiquement ses avant-bras et ses mains l'une contre l'autre, et contre les parois antérieures du ventre et de la poitrine ; quelques plaintes en même temps. Col dilaté comme une pièce de 50 centimes ou un peu plus. Accès fréquents, toutes les dix minutes environ au dire des infirmières. Lavement avec hydrate de chloral 4 gr.

4 heures. — Un accès violent devant nous : un peu de sang dans le vagin : col dilaté comme une pièce de 1 franc. Lavement rejeté en presque totalité.

4 heures 45. — T. V. 39°,6. Les accès ont continué. Un accès violent devant nous.

5 heures. — Un autre accès violent (Lavement avec 2 gr. de chloral). Quelques caillots noirâtres à l'entrée du vagin. Morsure de la langue pendant les accès : mousse sanglante à la bouche : pouces fléchis sous les deux premiers doigts allongés.

---

(1) *Obs. publiée in Arch. de Tocol.*, 1875, p. 198.

5 heures 20. — Un accès violent.

5 heures 40. — Un accès. Contracture persistante entre les accès.

5 heures 50. — Une moitié du lavement est administrée et assez bien prise.

6 heures. — Un accès violent (Quelque temps plus tard on a administré l'autre moitié du lavement).

6 heures 45. — Un accès.

7 heures 30. — Un accès.

7 heures 45. — Un accès.

8 heures 20. Au toucher, dilatation complète : la poche se rompt spontanément sous l'influence de cette manœuvre, et à ce moment un nouvel accès éclate. Quelques minutes après, la tête est expulsée. Le tronc se dégage presque aussitôt, grâce à une légère traction avec rotation. Enfant petit, ne respirant pas, mais faisant quelques mouvements : cyanose légère. Le cordon bat bien. Ligature du cordon du côté maternel : légère saignée du côté du cordon de l'enfant avant la ligature : quelques frictions et un bain sinapisé rappellent l'enfant à la vie. Écoulement assez abondant d'eau et de sang, quelques frictions rudes font revenir l'utérus qui se contractait mal, et expulsent du sang. Expression utérine issue du placenta presque sans traction sur le cordon au bout d'une dizaine de minutes. Rétraction utérine bien franche, mais ne se maintenant à un degré convenable que grâce à de nouvelles frictions, et à l'excitation du col par les doigts qui enlèvent quelques caillots : pas d'hémorrhagie, pas de mouvements convulsifs : calme, stertor.

9 heures. — L'accouchement est terminé. Surviennent aussitôt après deux accès.

9 heures 20. — T. V. 40°. Stertor. Écume sanglante à la bouche.

10 heures — Un accès.

10 heures 1/2. — T. V. 39°,6. Un accès.

11 heures 5. — Un accès.

Le 13, minuit 35. — T. V. 39°,6. Même état comateux avec respiration stertoreuse.

9 heures matin. — Stertor, coma ; pas de perte. Utérus bien revenu. T. V. 40°,9. Face assez fortement congestionnée. Écume à la bouche. Cette nuit, attaques assez fréquentes, tous les quarts d'heure, à partir de 3 heures 1/2. Sangsues derrière les oreilles.

10 heures. — T. V. 39°,6. Même état.

11 heures. — T. V. 39°,4. Pupilles contractées, puis, un instant après,

légèrement dilatées. Respiration moins bruyante. Ouvre les yeux de temps en temps, et paraît entendre vaguement, quand on l'interpelle.

3 heures soir. — T. 40°,6. Un peu moins d'indifférence : stertor, face rouge.

Soir. — Stertor très-bruyant. Face congestionnée. Les pupilles sont contractées. La malade ouvre les yeux de temps en temps et se plaint un peu. Elle n'a pas eu de nouvelles convulsions. Les membres sont légèrement contracturés. Les sangsues ont bien pris et bien saigné. La malade a pu prendre quelques cuillerées de bouillon.

4 heures 35. — T. V. 41°,2. La malade a uriné abondamment sous elle.

Vers 5 heures 1/4, la respiration redevient assez brusquement silencieuse, et sa fréquence diminue (44 par minute).

6 heures 45. — Respiration plus calme et presque silencieuse. T. V. 41° (?).

8 heures 15. — P. 172. T. V. 41°,2.

10 heures 1/2. — Respiration moins fréquente et silencieuse. T. V. 41°,5. P. 158. R. 48.

Minuit 25. — T. V. 41°,8. Yeux entr'ouverts, pupilles contractées : même état d'ailleurs.

Morte le 14 janvier vers 5 heures 1/2 du matin avec râle trachéal, sans convulsions. T. V. à 9 heures, c'est-à-dire 3 heures 1/2 après la mort, 42°,1.

Autopsie le 15 janvier. — *Cavité abdominale. Foie.* Volume normal : sur une étendue assez grande de la face concave et de la face convexe, marbrures rosées en plaques, ne s'effaçant pas sous la pression du doigt, et ne se prolongeant dans l'épaisseur de l'organe. Dans quelques points, au niveau du ligament coronaire et de ses deux prolongements droit et gauche, suffusion sanguine dans le tissu cellulaire. Le tissu du foie est d'un jaune pâle, avec pointillé d'un jaune plus rouge, il présente manifestement un certain degré de dégénérescence graisseuse : presque pas de sang à la coupe.

Reins. — Commencement de putréfaction à leur partie antérieure ; dans les autres points tissu pâle, surtout celui de la substance corticale, qui offre une coloration jaunâtre ; pas d'injection notable ; un peu de sang noir seulement dans les gros vaisseaux.

Utérus. — Il remonte de 4 travers de doigt environ au-dessus du pubis. Col mou, admettant facilement trois doigts sur toute sa hauteur : corps rétracté, orifice inférieur oblitéré par un caillot noirâtre assez consistant. Le corps de l'utérus, bien revenu sur lui-même, contient des caillots lamelleux, adhérents à la paroi, consistants et peu décolorés. Insertion placentaire à la supérieure de la face antérieure : là, caillot plus épais, plus noir, et très-consistant ; caillot dans les parties avoisinantes des sinus utérins correspondants. Poids de l'utérus débarrassé de ses annexes, 702 gr. Corps jaune du volume d'une petite lentille dans l'ovaire droit.

Cavité thoracique. — Un peu de sérosité citrine dans le péricarde, au moment où l'on détache le cœur, issue de gaz bouillonnant au milieu du sang ; le cœur ne présente cependant pas trace de putréfaction : gros caillot fibrineux décoloré dans les cavités droites, se prolongeant dans l'artère pulmonaire. Cœur gauche : endocardite mitrale ancienne; peu de rétrécissement. Quelques petites suffusions sanguines sous l'endocarde venticulaire : rien aux sigmoïdes aortiques.

Poumons. — Quelques adhérences plus résistantes au sommet droit. Poumons fortement congestionnés, œdémateux, et crépitant mal à leur partie antérieure et supérieure. Des deux côtés à leur partie postérieure splénisation et pneumonie hypostatique étendue.

Encéphale. — Congestion intense de la pie-mère ; dilatation de ses veines par du sang noirâtre à demi-coagulé ; coloration rouge sombre de cette membrane sur une assez grande étendue des parties latérales et supérieures des hémisphères, marquée surtout du côté droit : cette coloration n'est pas due à un phénomène de déclivité, car elle existe à un degré beaucoup moins fort sur les parties postérieures du cerveau. En plusieurs points on voit autour des veines, quelques caillots noirâtres de petit volume en dehors des vaisseaux et sous la pie-mère. Il s'écoule fort peu de liquide céphalo-rachidien, au moment où l'on enlève l'encéphale de la cavité crânienne. Pas d'état poisseux des méninges.

La pie-mère se détache bien des circonvolutions, et son infiltration sanguine ne s'étend pas à celle-ci, même dans les points, où il y a du sang extravasé. Dans le corps strié du côté droit deux petits foyers d'apoplexie capillaire du volume d'une lentille ; dans le corps strié gauche un noyau semblable du volume d'un grain de millet. Pas de foyer sanguin nulle part. Piqueté des substances cérébrales et cérébelleuses ; injection assez marquée des vaisseaux de la protubérance et du bulbe ; la moelle ne présente aucune lésion appréciable à l'œil nu, si ce n'est une réplétion notable des vaisseaux, qui rampent à sa surface ; sa consistance est normale.

RÉFLEXIONS. — Les lésions trouvées à l'autopsie, c'est-à-dire la congestion généralisée à tous les organes, et marquée surtout dans l'encéphale avec infiltration sanguine à sa surface et dans son parenchyme (piqueté de la substance cérébrale, petits foyers apoplectiques dans les corps striés), l'injection assez marquée des vaisseaux de la protubérance, du bulbe et de la moelle, etc, sembleraient donc venir à l'appui de la théorie, qui assigne comme cause à l'éclampsie une congestion cérébro-spinale, mais cette congestion ne se retrouve seulement pas dans ces organes, mais encore dans les poumons et dans le foie, qui présentait un hématome sous-capsulaire en nappe, etc. La meilleure preuve contre cette théorie au contraire est donnée par l'ensemble des symptômes cliniques constatés pendant la vie de cette malheureuse femme : ces symptômes nous montrent parfaitement que la congestion de l'éclampsie est une stase artificielle, mécanique, causée uniquement par les obstacles qui opposent au retour du sang les troubles de la respiration et la contraction des muscles cervicaux, puisque la congestion cesse, dès que l'obstacle n'existe plus. La turgescence de la face, l'injection des yeux, la respiration stertoreuse, la résolution générale et plus tard la contracture des membres nous démontrent que la congestion suit presque invariablement les attaques, et est par conséquent le résultat et non la cause des accès.

Quant aux lésions rénales, elles révèlent une altération graisseuse de la substance corticale, mais cette hétéromorphie graisseuse des reins suffit-elle à elle seule pour constituer des lésions anatomiques du mal de Bright, et doit-on mettre sur le compte de cette maladie toutes les altérations qu'on peut rencontrer dans la substance rénale ? La substitution graisseuse ne peut-elle vraiment pas avoir lieu aux reins, comme elle s'opère dans divers organes, le foie notamment, qui est généralement gras chez les femmes grosses ? Notre maître, M. Bernheim, dans une note publiée dans la *Gaz. Hebd.* 1876, a bien montré : « Qu'il ne suffit pas que le rein soit gras pour qu'il fasse de l'albuminurie.......... et qu'il faut de toute nécessité admettre que la néphrite parenchymateuse n'est pas tout entière, comme le pense Kelsch, dans la dégénérescence graisseuse de l'épithélium rénal. » Aussi faut-il donc que dans la maladie de Bright d'autres conditions anatomiques ou physiologiques interviennent pour produire l'albuminurie.

En effet, MM. Cornil, Rosenstein, Bartels ont vu des reins gras, qui n'ont pas donné lieu à de l'albuminurie. D'autre part, l'analyse microscopique des reins n'a pas été faite, et pourtant rien ne nous démontre bien que nous eussions bien affaire à un mal de Bright, et que ce mal soit la cause de l'albuminurie et de l'éclampsie. Quant à la marche de la température, au lieu de s'abaisser progressivement comme dans le cas d'urémie, et partant de lésions rénales profondes, nous voyons qu'elle s'y est élevée à un chiffre assez haut. Ainsi chez cette femme, quelques heures après l'apparition de l'éclampsie, lorsque les attaques étaient encore assez éloignées les unes des autres, la température était à 38°,2, une saignée de 400 gr. est pratiquée, et il en résulte que, à 1 heure de l'après-midi, la température ne dépassait pas 38°,4, bien qu'il y ait eu de nouveaux accès. L'influence de la saignée cesse bientôt et à 5 heures 45 minutes, la colonne mercurielle montait à 39°,6. L'accouchement terminé à 9 heures ne met pas fin aux accès, et la température atteint 40°,9. Des sangsues ayant été appliquées, elle descend à 39°,6 et 39°,4. Mais cet amendement, pendant lequel la malade semble se réveiller, est tout-à-fait passager. La température s'élève successivement à 40°,6, 41°,2 et 41°,8. La malade meurt environ 48 heures après le premier accès, et 3 heures 1/2 plus tard on trouve 42°,1 (voir pl. VII, fig. II). Ce tracé considéré dans son ensemble offre une similitude parfaite avec celui qui existe aussi à la pl. VII, fig. I.

La *température terminale* ici a atteint un chiffre considérable, quelquefois cependant elle monte encore plus haut : c'est ainsi que chez une femme observée par M. Bourneville (1) dans le service de M. Moland à la Pitié, la température était au moment de la mort à 42°,6. Nous renvoyons à la planche VIII fig. I, où l'on pourra encore constater par la courbe thermographique l'élévation graduelle de la température pendant les attaques éclamptiques, quand elles doivent amener la mort. Enfin *après la mort* la chaleur centrale augmente encore et peut arriver à un chiffre très-élevé 43°. Nous avons trouvé un fait publié par Quincke (2) qui en fournit la preuve. Nous allons rapporter brièvement cette observation (voir pl. VIII, fig. II pour le tracé thermométrique).

OBSERVATION XII.

Éclampsie puerpérale. Accouchement. Élévation rapide et considérable de la température. Mort. ELÉVATION DE LA TEMPÉRATURE CENTRALE APRÈS LA MORT.

Kn.., âgée d'environ 30 ans, accouche le 4 décembre 1868 au soir, en venant de la Charité où fut faite la délivrance. Pas de renseignement.

Le 5, à 5 heures du matin, convulsions cloniques, toniques générales, se répétant fréquemment dans la journée par accès, souvent plusieurs en une heure. Les convulsions occupent tout le corps. Respiration stertoreuse ; pupilles dilatées, perte complète de la réaction. Pouls plein et dur. Choc du cœur fort : bruits purs. La vessie contient quelques centimètres cubes d'urine albumineuse. Durant la nuit les convulsions se répétèrent plusieurs fois, mais cessèrent à 7 heures du matin (6 décembre). A 3 heures, coma avec

(1) Bourneville. — *Archiv. de Tocol*, 1875, p. 199.
(2) Quincke. — *Berlin. klin. Wochenschrift*, 1869, n° 29.

sueur froide générale. A 9 heures 40, *mort* sans retour des convulsions. Voici la marche de la température :

Dates.	Heures.	Température.	Pouls.
5 décembre	5.»»	39°,4	152
6 —	7.45	41°,8	148
—	9.40	mort	»
..	9.50	42°,9	»
..	9.57	43°	»
..	10.30	43°,1	»
..	11.25	43°,1	»

Autopsie. .. Néphrite parenchymateuse. Hypertrophie du cœur. Hypérémie et œdème du lobe pulmonaire inférieur droit. Utérus régulièrement revenu sur lui-même. Rien d'anormal dans le cerveau, à part une forte infiltration séreuse des couches optiques et des corps striés.

RÉFLEXIONS. — Ainsi que le tableau ci-dessus nous l'apprend, la température, chez cette malade, a suivi une marche très-rapidement ascendante, puisque, en *trente heures*, elle est montée de 39°4 à 43°,1.

La connaissance de la marche de la température nous est ici d'un grand prix : car les lésions rénales étant bien démontrées, on eût pu croire que l'on avait affaire à un cas d'urémie chez une femme grosse, et que cette malade avait succombé à la suite de cette urémie. Mais cette marche régulièrement ascendante de la température vient affirmer le contraire, car dans l'urémie la température marche en sens inverse, c'est-à-dire s'abaisse progressivement pour tomber à un chiffre hyponormal.

PREMIÈRE PARTIE

PATHOLOGIE
DE L'ÉCLAMPSIE PUERPÉRALE

CHAPITRE I

DÉFINITION. — HISTORIQUE

DÉFINITION. — De toutes les maladies, qui peuvent compliquer l'état puerpéral, l'une des plus graves et des plus effrayantes est sans contredit l'*éclampsie*. On donne ce nom à une maladie aiguë, propre à la femme enceinte, en travail ou récemment accouchée, caractérisée par un nombre variable d'accès convulsifs accompagnés d'une suspension complète de l'intelligence et des sens, accès qui sont le plus souvent, mais non toujours liés à des altérations de la fonction urinaire et des reins. Cette affection s'accompagne de réaction fébrile, et par suite d'élévation de la température, qui *continue à augmenter* ou *diminuer progressivement*, suivant l'issue malheureuse ou heureuse de cet état pathologique.

HISTORIQUE. — Tel n'était pas le sens primitif du mot éclampsie (ἐκλάμπειν, faire explosion), qu'Hippocrate employait métaphoriquement, au dire de ses commentateurs, pour exprimer tantôt les redoublements de fièvres aiguës, tantôt pour dépeindre ce regard étincelant si marqué dans certaines frénésies, ou bien encore pour désigner cette flamme nouvelle, qui semble transformer tout l'organisme à l'époque de la puberté.

Si nous remontons aux premiers temps de la médecine, nous voyons en effet cet homme, qu'à juste titre on a surnommé le Père de la médecine, Hippocrate (1), ne pas se faire une idée bien nette des différentes sortes de convulsions, et ne les regarder que comme des symptômes, qui peuvent se présenter dans diverses circonstances, mais sans en former des maladies bien distinctes. Cependant ce profond scrutateur de la nature avait su observer, et avait pu reconnaître l'éclampsie comme un accident redoutable de la grossesse, car dit-il : « *Gravidis dolores capitis soporiferi, cum gravitate oborientes ac convulsione, plerumque sunt mali.* » Bien plus il assigna deux causes à ces manifestations morbides, la *réplétion* ou l'*évacuation* (*a repletione aut ab evacuatione fit convulsio*).

D'autres auteurs après lui les admirent, et voulurent en ajouter d'autres, telles que l'irritation des centres nerveux par une humeur mordicante (Galien), une frigidité analogue à la congélation, et une sécheresse des nerfs (Aetius). L'impulsion était donnée, et on voulut définir ce que c'est que la convulsion. Thomas Willis, s'étant beaucoup occupé des nerfs, rapporta tout au système nerveux, et reconnut deux espèces de convulsions ; l'une causée par une matière spasmodique, l'autre par une certaine forme explosible des esprits (*spirituum copula explosiva*), chacune de ces causes entraînant des convulsions différentes, suivant qu'elles portaient leur action sur le cerveau ou l'extrémité des nerfs.

Plus tard Hoffmann (2) traita d'une façon assez complète la question des convulsions, et plaça la cause de la maladie dans la moelle épinière et ses membranes. Sydenham, Stoll et beaucoup d'autres n'ont laissé sur les convulsions, que des

---

(1) Hippocrate. Voir les Prorrhétiques et les Prénotions.
(2) Hoffmann, *Med. ration. systematica*, t. III, cap. IV, § IX.

réflexions et des observations qui nous indiquent leurs qualités d'observateurs.

Deventer (*Obs. importantes sur le manuel des accouch.* Paris, 1734), et Mauriceau (*Maladies des femmes grosses et accouchées*, etc. Paris, 1768), méconnurent l'éclampsie. Cependant Mauriceau a entrevu la gravité des accidents convulsifs, car il dit : « La convulsion met la femme grosse et son enfant en danger de la vie, qui est toujours d'autant plus grand, que la femme ne revient pas à la connaissance dans l'intervalle des accès » (Livre 2, chap. XVIII et aphorismes).

L'éclampsie, malgré sa physionomie particulière et ses caractères bien tranchés, fut pendant longtemps confondue avec toutes les affections convulsives qui se produisaient, soit pendant la grossesse, soit pendant le travail, soit après l'accouchement, et ce n'est que vers la fin du siècle dernier, vers 1772, que Sauvages (1) la décrivit à part sous le nom d'*eclampsia parturientium*, éclampsie des femmes grosses.

Les convulsions puerpérales furent en outre comparées aux affections convulsives des autres états de la vie. Aussi en a-t-on établi de tétaniques, de cataleptiques, d'hystériques, d'épileptiques, d'apoplectiques, de choréiques. Merriman (2) n'en parle que sous le titre d'épilepsie, et Vogel (3) dit que c'est une épilepsie aiguë. Burns (4), qui en admet une espèce par épuisement, fatigue, lenteur du travail, hémorrhagie, dit que les plus fréquentes sont de la nature de l'éclampsie ou du tétanos (5), que celles-ci se trouvent dans la proportion de 100 à 1.

---

(1) Sauvages, *Nosol. Methodica*, class. 4, ord. 18, § 3.

(2) Merriman, *Synops. difficult. on parturition*, etc., p. 139.

(3) Burns, *Principl. of midwifery*, p. 483, 1832.

(4) *Ibid.*, p. 481.

(5) *Ibid.*, p. 481.

Bien qu'Hamilton (1) ait réservé comme Sauvages, le nom d'éclampsie aux convulsions puerpérales, Dewees (2) en fit le sujet d'un traité spécial en 1818, et n'en continua pas moins (3) de les classer sous trois formes : 1° épileptique ; 2° apoplectique ; 3° hystérique. Craignant (4) que cette diversité de noms ne fît prendre pour une même affection plusieurs maladies différentes, et remarquant (5) que l'éclampsie des femmes en couches comprend plusieurs états, qui n'ont entre eux d'autres ressemblances que la perversion des mouvements musculaires, C. Baudelocque (6) a cru devoir les réunir sous les titres de tétanos, d'épilepsie et de catalepsie. « Pour moi, dit Velpeau (7), je crois, avec Mme Lachapelle, que les convulsions des femmes enceintes, en travail ou en couches, diffèrent le plus souvent du tétanos, de la catalepsie, de l'épilepsie, de l'hystérie, de l'apoplexie, etc., et je pense avec Désormeaux (8) (sans y tenir pourtant beaucoup), qu'il vaut mieux leur conserver le nom d'éclampsie, à moins qu'on ne préfère le terme de *dystocie convulsive*, usité par Young (9). »

Depuis Hippocrate jusqu'à la deuxième moitié du dix-huitième siècle, les auteurs regardèrent donc l'éclampsie comme une maladie de nature nerveuse, assimilable aux névroses essentielles, aux troubles dynamiques *sine materiâ*, comme l'épilepsie, l'hystérie, etc. Pour la plupart d'entre eux, ces

---

(1) Hamilton, *Annales of medec.*, vol. 5, p. 313.

(2) Dewees, *Essays on puerperal, etc. convulsions.*

(3) Id. *Compendious syst. of midwif.*, p. 497.

(4) C. Baudelocque, Th. n° 84, Paris, 1822, p. 8.

(5) *Ibid.*, p. 22.

(6) *Ibid.*, p. 23.

(7) Velpeau, *Des convulsions pendant la grossesse, pendant et après l'accouchement,* Th. de concours; Paris, 1834, p. 15.

(8) Désormeaux, *Dict. de méd.*, tome VII, p. 292.

(9) Young, voir Merriman, *Synops. ou difficul. parturition, etc.*, p. 147.

convulsions étaient causées par l'impétuosité du fluide nerveux, déchaînée par la *débilité* et subordonnée à tout ce qui
peut irriter les nerfs et causer de la douleur. C'est ce que
croyait Sauvages : « La faiblesse poussée à l'excès, dit-il, produit particulièrement les convulsions cloniques, comme on
le remarque particulièrement chez les animaux égorgés,
lorsqu'ils ont bientôt perdu tout leur sang. » Et il rapporte
l'expérience de Halès, si souvent répétée depuis. Halès enlevait à une jument seize litres de sang ; une sueur froide, indice
d'une mort prochaine, et de violentes convulsions survenaient :
on tirait encore deux litres de sang, et l'animal mourait.
Donc pour les anciens médecins et pour ceux du dix-huitième
siècle, la débilité dominait la pathogénie de l'éclampsie.

Telle était l'opinion qui régnait jusqu'à l'époque où Broussais ne voulut point voir dans l'éclampsie une névrose, mais
la conséquence immédiate d'une congestion cérébro-spinale
active, et même d'un épanchement sanguin dans l'arachnoïde
ou dans la pulpe cérébrale. Deux opinions alors : l'une regar-
dant l'éclampsie comme une névrose, l'autre voyant dans ces
convulsions les résultats de l'hypérémie cérébrale, furent en
présence et eurent longtemps cours dans la science. Cependant dès 1818, Blackall (1), Weels (2), avant Bright, avaient
trouvé de l'albumine dans les urines de femmes grosses. En
1848, Rayer nous donnait son important *Traité des maladies
des reins* et signalait l'influence de l'albuminurie sur la
santé de la mère et le développement de l'enfant.

En 1840, Simpson (3) avait enseigné à ses élèves que l'anasarque se rencontrait souvent chez les éclamptiques et se rat-

---

(1) Blackall, *Obs. of the nature and cure of dropsies*, 3ᵉ édition, 1818, chap. 65.

(2) Weels, *Transact. of a Society for the improvement of medical and chirurg.*, Know-
ledje, vol. III, p. 16 et 194.

(3) Simpson, *Contrib. in obstetric. pathologie and practice*, Edinburgh, 1843.

tachait à des lésions rénales : ce qu'il put voir, en 1843, à l'autopsie d'une femme morte de convulsions puerpérales. Simpson crut pouvoir en déduire, que dans l'éclampsie puerpérale il existe presque invariablement de l'albuminurie avec complication d'œdème, précédant le plus souvent les convulsions, et coexistant avec l'état granuleux des reins.

Au même moment Lever (1) montra les rapports qui existent ou paraissent exister entre l'éclampsie et l'albuminurie. Dès lors on chercha à mieux connaître ces rapports. Aussi vit-on paraître un grand nombre de travaux sur l'albuminurie puerpérale et ses relations avec l'éclampsie. Nous ne ferons que mentionner les principaux qui appartiennent : en Angleterre, à Simpson (2), Christison (3), Churchill (4), Marshall-Hall, Tyler-Smith (5), Roberts (6), Johnson (7), Martin (8) ; à Channing (9), aux Etats-Unis ; à Litzmann (10), Braun (11), Scanzoni (12), Bartels (13), en Allemagne ; à

---

(1) Lever, *Guy's Hospital Report*, 1843.

(2) Simpson, *On lesions of the nervous system and in the puerperal state connected with albuminuria*, Edinb. Monthly Journ., p. 268.

(3) Christison, *On granular, degeneration on the Kidnies and its connection with dropsy, inflammation and other diseases*, Edinb. and London, 1839.

(4) Churchill, *Quaterly Journal*, 1854.

(5) Tyler-Smith, *The Lancet*, 1850.

(6) Roberts, *A practical treatise on urinary and renal disease, etc.*, 1865, p. 2891.

(7) Johnson, *British med. Journ.*, 24 mai 1873.

(8) Martin, *Medic. Society of the County of Kings*, 21 novembre 1876, London med. Record, 15 février 1877.

(9) Channing, *A treatise en etherisation*, Boston, 1848.

(10) Litzmann, *Die Brightische Krankheit und die Eklampsie der Schwangeren, Gebœrenden und Wœchnerinnen*, Gœschen's deutsche Klinik, 1852, n° 19-31, 1855, n° 29 et 36, et *Monatsch. f. Geburtsk.*, t. XI, 1858, p. 414.

(11) Braun, *Wien med. Wochenschr.* et *Gaz. hebd. de méd. et chirurg.*, Paris, 1854, n° 16.

(12) Scanzoni. *Fortsetzung der klin. Vortræge über specielle Path. und Therapie der Krankheiten des weiblichen Geschlechtes von Kiwisch*, Prag. 1855. Bd. III, Seite 433.

(13) Bartels, *Handbuch der speciellen Pathologie und Therapie in Leipzig*, 1875 (trad. par MM. Spielmann et Sesselmann).

MM. Cahen (1), Devilliers et Regnauld (2), Blot (3), Mascarel (4), Depaul (5), Imbert-Gourbeyre (6), Bach, Stoltz (7), Abeille (8), Wieger (9), Gubler (10), Maugenest (11), Chaballier (12), Fœrster (13), Millet (14), Tarnier (15).

En même temps qu'un grand nombre de médecins constataient la présence de l'albumine dans l'urine des éclamptiques et cherchaient à assigner aux lésions de l'appareil uropoiëtique la cause première de l'éclampsie, en Angleterre et en Allemagne naissait la doctrine de l'urémie, doctrine cherchant à expliquer les convulsions puerpérales par la rétention de l'urée dans le sang (Wilson, Christison, Braun), ou les produits de la transformation de l'urée dans le sang, c'est-à-dire le carbonate d'ammoniaque (Frerichs, Treitz, Spiegelberg).

Ces deux théories ne résistèrent pas longtemps devant le contrôle expérimental et clinique, et furent remplacées par

(1) Cahen, *Sur l'éclampsie puerpérale,* Th. Paris, juillet 1846.

(2) Devilliers et Regnauld, *Rech. sur les hydropisies des femmes enceintes (Arch. gén. de méd.,* 4ᵉ série, mai et juillet 1848).

(3) Blot. H., Th. Paris 1849.

(4) Mascarel, *Mém. sur les conv. des femmes enceintes (Bull. Ac. Med.,* t. XVIII, 1852, p. 184.

(5) Depaul, *Bull. Acad. de méd.,* t. XIX, 1854, p. 266.

(6) Imbert-Gourbeyre et Bach, *Mém. de l'Acad. de méd.,* Paris 1856.

(7) Stoltz, *Gaz. méd. Strasbourg,* p. 418, 24 nov. 1856.

(8) Abeille, *Traité des maladies et urines alb.* etc., 1863, p. 597.

(9) Wieger, *Gaz. méd. Strasbourg,* 1854, nᵒ 6-12.

(10) Gubler, *Art. albuminurie,* in *Dict. encycl.,* etc.

(11) Maugenest, Th. Paris, 1867.

(12) Chaballier, *De l'éclampsie au point de vue de ses causes, ses effets, etc.,* Th. Strasbourg, 1861.

(13) Fœrster, *De l'éclampsie puerpérale au point de vue de ses causes,, etc.,* Th. Strasbourg, 1867.

(14) Millet, *Essai sur la nature de l'éclampsie puerpérale,* Th. Strasbourg, 1867.

(15) Tarnier, *De l'efficacité du régime lacté dans l'albuminurie des femmes enceintes et de son indication comme traitement préventif de l'éclampsie,* 1875.

une autre, je veux dire l'urinémie. On voit donc que par là on ne renonçait pas à la pensée de trouver dans une septicémie produite par les matériaux de l'urine la cause de l'éclampsie. En effet, Scherer, Schottin (1), Hoppe (2), Oppler (3), Perls (4), Zalesky (5), etc., dont les travaux furent vulgarisés en France par M. Jaccoud, avaient trouvé dans les analyses du sang et dans les muscles chez des éclamptiques et urémiques une accumulation considérable de matières extractives, et avaient voulu voir dans cette accumulation la cause de l'é-clampsie.

Cette théorie nouvelle prit rang dans la science, et MM. Chalvet (6), Gubler vinrent bientôt lui prêter l'appui de leur autorité. Avant eux, Fabriès (7), Fournier (8), Challan (9), l'avaient adoptée.

Dans ces derniers temps cette doctrine vient d'être encore brillamment exposée et défendue par M. Peter (10) et par ses élèves, MM. Petit (11) et Pélissier (12). Mais cette influence des matières extractives sur le sang, assurément possible, est tout au moins douteuse, et aujourd'hui l'observation expéri-mentale et clinique ne permet pas de l'admettre.

------

(1) Schottin, *Vierordt's Archiv.*, 1853, p. 170 et *Gaz. hebd.*, 1853, p. 30.

(2) Hoppe, *Dritter œrtzlicher Bericht, etc.*, Berlin, 1854.

(3) Oppler, *Beitrœge zur Lehre von Urœmie (Virch. Archiv.*, p. 260, 1861.)

(4) Perls, *Kœnigsberg med. Jahrb.*, 1864.

(5) Zalesky, *Untersuchungen über den urœmischen Process., etc.*, Tubingen, 1865.

(6) Chalvet, *Mémoires de la Soc. de Biologie*, 1867.

(7) Fabriès, *Sur l'urémie*, Th. Strasbourg, 1863.

(8) Fournier, *De l'urémie*, Th. de concours pour l'agrégation de médecine, Paris, 1863.

(9) Challan, *Nouvelles recherches sur l'urémie. Du rôle des matières extractives de l'urine dans la pathogénie de cet état morbide*, Th. Strasbourg, 1865.

(10) Peter, *Arch. de Tocologie*, 1875, p. 95.

(11) Petit, Th. de Paris, 1876.

(12) Pélissier, Th. de Paris, 1878, n° 43.

Grâce, en effet, au thermomisme d'aujourd'hui, on vit la température prendre une marche spéciale dans l'éclampsie, si bien que la courbe thermométrique est un signe de cette maladie aussi important et aussi fidèle que celui fourni par l'accès éclamptique. Grâce à ce signe important que nous devons à M. Bourneville (1), nous pouvons aujourd'hui dire que l'éclampsie n'est ni de l'urémie, ni de l'ammoniémie, ni de l'urinémie.

L'expérimentation semble également venir à l'appui de cette manière de voir. Aussi dans ces derniers temps, MM. Dhers (2), Fabre (3), Harmand (4), Sulot (5), reconnaissant l'obscurité de la pathogénie de ces accidents convulsifs, se contentent de dire que l'éclampsie est une maladie convulsive spéciale aux femmes enceintes, en travail ou récemment accouchées, maladie qui diffère de l'épilepsie, de la catalepsie, de l'hystérie et du tétanos. Ils s'appuient aussi sur l'autorité d'hommes éminents, MM. P. Dubois, Stoltz, Depaul, Pajot, Tarnier, Bailly, etc. Nous examinerons longuement dans le cours de ce travail la valeur des théories dont nous venons de faire un court exposé.

---

(1) Bourneville, *Annales de la Soc. de Biologie*, 1871.
(2) Dhers, *De l'éclampsie puerpérale*, Th. Montpellier, 12 juin 1875.
(3) Fabre, *De l'éclampsie puerpérale*, Th. Montpellier, 4 août 1875.
(4) Harmand, *Considérations sur un cas d'éclampsie*, Th. Montpellier, 1876.
(5) Sulot, *De l'éclampsie puerpérale*, Th. Nancy, 1874, n° 10.

CHAPITRE II

FRÉQUENCE DE L'ÉCLAMPSIE

Nous étudierons la fréquence de l'éclampsie 1° au point de vue du nombre d'accouchements dans lesquels elle apparaît ; 2° au point de vue de son apparition aux différentes époques de l'état puerpéral.

Il est très-difficile de se faire une idée exacte de la fréquence de l'éclampsie, relativement à un nombre donné d'accouchements, tant les statistiques des différents auteurs varient entre elles.

1° Fréquence de l'éclampsie au point de vue du nombre d'accouchements où elle apparaît.

L'éclampsie se montre assez rarement : Merriman signale 5 cas sur 2947 accouchements ou $\frac{1}{589,4}$. Mme Lachapelle indique 67 observations sur près de 38,000 ou $\frac{1}{623}$. Sur 38,306 accouchements relevés par Cazeaux on trouve 79 exemples ou $\frac{1}{485}$. Mme Boivin a rencontré 19 cas sur 20,357 $\frac{1}{1071}$. P. Dubois, dans ses leçons orales, dit que, sur 12,500 accouchements à la Maternité et à la Clinique, il n'a observé l'éclampsie que 10 fois ou $\frac{1}{1250}$. Sur les 57,800 de Velpeau, on en trouve 224, soit $\frac{1}{258}$. Sur les 9,443 accouchements qui se sont faits à la clinique de la Faculté de Paris de 1841–51 et relevés par De Soyre, il y a 26 cas d'éclampsie, soit $\frac{1}{363}$.

Braun, sur 24,000 accouchements, a trouvé 52 éclamptiques ou $\frac{1}{477}$.

Scanzoni a rencontré 1 cas sur 400 accouchements. Churchill sur 214,663 a noté 347 cas d'éclampsie, soit $\frac{1}{618}$. Ramsbotham sur 68,435 accouchements a eu 67 éclamptiques, soit $\frac{1}{1021}$. Johnson and Sinclair sur 13,748 accouchements ont observé 63 éclamptiques, c'est-à-dire $\frac{1}{218}$.

M. Depaul a observé une première fois 32 cas d'éclampsie sur 16,000 accouchements ou $\frac{1}{500}$, et une seconde fois 10 cas sur 12,500 ou $\frac{1}{1500}$ (Dotezac. Th. Paris, 1863).

Pacoud de Bourg (Comptes rendus de la Maternité de Bourg, 1823-29) a vu 47 cas sur 11,208 ou $\frac{1}{238\,5}$.

Velpeau, dans sa Thèse de concours pour la chaire de clinique d'accouchements, en 1834, rapporte que sur 1,000 accouchements opérés sous ses yeux à la clinique, il n'a vu aucun cas d'éclampsie, tandis que dans sa pratique particulière il a vu 16 cas d'éclampsie sur 1,500 accouchements.

Après avoir ainsi indiqué ces statistiques, on peut voir que l'on a les proportions suivantes de l'éclampsie pour mille accouchements :

Les Anglais........	2,3
Braun...........	2,5
Cazeaux..........	2,6
De Soyre	2,7
Velpeau..........	3,8
Depaul...........	4,3
Mme Lachapelle....	5
Churchill.........	6

Si nous en croyons M. Pélissier, en prenant le nombre 218,780 comme somme des accouchements qui lui auraient servi pour établir ces différentes moyennes, on pourrait prendre pour moyenne absolue 3,96 pour 1,000.

D'après MM. Peter (1) et Charpentier (2) les cas d'éclampsie seraient aujourd'hui plus fréquents, ainsi :

---

(1) Peter, *loc. cit.* p. 224.
(2) Charpentier, *De l'influence des divers modes de traitement sur les accès éclamptiques.*

De 1834 à 1843 . . . .   17 cas
De 1844 à 1853 . . . .   27 —
De 1854 à 1871 . . . .   54 —

Pour M. Peter cette augmentation est absolue : en effet, la population de Paris n'a pas triplé depuis 40 ans, et les cas d'éclampsie sont trois fois plus nombreux. Quelle en est la cause ? Pour lui, ce sont les conclusions de MM. Andral et Gavarret, affirmant que les femmes grosses étaient anémiques, et la proscription de la saignée qui en a été le résultat; cette raison lui paraît sérieuse, car à la campagne, ajoute-t-il, où il est d'usage de saigner presque toutes les enceintes, le nombre des éclamptiques n'a pas augmenté.

En moyenne donc sur 400 femmes enceintes ou accouchées on trouve *une* éclamptique.

Enfin nous ajouterons que dans les maternités, où se font les statistiques, la proportion des éclamptiques est nécessairement plus forte qu'en ville, parce que beaucoup de femmes qui seraient restées chez elles, ou chez une sage-femme, si leur accouchement eût été naturel, sont apportées à l'hôpital uniquement à cause de cette terrible complication.

On a voulu que l'éclampsie soit plus rare dans les campagnes que dans les villes. Mattei (1) est allé plus loin et a même avancé à la Société de médecine pratique que cette maladie n'existait pas dans les campagnes, ce qui est une erreur. Car rien n'est plus commun que de trouver dans les journaux médicaux des observations d'éclampsie survenue à la campagne.

---

(1) Mattei, *Gaz. des hôpitaux*, 1860.

2° Quel est le degré de fréquence de l'éclampsie aux diverses
épiques de l'état puerpéral?

. L'éclampsie peut se montrer avant, pendant et après le travail, mais sa fréquence est loin d'être la même à ces différentes époques.

Si l'on consulte la statistique de Jacquemier, on trouve que sur un total de 197 cas, 53 fois les convulsions puerpérales se sont montrées durant la grossesse, 59 fois pendant le travail, et 45 fois après l'accouchement. Le relevé fait à la Maternité de Bourg, par Pacoud, dépose dans le même sens : sur 47 cas d'éclampsie, 18 appartiennent à la grossesse, 20 au travail, et 9 ont apparu après la délivrance. Braun, sur 44 cas d'éclampsies, en signale 12 avant le travail, 21 pendant, et 8 après l'accouchement.

Le relevé de M. Wieger, donne sensiblement le même rapport. Sur 455 cas l'éclampsie a éclaté :

109 fois   avant le début du travail

235 —   pendant le travail

110 —   après la naissance de l'enfant.

Scanzoni établit la proportion suivante :

2 cas   dans le 9ᵉ mois avant toute douleur

23 —   pendant le travail

3 —   peu après le travail.

Pour avoir un résultat approximatif de la fréquence de l'éclampsie aux différentes périodes de l'état puerpéral, M. Pajot prétend qu'il faut prendre en nombres ronds les chiffres suivants :

Sur 200 cas d'éclampsie, 100 débutent pendant le travail, 60 avant, 40 après.

Pour nous, nous dirons que l'éclampsie peut apparaître à

toutes les époques de l'état puerpéral, mais c'est pendant le huitième et surtout le neuvième mois que cette affection débute, et avant tout phénomène de travail, comme nous l'a si bien enseigné M. Stoltz. Plus on s'éloigne du neuvième mois, plus l'affection est rare. Cependant des faits bien observés en signalent l'existence dans les premiers mois de la grossesse. Ainsi nous nous bornerons à citer la jeune fille observée par Danyau (1) père, qui fut atteinte de convulsions à la sixième semaine de sa grossesse, et chez laquelle l'extraction de l'œuf put seule faire cesser les accidents. A une grossesse suivante et au même terme l'éclampsie revint encore, et fut suivie de la fausse couche, mais cette fois les accès persistèrent encore après l'avortement. Chailly en cite un cas à 2 mois, et M. Depaul un autre à 3 mois et demi.

Après l'accouchement, tantôt l'éclampsie éclate avant la délivrance, tantôt elle suit l'extraction du placenta. Quelquefois aussi elle survient plusieurs jours après le travail. Baudelocque parle d'une femme qui eut des convulsions 45 jours après l'accouchement. Trousseau (2) fait mention dans ses leçons cliniques d'une femme chez laquelle apparurent, 2 mois après la délivrance, des convulsions qui se renouvelèrent à plusieurs reprises. Ce célèbre clinicien hésite avec raison à voir là un cas de véritable éclampsie.

Tissier (3) l'a observée dix-sept jours après l'accouchement, et West (4) trois semaines après.

---

(1) Danyau, *observ. citée* in th. Paris, 1864, p. 10, par D. Ganière.
(2) Trousseau, Clin. méd. de l'Hôtel-Dieu, t. II, p. 199.
(3) Tissier, *Union méd.* 1869.
(4) West, *Transact. of the obst. soc. of London.* 1862.

CHAPITRE III

DESCRIPTION DE L'ACCÈS ÉCLAMPTIQUE

Nous ne ferons point ici un tableau détaillé de la maladie ; cela sortirait de notre cadre et d'ailleurs ce tableau a été tracé déjà dans beaucoup de Thèses et dans les livres d'obstétrique (Cazeaux, Depaul) ou dans l'article du *Dictionnaire de méd. et ch. pratiques*, par M. Bailly.

Nous nous contenterons donc de relater :

I. Les prodromes ;

II. Les principaux phénomènes de l'attaque d'éclampsie.

I. PRODROMES.

Il est rare que l'attaque convulsive débute brusquement et sans être annoncée par quelques phénomènes précurseurs. Chaussier, Velpeau, les regardaient comme constants et attribuaient à l'insuffisance de l'observation l'opinion des auteurs qui pensent que les prodromes font souvent défaut dans cette maladie. Cette opinion est peut-être trop absolue. Suivant M. Wieger, la fréquence comparée des prodromes diffère suivant le moment où les accidents débutent. C'est ainsi que sur cent cas d'éclampsie qui ont lieu avant le travail, on trouverait des prodromes quarante fois ; sur cent cas pendant le travail, trente fois ; et sur cent qui ont lieu après l'accouchement, on trouverait des prodromes vingt fois seulement.

Au nombre de ces phénomènes précurseurs il faut compter, avec M. Depaul, la céphalalgie qui est généralement frontale, les troubles variés de la vision, l'épigastralgie, les vomisse-

ments, des vertiges, tintements d'oreilles et souvent un trouble profond des facultés sensoriales et intellectuelles (embarras de la parole, cauchemars, etc.).

Osiander, Dugès, Velpeau, Montgomery, considéraient
avec raison l'enflure du visage et des mains, la présence de
l'albumine dans les urines comme les avant-coureurs de l'é-
clampsie.

II. PHÉNOMÈNES DE L'ATTAQUE ÉCLAMPTIQUE.

Enfin l'éclampsie se déclare et présente les trois périodes
suivantes : convulsions toniques, convulsions cloniques et
coma.

Toutes les attaques éclamptiques présentent entre elles une
grande similitude, aussi peut-on dire que quiconque a été
témoin d'une seule attaque connaît toutes les autres, et nous
ajouterons avec M. Bailly : « Les différences, qu'on remarque
entre les paroxymes, portent uniquement sur leur intensité
et leur durée. »

Outre ces trois périodes de l'accès éclamptique, on a voulu
en établir une quatrième, qu'on a appelée période d'invasion
(Depaul). Nous appuyant sur l'autorité de notre maître, M.
Stoltz, nous nous arrêterons aux trois périodes indiquées plus
haut ; mais pour être complet nous décrirons cette période
d'invasion.

1° *Période d'invasion*. — Quand on examine attentivement
une femme qui a déjà eu des accès d'éclampsie et se trouve
sans connaissance, on constate une agitation de la malade qui
se remue, se retourne et paraît impatiente, puis elle reste un
instant tranquille dans le décubitus dorsal. L'agitation alors
se localise à la tête qui se balance à droite, à gauche, par
un mouvement très régulier ; bientôt les yeux s'animent, de-

viennent plus vifs, ils roulent de haut en bas et de gauche à droite. Des frémissements, des ondulations, des froncements rapides courent sous la peau du visage et s'attaquent bien vite aux ailes du nez qui se lèvent et se baissent en dilatant et resserrant les narines ; la bouche y participe et grimace. Bientôt la convulsion gagne les membres qui reçoivent des secousses intermittentes, analogues à celles que produirait un courant galvanique ; les avant-bras se tordent, les poings se ferment. Tout-à-coup l'œil s'immobilise dans l'orbite, fixe, effrayant et se trouve presque toujours tourné en haut et à gauche. Nous sommes alors à la deuxième période.

2° *Deuxième période ou période de convulsions toniques.* — Le mouvement fibrillaire de la face s'arrête et la convulsion tonique vient en quelque sorte graver sur le visage son expression menaçante. Les mouvements de la tête et des yeux s'arrêtent, ceux-ci sont dirigés tous deux en haut et à gauche, la tête inclinée sur l'épaule droite, la face au contraire entraînée du côté opposé, semble fixer d'une manière effrayante un objet placé au-dessus d'elle ; l'œil reste fixe, la pupille dilatée, la bouche entr'ouverte ; c'est le moment de la contraction spasmodique. La langue sort de la bouche et le trismus tétanique vient resserrer les dents qui la broient. Au même moment, et brusquement, les membres se tordent en arrière, le tronc se raidit, les poings se ferment, le pouce fléchi dans la paume de la main. En même temps la respiration se trouve suspendue par la contraction spasmodique du diaphragme et des autres muscles du thorax, et l'hématose se trouve ainsi empêchée. Les muscles du larynx (Tyler-Smith) sont convulsivement contractés, la respiration devient pénible, brève, courte, saccadée. Le pharynx est aussi contracté (Simpson).

La convulsion des muscles de l'abdomen chasse au dehors

les urines et les matières fécales qui s'échappent involontairement. La face, qui était pâle au début de l'accès, se congestionne de plus en plus en raison de la gêne qu'éprouve la circulation en retour, et prend une teinte violacée.

3° *Période de convulsions cloniques.* — Une détente générale s'opère ; la bouche se détord, la contracture cesse, le clonique va succéder au tonique. Tous les muscles de la vie de relation sont soumis à des secousses convulsives. Les paupières clignent ; l'œil terne le plus souvent roule dans l'orbite, mais le regard de temps en temps s'allume pendant un intervalle très court, pour s'éteindre aussitôt. Les lèvres remuent vivement par suite de contraction et relâchements alternatifs de l'orbiculaire, si bien que la malade semble marmotter quelque chose, et la bouche rejette souvent une écume sanguinolente produite par le passage de la salive entre les dents, qui ont serré la langue et l'ont déchirée.

Des secousses brusques, saccadées, brèves, sur place, pour ainsi dire, agitent les membres. Quelquefois les mouvements convulsifs n'occupent qu'un seul côté du corps et c'est le plus souvent le côté gauche (Depaul). La face, les lèvres, les extrémités, se congestionnent de plus en plus, elles deviennent cyanosées, livides ; les carotides battent violemment, les veines jugulaires distendues soulèvent la peau ; la respiration n'est plus qu'un râle spasmodique bruyant, désordonné. La peau violette se couvre de sueur ; la salive sécrétée en grande abondance coule alors mêlée de sang et fortement spumeuse.

Il y a quelquefois excrétion involontaire des fèces et des urines. Souvent la sécrétion urinaire est diminuée, et cette réduction dans la quantité peut aller jusqu'à une suppression à peu près complète ; c'est à peine, chez certaines femmes, si la sonde peut extraire quelques gouttes d'urine de la vessie, et cette anurie peut durer plusieurs jours. L'acide nitrique,

la chaleur, l'acide picrique y révèlent la présence de l'albumine en grande abondance. Enfin les convulsions cloniques,
de très rapides qu'elles étaient, se ralentissent peu à peu et
diminuent à peine d'intensité, et vers la fin de cette période
on voit quelquefois trois ou quatre convulsions, bien nettes
et bien séparées, annoncer la terminaison de l'accès éclamptique.

Peu à peu l'état convulsif fait place à l'état comateux.

4° *Période de coma.* — Une vaste inspiration annonce la fin
de l'accès et le début du coma. La malade paraît épuisée par
tous ces mouvements désordonnés et tombe dans un état de
stupeur, dont on peut encore la tirer après un premier accès ;
mais si les accès se répètent à de courts intervalles, la stupeur
deviendra un véritable coma. Il y a résolution plus ou moins
complète de tous les muscles de la vie de relation ; la respiration est stertoreuse, l'air en traversant la bouche rend la salive plus écumeuse. Les facultés intellectuelles et sensoriales,
suspendues dès le début de l'accès, restent tout à fait abo-
lies. Les pupilles sont dilatées, insensibles à la lumière. La
sensibilité générale et réflexe est abolie, cependant elle paraît
s'éveiller de temps à autre sous l'influence d'une vive excitation ; c'est ainsi qu'on voit la femme porter les mains sur l'abdomen au moment où l'utérus se contractant devient le siége
d'une violente douleur. Nous avons même vu la malade chercher de ses mains à nous écarter, pendant que nous voulions
pratiquer le toucher vaginal.

Le pouls lent, plein, dur avant l'accès, augmente généralement de fréquence (120-140) et devient en même temps
plus petit, inégal, intermittent pendant l'attaque, tandis qu'il
se ralentit et se relève pendant la période de coma.

Cet état comateux est d'autant moins prolongé en général
que l'accès éclamptique a été moins grave, et surtout que

celui-ci s'est répété moins souvent; si au contraire les accès sont très nombreux, le coma devient persistant et la malade ne recouvre plus connaissance. Il persiste encore quelque temps après que les convulsions ont tout-à-fait cessé, et les malades souvent ne redeviennent conscientes qu'un, deux ou trois jours après le dernier accès. Si l'éclampsie a été peu intense, la période de coma est courte. A cet état comateux succède une somnolence dont on peut tirer parfois la malade en lui parlant; peu à peu les facultés sensorielles reparaissent et quand tout a disparu, la femme se plaint d'une grande courbature. Enfin les facultés intellectuelles se rétablissent lentement, la mémoire est surtout fortement atteinte, tantôt elle est très affaiblie (la malade a oublié ce qui s'est passé avant l'accès, etc.), tantôt elle est complétement abolie; ainsi on a vu des femmes oublier le numéro de leur maison ou le nom de leur rue. Souvent elles ne savent pas si elles sont accouchées, ou même ne se rappellent pas leur grossesse.

Quant à la durée de l'accès, elle est variable. En général l'accès convulsif n'a guère qu'une durée de une à deux minutes. La période des convulsions toniques dépasse peu 20 ou 30 secondes; celle des convulsions cloniques dure une, deux, ou rarement cinq minutes. Ainsi à l'exemple de la plupart des accoucheurs, nous ne considérons ici que l'accès constitué seulement par les convulsions toniques et cloniques, sans y comprendre la période comateuse dont la durée, généralement longue, varie beaucoup plus que la période convulsive.

Le nombre des accès est aussi variable; on n'en observe quelquefois qu'un ou deux, séparés par un intervalle de plusieurs jours; le plus souvent ils se succèdent plus nombreux dans un court espace de temps. M. Depaul cite l'exemple d'une femme qu'il a vue à la Clinique, en 1865, et dont le nombre des accès s'est élevé à 160. Il est rare de ne voir qu'un seul accès se manifester, et cependant il n'est pas impossible qu'une première attaque soit mortelle (Depaul).

Influence des accès sur le travail. — Quelquefois les contractions utérines coïncident avec les accès pour se terminer et recommencer avec eux, en sorte qu'elles paraîtraient en être le point de départ. Mais parfois les attaques suspendent le travail, qui ne reprend qu'après l'accès. Dans d'autres cas, quand les convulsions gagnent l'utérus, l'enfant est expulsé avec l'œuf avec une promptitude extrême; ou bien les contractions de l'utérus sont fortes ou durables et le fœtus est expulsé avant que la femme ait repris connaissance. Généralement les contractions sont faibles et insuffisantes et le travail n'avance que lentement.

Enfin il existe un dernier signe de l'éclampsie, et partant des accès convulsifs, je veux parler de la température, dont l'étude avait été négligée jusque dans ces derniers temps. Cependant elle a une valeur bien grande au point de vue du diagnostic, du pronostic, du traitement, et même de la pathogénie de cette affection, comme nous allons le démontrer. C'est M. Bourneville qui, le premier, a fait l'étude thermométrique dans cette maladie, et prétendant avoir dans ses recherches trouvé toujours des résultats identiques, il a formulé les règles suivantes :

1º Dans l'éclampsie la température s'élève depuis le début jusqu'à la fin.

2º Dans les intervalles des accès, la température se maintient à un chiffre élevé, et au moment des convulsions on enregistre une légère ascension de la colonne mercurielle.

3º Enfin si l'état du mal éclamptique doit se terminer par la mort, la température continue à augmenter et parvient à un chiffre très élevé. Si au contraire les accès disparaissent, si le coma diminue ou cesse d'une façon définitive, la température s'abaisse progressivement et revient à un chiffre normal.

Nous verrons à la fin de ce travail comment ces règles doivent être modifiées.

Si donc nous résumons en deux mots les symptômes principaux de l'éclampsie, nous y verrons deux phénomènes d'un ordre différent se succéder : d'abord une excitation énorme, une ataxie caractéristique et générale aux muscles striés et même lisses ; puis une résolution complète, absolue de l'être entier.

Leur mécanisme en est bien simple : 1° Convulsion d'abord, puis spasmes des muscles inspirateurs et laryngés, d'où suspension presque complète de la respiration ; 2° et stase du sang dans l'encéphale, congestion, hypérémie de la substance cérébrale, d'où le coma profond qui succède au spasme. La connaissance exacte de la manière suivant laquelle ces choses se succèdent : l'une étant cause, l'autre étant effet, s'imposait avant d'entreprendre l'étude de la nature de la maladie, c'est-à-dire l'étude de l'étiologie et pathogénie de l'éclampsie. Aussi avons-nous voulu décrire l'attaque éclamptique.

CHAPITRE IV

ANATOMIE PATHOLOGIQUE

De l'avis de tous les accoucheurs, l'autopsie des femmes
mortes d'éclampsie n'apprend rien sur la nature de cette affection. « Ces modifications organiques (constatées à l'autopsie) dit Bailly (1), sont ou très fugaces, et ne laissent aucune
trace de leur existence après la mort, ou si délicates qu'elles
échappent à nos moyens d'investigation, car dans un grand
nombre de cas, on ne trouve à l'autopsie des femmes, qui
ont succombé à cette maladie, aucun désordre matériel sai-
sissable de l'encéphale ou de ses enveloppes. Dans une
deuxième catégorie de cas, dont la proportion n'a pas encore
été évaluée rigoureusement, des altérations physiques du
système cérébro-spinal se rencontrent : mais elles ne sont
guère capables de rendre compte des phénomènes si remarquables observés pendant la vie. » En effet presque toutes les
lésions qu'on rencontre chez les éclamptiques semblent être
consécutives aux convulsions et en être le résultat. L'éclampsie n'entraîne pas de lésions spéciales, et celles qu'on y rencontre dans ce cas pathologique, n'ont pas ce caractère constant qui permet d'établir une relation de cause à effet entre
elle et les symptômes observés pendant la vie. L'éclampsie
en effet n'est pas une cause, mais un effet.

Les modifications anatomiques des centres nerveux, qui
coïncident avec cette affection convulsive, sont très diverses
et ne sont pas constantes. On a remarqué tantôt la congestion
des méninges et de la pulpe cérébrale : tantôt l'état anémique

---

(1) Bailly. *Loc. cit.* p. 313.

de l'encéphale, la vacuité de ses vaisseaux, l'infiltration de ses membranes, l'hydropisie limitée aux ventricules ou bien étendue à la base du cerveau et à l'entour de la moelle (Bloff).

Le plus souvent on trouve une congestion intense des vaisseaux de l'encéphale et de ses enveloppes et même un foyer apoplectique dans les cavités ventriculaires et l'épaisseur de l'encéphale, tantôt un épanchement sanguin étalé en nappe à la surface des hémisphères, Targioni (1), Mme Lachapelle, Velpeau, MM. Depaul et Stoltz en citent des exemples. Quelquefois une double hémorrhagie existe dans l'intérieur du cerveau (2).

Quelquefois il existe un foyer hémorrhagique dans le lobe occipital. Ainsi nous en trouvons un bel exemple dans les *Archives de Tocologie* (3). Comme il existait en même temps de semblables lésions dans certains autres viscères, comme le foie, pour éviter toute redite, nous indiquerons plus loin les caractères de ce foyer hémorrhagique.

La protubérance, le bulbe, la moelle épinière n'ont jamais présenté d'altérations, si ce n'est une congestion plus ou moins accusée. On a vu une apoplexie méningée rachidienne (4) accompagner une hémorrhagie intra-ventriculaire, produite dans les plexus choroïdes, distendant les deux ventricules latéraux et le troisième ventricule (il y avait prédominance marquée des convulsions du côté gauche). La couche optique et le corps strié sont généralement intacts : quelquefois cependant ils sont comme lardés de petits caillots sanguins ; c'est Menière (5), qui le premier a signalé ce fait.

---

(1) Targioni. *De Sedibus et causis morborum*, etc. Epist. 2, § 8.

(2) Voir obs. V, *in thèse* de Paris 1868, par Bouchet.

(3) *Archives de Tocologie*, 1877, p. 697.

(4) *Bull. de la soc. anat. de Paris* 1857, p. 283.

(5) Menière, *Arch. gén. de méd.*, t. XVI, p. 494.

Enfin on a constaté quelquefois, soit dans l'encéphale, soit dans les méninges, des lésions anatomiques qui ne sont que de pures coïncidences : ainsi Baudelocque a trouvé l'ossification de la dure-mère chez une femme morte d'éclampsie puerpérale. Prestat (1) a rencontré un petit corps de consistance pierreuse, gros comme un petit pois, et situé dans le corps strié du côté droit.

Enfin l'éclampsie peut amener d'autres complications cérébrales, comme une méningite. M. Fabre (2), en mentionne un cas dans son travail inaugural.

Cette complication serait même très-fréquente d'après Cazeaux. Car cet habile observateur, ayant perdu deux femmes sur sept éclamptiques traitées par lui dans un temps assez court, aurait trouvé dans les deux autopsies les caractères anatomiques de la méningite.

Donc, comme P. Dubois, nous ferons observer qu'il faut distinguer avec soin, si la malade a succombé pendant l'attaque ou pendant la rémission, qui suit le paroxysme. Nous pouvons ainsi comprendre les différentes lésions encéphaliques : en effet dans le premier cas on peut s'attendre à constater la turgescence des vaisseaux cérébraux, mais cet état n'existe qu'à la suite du paroxysme, et n'est pas la cause de l'éclampsie. Chez les femmes, qui meurent après l'attaque, on ne trouve plus cette turgescence, mais seulement un peu d'épanchement ou absolument rien, comme le prétend Mme Lachapelle (3).

. Les poumons sont très-souvent le siège d'une stase sanguine ou séreuse. Denman (4), a signalé l'existence d'un

---

(1) Prestat (Ed. L.) *De l'éclampsie,* th. de Paris, 22 avril 1839.

(2) Fabre, th. Montpellier 1875, voir obs. II.

(3) Lachapelle, *Pratique des accouchements,* t. 3, p. 80. Voir obs. III.

(4) Denman, *Introd. à la pratique,* etc., t. II, p. 421, 422.

épanchement séreux dans la plèvre, et M. Segalas (1), un hydro-hémothorax. Boër a vu de l'emphysème pulmonaire. Les poumons sont, d'après Braun, le siège d'un œdème séro-sanguin plus ou moins intense, et présentant parfois des foyers apoplectiques, tous phénomènes dus à la stase sanguine, que la gêne respiratoire détermine dans ces organes au moment des convulsions.

Le cœur est généralement flasque et vide, mais sans alté-rations. Le foie et la rate sont congestionnés. Les altérations du foie peuvent être plus prononcées : en effet, dans les obser-vations (VII, VIII) que M. Marchal a bien voulu nous donner, le foie présentait de larges plaques hémorrhagiques dissémi-nées autant à la surface qu'à l'intérieur de l'organe : en dehors de ces états la substance hépatique était pâle, et comme anémiée, et il existait en outre d'autres lésions portant sur les capillaires sanguins, qui étaient infiltrés de graisse, amoindris dans leur calibre, irréguliers de forme au niveau de ces foyers hémorrhagiques. On n'apercevait plus que des débris informes des parties constitutives de la glande, imprégnée de matières colorantes du sang. Enfin les altérations du foie peuvent encore être plus marquées, par suite du volume des foyers hémorrhagiques. Pour le démontrer, il nous suffira de rapporter ici une autopsie mentionnée *in Arch. de Tocologie* 1877, p. 697 et intéressante par suite de foyers apoplectiques, que l'on a rencontrés dans le cerveau d'une part et dans le foie d'autre part :

. . . .

L'éclampsie ayant éclaté avant le travail, la femme, qui en était atteinte, mourut subitement avant d'avoir été accouchée et sans avoir présenté aucune paralysie. A l'autopsie on trouva

____

(1) Segalas, *Loc. cit.*, voir Obs. III, p. 22.

que la surface du foie était comme tuméfiée dans son ensemble et d'un rouge vif. Sur la face convexe du foie, la capsule de Glisson était décollée du parenchyme hépatique et soulevée par un épanchement sanguin. Du sang à demi liquide s'écoulait par une déchirure située à la partie antérieure, et c'était de là évidemment que provenait le sang trouvé dans le cul-de-sac rétro-utérin (l'utérus était sain). L'hématome sous-capsulaire du foie occupait une grande partie de la face convexe : sur les autres points et notamment à la face inférieure du foie, le sang ne formait plus de foyers véritables, mais plutôt une sorte d'infiltration émaillant la surface de l'organe de plaques ecchymotiques irrégulières. En certains points de la face convexe, près du bord supérieur du foie, le sang avait déchiré l'enveloppe cellulo-fibreuse. Sur une coupe le tissu hépatique paraissait congestionné et présentait par places de petites ecchymoses.

Il existait en même temps un foyer hémorrhagique dans le cerveau : ce foyer occupait le lobe occipital droit, ou plus exactement les deuxième et troisième circonvolutions occipitales droites ; en arrière, tout à fait à la pointe du lobe, il arrivait superficiellement presque sous la pie-mère qui, par sa déchirure, avait permis au sang de faire irruption dans une des anfractuosités séparant les circonvolutions. Ce petit foyer était allongé transversalement, ne mesurait que $2^{cm},5$ d'épaisseur ; aucune communication avec le prolongement occipital du ventricule latéral. La substance blanche voisine présentait une sorte de ramollissement par imbibition à la surface des deux hémisphères et notamment de l'hémisphère droit : il existait une foule de petits foyers punctiformes, dont les uns étaient visibles à la surface et les autres ne se voyaient que sur une coupe dans l'épaisseur de la couche corticale du cerveau. Chacun d'eux semblait lui-même formé par la réunion de petits foyers hémorrhagiques. Les autres parties du cerveau étaient indemnes.

Mais ce fut principalement *vers les reins* que les recherches des anatomo-pathologistes furent dirigées.

Les doctrines anglaises et allemandes furent d'abord seules en présence, mais leurs auteurs ne tombèrent pas d'accord sur le genre de lésions rénales.

En effet, en Allemagne, les uns avec Braun, Wedl, Frerichs, Litzmann, et avec Johnson en Angleterre, voulurent qu'il y eût toujours des lésions rénales dans l'éclampsie ; les autres soutinrent le contraire et prétendirent que c'était l'exception. A ces micrographes distingués nous pouvons en opposer d'autres d'une grande autorité, Lebert, en Allemagne, Benett, Bell, Gillepsie, Wood, Wilks, Bastam, Simpson, Lever, Stuart-Cooper, etc., qui montrèrent des cas d'albuminurie sans néphrite. En France, on ne resta pas étranger à ce genre de recherches, et on tomba encore aussi peu d'accord sur la présence des lésions rénales : en effet, les uns considèrent la maladie de Bright comme constante dans l'éclampsie ; de ce nombre sont Rayer, Cahen, Imbert-Gourbeyre, Cazeaux, Bailly, Wieger, Peter, Pélissier, etc. D'autres, au contraire, et ce sont des hommes qui ne manquent pas d'autorité, pensent que dans la plupart des cas les lésions rénales sont très superficielles et que quelquefois elles n'existent pas. MM. Regnauld, Devilliers, Blot, Stoltz, Depaul, partagent cette manière de voir.

Rien n'est, en effet, plus variable que les lésions des reins chez les éclamptiques, et, s'il est vrai que dans la majorité des cas on constate de l'hypérémie rénale, accompagnée quelquefois de foyers apoplectiques, une desquamation de l'épithélium des tubuli, une hypertrophie du revètement épithélial de ces tubuli avec commencement d'infiltration graisseuse, mais sans déformation de ces canaux sécréteurs, ni altération appréciable du côté du tissu conjonctif, il est très rare de rencontrer, comme MM. Depaul et Peter l'ont vu quelquefois, ces reins atrophiés, dont la substance corticale est décolorée, d'aspect jaunâtre, présentant des stries sanguines longitudinales, en un mot, ces reins pourvus de ces caractères qui donnent à la glande rénale, suivant l'heureuse expression de Rayer, la coloration de chair d'anguille.

Mais M. Depaul s'empresse d'ajouter qu'il a vu un grand nombre d'autopsies de femmes mortes à la suite de l'éclampsie, où, dans la plupart des cas, les lésions rénales étaient très superficielles et quelquefois même étaient nulles.

Quand il y a maladie de Bright, elle est généralement unilatérale : quand elle est double, le plus souvent elle ne présente pas le même degré dans les deux reins, l'un le plus souvent n'est qu'au deuxième degré du mal de Bright, tandis que l'autre rein est souvent complétement atrophié, du volume d'un œuf de pigeon, sillonné de nombreuses traînées cicatricielles, comme Lumpe en a signalé un cas. Bartels est d'un avis opposé et insiste sur ce fait que, comme dans les autres formes de la néphrite parenchymateuse aiguë (scarlatine, etc.), les deux reins ont été trouvés malades au même degré, abstraction faite naturellement des complications accidentelles, répondant à d'anciennes lésions rénales, comme celles indiquées par Lumpe.

Bartels [1] appuie sa manière de voir d'une part sur l'autorité de Litzmann, qui a rapporté [2] une certaine quantité de descriptions des reins de femmes en couches mortes d'éclampsie, descriptions faites au point de vue microscopique : on y reconnaîtrait, d'après lui, le tableau des lésions trouvées dans

---

(1) Bartels, *Loc. cit.*
(2), Litzmann, *Deutsche Klinik*, 1855.

les néphrites dues à d'autres causes, par exemple dans les néphrites scarlatineuses, c'est-à-dire une augmentation de volume et de poids des reins, par suite de l'épaississement de la substance corticale : celle-ci serait anémiée, de couleur jaune clair, de consistance friable. « Où est là, dit-il, la ressemblance avec le rein gorgé de sang, foncé en couleur, et, la plupart du temps, si ferme et si dur, tel que le produit la stase veineuse ? »

Donc, pour Bartels, les altérations anatomiques de la néphrite puerpérale sont identiques à celles des autres formes de la néphrite aiguë. « Qu'on lise seulement, ajoute-t-il, l'observation souvent citée que Virchow a faite dans son mémoire : « *La puerpéralité, la femme et la cellule* » et que le sort a destinée à être citée pour et contre, et l'on y trouvera la phrase suivante : Dans ces deux organes (le rein et le foie), et il reste à savoir si l'on ne doit pas y joindre la rate, on observe la même infiltration parenchymateuse due à l'adjonction d'une masse nucléaire, trouble, et comme albumineuse dans l'intérieur des cellules glandulaires : ce qui fait que l'organe devient plus gros, augmente en consistance et paraît lâche après qu'on a enlevé la capsule. Souvent ces altérations ont le caractère inflammatoire, et on peut les désigner sous les noms de néphrites et hépatites parenchymateuses. D'autre part la nature inflammatoire peut être prononcée, et l'on peut être porté à croire à une infiltration albumineuse. Mais, dans ces deux cas, la secrétion de l'organe paraît en souffrir, et l'examen ultérieur fera d'abord ressortir ce qui exerce la plus grande influence. » Mais nous ferons remarquer que Virchow a voulu peindre simplement les différents degrés d'un processus identique dans son existence aussi bien que dans sa genèse, et qu'il ne mentionne pas l'état du tissu conjonctif interstitiel dans la néphrite puerpérale, lésion qui, pour nous, est nécessaire pour constituer ce que l'on appelle aujourd'hui une néphrite mixte aiguë ou chronique (autrefois appelée parenchymateuse).

L'éclampsie produit quelquefois la rupture de l'utérus. Malacarne (1) en relate un exemple. Hamilton (2) en a fait connaître un autre. Après eux, Baudelocque, Scanzoni, en ont rapporté des exemples.

Si l'éclampsie se termine par la mort avant la terminaison de l'accouchement, il se produit quelquefois de petits foyers hémorrhagiques dans le placenta, surtout si ce dernier présente des cotylédons ayant subi une dégénérescence fibro-graisseuse.

D'autres altérations, qui ont été recherchées avec soin surtout dans ces derniers temps, sont celles qui intéressent *le sang*. De nombreuses recherches ont été faites sur ce liquide, elles n'ont pas toutes abouti au même résultat. Cependant on peut dire que l'on a, presque toujours. constaté dans le sang des éclamptiques la présence de certaines substances qui ne s'y trouvent pas normalement, ou l'augmentation notable de quelques-unes qui s'y trouvent normalement, mais dans des proportions minimes. Le sang, dans l'éclampsie, offre une diminution remarquable de sa plasticité; ce qui rend suffisamment compte, d'après M. Blot, de la gravité des hémorrhagies qui surviennent à la suite de l'accouchement. La coloration violacée du sang (3) existe dans beaucoup d'autres affections et est loin d'être constante dans l'éclampsie. L'alcalinité du sang, trouvée par Wilson, n'est pas toujours augmentée, ce qui résulte des analyses de Chalvet (4). En effet, d'après

(1) Malacarne, *Journal général,* t. LIX, p. 90-91; Miquel, 117.

(2) Hamilton, *Maladie des femmes,* p. 150.

(3) Frerichs, Die Brightische Nierenkrankheit und deren Behandlung. Braunschweig, 1851.

(4) Chalvet, *loc. cit.*

lui, l'urée est constamment diminuée pendant les accès et le coma ; et d'autre part les matières extractives, signalées en abondance dans le sang des éclampt: s par Schottin, ne peuvent augmenter l'alcalinité du sang.

Frerichs, Christison et Spiegelberg ont cru trouver à ce liquide une odeur ammoniacale.

Quant aux substances, que l'on a trouvées exceptionnellement dans le sang en plus grande quantité qu'à l'état normal, c'est d'abord l'*urée*. MM. Prévost et Dumas (1) ont signalé l'existence normale de l'urée dans le sang ; nous empruntons au travail si connu de M. Picard (2), les conclusions suivantes : « La proportion normale d'urée dans le sang est de 0,016 pour 100 ; elle oscille entre 0,014 et 0,018 ; les sangs veineux et artériel en renferment à peu près les mêmes quantités ; celui de l'artère rénale contient deux fois plus d'urée que celui de la veine ; la quantité d'urée augmente dans le sang dans le cours des maladies fébriles (0,021 à 0,076) ; lorsque ce dernier chiffre est atteint, les *accidents cérébraux sont à craindre.* »

En outre, M. Picard a montré que dans l'urémie on pouvait rencontrer l'urée à la dose de 0,15 ; nous disons que l'on pouvait rencontrer, car il est des cas où la proportion d'urée n'augmente pas dans le sang.

Dans le cas d'éclampsie puerpérale on a trouvé dans le sang tantôt une diminution, tantôt une augmentation de l'urée et des matières extractives. Ainsi deux chimistes d'un très-grand talent, MM. Berthelot et Wurtz (3), ont fait trois analyses du sang tiré pendant l'attaque de l'éclampsie et pendant le coma qui lui succède. Or, le sang dans ces trois cas ne

---

(1) Prévost et Dumas, *Cours de chimie et de physique.*

(2) Picard, *loc. cit.*

(3) Berthelot et Wurtz, cités *in thèse*, de M. Maugenest, p. 25. Paris, 1867, n° 36.

contenait que 0^g,0001 à 0^g,0002, on voit donc par là que le chiffre de l'urée était de beaucoup inférieur au chiffre normal, indiqué par M. Picard (0^g,14 : 0^g,18 pour 1000), et surtout au chiffre d'urée trouvé dans le cas de maladies non convulsives, comme le choléra, la fièvre jaune, où on a trouvé des proportions énormes d'urée dans le sang, 1^g,66 pour 1000 (Marchand et Raincy), 4^g,00 pour 1000 (Chassaniol).

Dans d'autres cas, au contraire, l'analyse du sang d'éclamptique a révélé une augmentation de l'urée. Ainsi M. Peter (1) a pu, dans le sang d'une saignée chez une éclamptique, doser 50 gr. d'urée par litre. « Par conséquent, dit-il, il y avait *trois fois* plus d'urée qu'à l'état normal. Ce chiffre de 50^g est exactement celui qu'ont donné Hopp et Friggs ; 51 gr. ont trouvé les auteurs allemands ; 50^g, a trouvé notre interne en pharmacie ; les chiffres ne sauraient être plus concordants. »

Voici les résultats que notre savant professeur de chimie, M. Ritter, a obtenus par les analyses de sang de femmes atteintes d'accès convulsifs :

Analyse I (voir notre observ. I).

Urée, pour 1000......... 0^g,463 (procédé Yvon).

— — .... 1^g,210 (— Liebig).

D'après ce chimiste le premier chiffre semblerait mériter plus de confiance.

Analyse II (voir notre observ. IV).

Urée, pour 1000......... 0^g,045 (procédé Yvon).

— — .... 0^g,110 (— Liebig).

Corps gras et matières extractives............ 1^g,230

Peu de cholestérine.

____

(1) Peter, *loc. cit.*, p. 222.

Analyse III (voir notre observ. VI).

Urée, pour 1000......... 0^g,399 (procédé Yvon).

Matières extractives..... 8^g,577

Nous pourrions encore montrer cette augmentation de l'u-
rée dans deux autres (IV et V) analyses de sang recueilli par
deux saignées, pratiquées l'une le 1er jour d'éclampsie et
l'autre le 3e jour.

Analyse IV (1er jour).

Urée, pour 1000.......... 0^g,72 (procédé Yvon).

— — .... 1^g,10 (— Liebig).

Matières extractives...... 2^g,40.

Chlorhydrate d'ammonia-

que.................. 0^g,018.

Ammoniaque libre....... 0.

Analyse V (3e jour).

Urée, pour 1000.......... 0^g,52 (procédé Yvon).

— — .... 0^g,98 (— Liebig).

Matières extractives...... 3^g,10.

Chlorhydrate d'ammoniaq. 0^g,12.

Ammoniaque libre....... 0.

Spiegelberg a constaté aussi une augmentation d'urée dans le
sang d'éclamptique : il trouva en effet 0^g.55 d'urée pour 100.

Il a démontré en outre la présence de l'ammoniaque dans
ce sang, mais il ne put la doser, vu la petite quantité de sang
dont il disposait.

M. le professeur Ritter n'en a jamais trouvé, voire même
dans le cas d'urémie, sauf une fois cependant. Scherer, Schottin, Perls, avaient trouvé des matières extractives, créatine,
créatinine, etc., dans le sang des urémiques. Aussi les recher-
cha-t-on aussi dans le cas de convulsions puerpérales.

Voici ce que nous a donné une analyse du sang (observ. XI)

recueilli, par la saignée, chez une femme menacée d'éclampsie :

Matières extractives, pour 1000.. 2^g,0110, dont
Urée .... 0^g,85 (procédé Yvon).
Cholestérine et corps gras...... 3^g,12 $\begin{cases} \text{cholestérine. } 1^g,28 \\ \text{graisse ..... } 1^g,84 \end{cases}$

Il résulte pour nous de ces faits, que le sang est probablement altéré dans sa composition, que la chimie du sang, quoiqu'ayant fait de très grands progrès, est encore incomplète.

Les autres liquides de l'économie, tant normaux qu'anormaux, ont été aussi le sujet de nombreuses investigations ; mais on s'est surtout occupé de l'*urine*, on en a étudié surtout attentivement et la composition et les dépôts. On l'a trouvée souvent *albumineuse* ; nous disons « souvent », car il est bien établi aujourd'hui que l'on a vu des accidents éclamptiques *sans albumine* dans les urines. Mais l'albumine dans la plupart des cas existe en proportion notable dans les urines des femmes éclamptiques. Swayne (1), cite un cas dans lequel cette albumine atteignit le chiffre énorme de 80 sur 100 et tomba à 20 après la saignée ; le chiffre le plus élevé, que l'on ait vu assez souvent, c'est 10 gr. pour 100 (Stoltz) ; mais le chiffre le plus ordinaire est celui de 4 gr., 5 gr. d'albumine pour 100 au moment de l'attaque ; puis de 1^g,86 le lendemain des accidents convulsifs ; 0^g,44 le 3e jour ; pour arriver à 0, soit au bout de 8 jours, soit au bout de 15-25 jours après le travail de parturition. Cette albumine produit, par la chaleur ou l'acide nitrique, un précipité floconneux abondant, surtout pendant les convulsions.

Ce n'est pas l'unique modification de l'urine. « La proportion d'urée, dit Braun, est, relativement à la constitution

____

(1) Swayne, *Bristish, Méd.-Journal,* mars 1863

normale de l'urine, constamment diminuée ; quelquefois cette substance manque tout-à-fait. L'acide urique est ordinairement aussi en petite quantité, l'uroxanthine en quantité croissante. Quant aux autres parties constituantes : sulfates, phosphates, urophéines, leur quantité varie beaucoup. La proportion de chlorures est changée, mais cette différence est peu notable. »

Quant à nous, nous dirons que le chiffre de l'urée contenue dans l'urine est variable suivant une foule de circonstances, que nous ne voulons pas énumérer ici, mais nous répéterons encore que ce chiffre dépend surtout du procédé de dosage employé. Nous avons montré plus haut les variations de l'urée, et chez les éclamptiques et chez les femmes grosses.

Nous rapporterons encore ici deux analyses d'urines, faites l'une le 1er jour d'éclampsie et l'autre le 6e jour. Ces analyses nous ont été communiquées par M. Ritter ; dans les analyses du sang retiré à deux reprises différentes chez la même femme (voir analyses du sang IV et V, rapportées plus haut), il a trouvé une augmentation notable de l'urée, tandis que dans celles d'urines recueillies aussi chez cette même malade, il a pu reconnaître une diminution des chiffres de l'urée. Voici d'ailleurs les résultats analytiques :

	URINES DU 1er JOUR.	URINES DU 6° JOUR.
Emission des 24 heures.........	750cmc....	.... 1250cmc
Réaction....................	neutre....	.... acidule
Acidité de l'urine exprimée en acide oxalique.............	1g,95.....	.... 2,g26
Urée......................	7,10.....	 18,48
Acide urique...............	0,52.....	 0,62
Chlore des chlorures..........	8,12.....	 7,12

Voici, d'après Spiegelberg, ces variations de l'urée dans les urines des éclamptiques au moment même des accidents convulsifs, ou après :

1er jour de l'éclampsie, 1g,1 urée pour 100 (procédé Liebig).
Le lendemain........ 1g,5   —   —
48 heures après ......3g,8   —   —

Si l'on en croit M. Peter (analyse de M. Quinquaud), on aurait trouvé, en dehors des accidents convulsifs et chez des femmes grosses, 32g–40g d'urée pour 1000, au lieu de 22.

D'après ce même clinicien, il y aurait diminution des matières extractives dans les urines, et par conséquent accumulation de tous les matériaux de l'urine dans le sang des éclamptiques. Ainsi, dans une première analyse, au lieu de six parties de matières extractives pour 1000 d'urine, M. Quinquaud en aurait trouvé 21, c'est-à-dire, trois fois et demie plus ; de même que M. Chastaing, cité aussi par M. Peter, aurait trouvé trois fois et demie plus d'urée dans le sang. Dans une deuxième analyse, M. Quinquaud aurait trouvé 19g,2, puis 18g,3 dans une troisième analyse, au lieu de 6, c'est-à-dire encore trois fois plus de matières extractives.

M. le professeur Ritter a bien voulu reprendre ces analyses et n'a pu retrouver les mêmes résultats, ce qui est facile à comprendre, puisque ces auteurs ne nous définissent pas ce qu'ils entendent par matières extractives, et ne disent pas quel est le procédé suivi pour le dosage.

La sécrétion urinaire est considérablement amoindrie chez les éclamptiques ; cette anurie se prolonge quelquefois plusieurs jours. Les urines ont une couleur ambrée très foncée, quelquefois elles conservent leur transparence en se refroidissant ; plus souvent elles se troublent par la précipitation des sels calcaires et urates qu'elles contiennent. Le poids spécifique de l'urine varie de 1010 à 1030. Enfin, souvent les urines sont sanguinolentes au moment des accès. Examinées au microscope les urines renferment, outre les globules sanguins et muqueux, et les cellules épithéliales des uretères, des cylindres fibrineux provenant des tubes urinifères, et résultant de la coagulation, à l'intérieur de ces conduits, de l'exsudation albumino-fibrineuse, qui, pour certains micrographes, marquerait le passage du 1er degré au 2e degré de la néphrite albumineuse, cylindres décrits autrefois par Henle, Nasse et Simon, et dans ces derniers temps par MM. Cornil et Ranvier. Pour ces savants, l'existence, surtout de cylindres hyalins dans les urines, viendrait compléter les renseignements fournis par la chimie et démontreraient que, dans les points où se fait cette desquamation, le rein est absolument perdu pour la sécrétion urinaire. Malheureusement on rencontre ces mêmes éléments dans bien d'autres cas, alors qu'il n'y a pas lieu de supposer de lésions rénales.

CHAPITRE V

ÉTIOLOGIE

Nous diviserons les causes de l'éclampsie : 1° en CAUSES PRÉ-
DISPOSANTES : 2° en CAUSES OCCASIONNELLES et 3° en CAUSES
DÉTERMINANTES.

A) Causes prédisposantes

1° *État puerpéral* — L'état puerpéral, tel que nous l'entendons, c'est-à-dire comprenant la gestation, le travail de
l'enfantement, et les suites de couches, est la cause prédisposante générale de l'éclampsie : cela résulte de la définition
même que nous avons donnée de cette maladie, qui, en dehors
de cet état, ne se retrouve pas avec tous ses caractères. Quand
nous disons que l'état puerpéral est une condition *sine quâ
non* de l'éclampsie, nous ne croyons pas que la grossesse,
comme fait d'un utérus gravide, soit par elle-même une cause
d'éclampsie, bien loin de là notre pensée. Elle détermine seulement des modifications essentielles dans l'organisme de la
femme, modifications qui sans doute produisent les convulsions.

2° *Primiparité.* — De toutes les causes prédisposantes,
dit M. Pajot, celle qu'il faut mettre en première ligne après
l'état puerpéral, c'est la primiparité, surtout si la femme a
plus de trente ans. C'est là une vérité déjà reconnue par P.
Dubois, qui proclamait que la primiparité exerce une influence
incontestable sur la production de l'éclampsie. En effet quatre fois sur cinq les éclamptiques sont primipares. M. Pajot
est allé plus loin, et a soutenu que les femmes, restées long-

temps sans être mères, recouvrent une primiparité quant à
la prédisposition pour l'éclampsie. Nous avons vu ce fait se
vérifier plusieurs fois à la Maternité à propos de la régression
utérine, qui se faisait chez ces femmes avec la même rapidité,
et le même défaut de tranchées que chez les primipares. On
a donné de cette fâcheuse prédisposition les explications suivantes :

Pendant la grossesse on l'a attribuée à l'irritabilité plus
grande de l'utérus chez les primipares que chez les pluripares, à sa rigidité, qui l'empêche de se distendre aussi facilement, ou bien à la gêne que les parois abdominales lui font
éprouver, alors qu'elles n'ont plus cette laxité énorme que
leur font subir plusieurs grossesses successives. Pendant le
travail le col met beaucoup plus de temps à opérer sa dilatation complète que chez les multipares, le périnée offre une
résistance plus grande, la vulve se laisse distendre moins
facilement. Toutes ces causes en rendant le travail plus long
et surtout plus douloureux expliqueraient l'influence de la
primiparité.

Enfin, on a dit encore que dans les derniers temps de la
grossesse, l'utérus était repoussé fortement en arrière par la
rigidité des parois abdominales, et qu'il comprimait ainsi les
vaisseaux et les nerfs placés derrière lui.

Quant à nous, nous ne faisons que mentionner toutes ces
explications, et nous constatons le fait admis par tous les
accoucheurs, c'est que les primipares sont plus souvent
atteintes d'éclampsie que les pluripares.

3° *Récidive d'éclampsie*. — On s'est aussi demandé si les
convulsions éclamptiques n'apparaissaient pas toujours à la
première grossesse, ou bien si elles pouvaient au contraire se
montrer dans les dernières grossesses, sans avoir débuté dans
les premières. Ainsi nous trouvons dans la *Lancette française*

(n° 27, mardi 4 mars 1876) la relation d'un cas d'éclampsie puerpérale accompagnée d'albuminurie, d'amaurose et suivie de guérison. Ce que cette observation due à M. Brochain, présente de plus intéressant, c'est que les convulsions ne se sont montrées qu'à la huitième grossesse, rien de semblable ne s'étant manifesté, à quelque degré que ce soit, dans les grossesses précédentes. De plus la saignée, le chloral, le calomel, loin de s'exclure, ont uni leur action pour couper radicalement les accès. Enfin le travail interrompu par l'éclampsie ne reprit que trois jours après la cessation des attaques.

M. Aubenas raconte une observation encore plus curieuse, dont nous transcrivons les principaux passages, bien qu'elle mérite tout entière d'être rapportée, à cause des réflexions si judicieuses qui l'accompagnent et l'expliquent (1) : « Aux cas intéressants de récidive de l'éclampsie appartient celui de Lumpe, communiqué à la Société de médecine de Vienne. Dans ce cas une femme de 30 ans, accouchant pour la 5e fois, qui, lors de ses deux premiers accouchements, avait été atteinte d'éclampsie, et en avait été au contraire exempte lors de son troisième et de son quatrième, fut reprise d'attaques convulsives avec albuminurie très-intense, et succomba 3 heures après un accouchement spontané. A l'autopsie on trouva l'arachnoïde trouble, épaisse, ramollie ; la pie-mère couverte d'un exsudat vert-jaunâtre, puriforme ; le rein gauche au 2e degré de la maladie de Bright, le rein droit atrophié du volume d'un œuf de pigeon, sillonné de nombreuses traînées cicatricielles. Cette observation est d'autant plus instructive que la relation entre l'éclampsie et la maladie des reins est manifeste. Lors des deux premiers accouchements, c'est le rein droit qui fut atteint de la maladie de Bright, le rein gauche

---

(1) Voir p. 21 in *Th. de Montpellier*, 1876, par M. Harmand.

était encore sain. Dans tous les deux il survint des attaques d'éclampsie. Lors du troisième et quatrième accouchement l'atrophie du rein droit avait fait des progrès, mais le rein gauche était toujours sain : aussi n'y eut-il pas d'éclampsie. Comme au moment du cinquième accouchement, le rein gauche qui seul fonctionnait encore, était également malade, les convulsions éclatèrent de nouveau et devinrent mortelles, cette fois par la lésion cérébrale qui en fut la conséquence. »

4° *La constitution atmosphérique.* — Les *temps orageux* auraient encore une certaine influence sur le développement de l'éclampsie, si l'on en croit Mme Lachapelle, Bouteilloux, Smellie. « Une femme affectée de ce mal, dit Bouteilloux (1), nous en annonce ordinairement une ou plusieurs autres. » Et il serait tenté de considérer dans ces circonstances, l'éclampsie comme épidémique. P. Dubois et les auteurs contemporains nient cette influence et l'attribuent avec plus de raison à l'imitation.

5° *Le rachitisme.* — Ce sont plutôt les opérations obstétricales qu'on pratique souvent chez les femmes rachitiques, qui font éclater les accès convulsifs. Il faut aussi se rappeler que chez ces sujets le système cérébro-spinal est très-développé, et notamment la sensibilité, comme nous l'avons souvent entendu dire par M. Stoltz, qui nous en a montré un bel exemple l'année dernière à la Clinique chez une naine (1^m14 de taille), où le toucher vaginal même en dehors de tout travail était douloureux. Nous ajouterons que la lutte des contractions utérines contre un obstacle invincible (engagement de la tête fœtale dans un bassin rétréci) peut jouer aussi un certain rôle dans les phénomènes nerveux qui peuvent se présenter en pareil cas.

---

(1) Bouteilloux. — Citation *in Pratique des accouchements*, t. III, 1825, p. 6, par Mme Lachapelle.

6° *La constitution*. — Son influence n'est pas certaine, et la preuve, nous la tirons de la divergence des auteurs sur ce point. Tandis que Trousseau croit que les femmes nerveuses et hystériques sont surtout prédisposées à l'éclampsie, P. Dubois et M. Stoltz, notre vénéré maître, pensent au contraire que ce sont les femmes à tempérament lymphatique, et M. Pajot les femmes pléthoriques et sanguines.

7° Enfin la cause prédisposante la plus sûre est l'*albuminurie*, surtout quand elle s'accompagne d'infiltration aux membres inférieurs, aux mains et à la face. Nous ne faisons que mentionner cette coïncidence dont nous parlerons plus loin avec détail.

B) Causes occasionnelles

Elles diffèrent selon l'époque de la puerpéralité, où les convulsions apparaissent.

L'abus des alcools, les aliments épicés, l'usage des corsets, le manque d'exercices, la fréquentation des bals, soirées, sont considérés par Velpeau comme causes occasionnelles. Il en est de même des émotions morales vives, telles que colère, peur, etc. La distension extrême de l'utérus, les cas de grossesse gémellaire, l'hydramnios, la constipation, l'accumulation d'une quantité considérable d'urine dans la vessie sont rangées aussi parmi ces causes. Nous n'y comprendrons pas la putréfaction du fœtus ; c'est une opinon ancienne qui est fausse. La mort du fœtus est au contraire une circonstance favorable pour la guérison de l'éclampsie, car la grossesse est pour ainsi dire terminée par là ; au reste on peut en observer de nombreux cas dans la science. De rare qu'elle est au début de la grossesse, l'éclampsie débute plus fréquemment, au contraire, vers les trois derniers mois de la grossesse, et surtout un peu avant le travail, car l'éclampsie éclate presque toujours avant le début du travail, et celui-ci ne se manifeste qu'après l'invasion des accès convulsifs, mais si près d'eux que le médecin qui est appelé en toute hâte, constate en même temps tous les signes de l'éclampsie et les phénomènes du travail de l'accouchement. On peut ainsi s'expliquer, dit M. Stoltz, comment s'est accréditée l'opinion fausse, qui veut que l'éclampsie soit habituellement engendrée par les douleurs de la parturition, tandis qu'en réalité le travail se déclare le plus souvent après le début des accès convulsifs. Quelquefois, il est vrai, l'éclampsie n'apparaît qu'au milieu de l'accouchement, ou même après la délivrance. Les douleurs violentes, la lenteur du travail, les causes de dystocie pourraient les produire. Après l'accouchement les causes occasionnelles les plus fréquentes sont la délivrance artificielle, les pertes de sang abondantes, les tranchées utérines, la suppression des lochies, la rétention du placenta et de caillots volumineux. Nous pouvons nous résumer en disant que les causes occasionnelles, auxquelles nous n'entendons pas faire jouer un rôle prépondérant, sont tous les obstacles qui peuvent se présenter du côté de la mère ou du fœtus, et les opérations obstétricales manuelles ou instrumentales.

C) Causes déterminantes

La question des causes prochaines ou déterminantes de l'éclampsie est une des plus ardues et des plus indécises de la pathologie. En effet, comme nous allons le voir en parlant de la Pathogénie de l'éclampsie, les auteurs sont loin d'être d'accord.

Tandis que certains admettent une congestion cérébrale ou médullaire, comme cause primordiale de l'éclampsie, d'autres professent une opinion diamétralement opposée, et accusent l'anémie cérébrale ou l'anémie générale. Une troisième théorie attribue les convulsions éclamptiques à une altération matérielle des centres nerveux ou de leurs enveloppes. Quelques médecins reconnaissent pour cause une névrose par irritation réflexe du système spinal. Le point de départ de cette irritation réflexe résiderait dans la souffrance de l'utérus. Pour M. Imbert-Gourbeyre l'éclampsie n'est autre chose que le mal de Bright puerpéral dans lequel il survient des convulsions. Pour beaucoup enfin l'éclampsie est sous la dépendance d'un empoisonnement du sang, qui rend ce liquide inapte à stimuler régulièrement les centres nerveux (bulbe, moelle allongée); mais quel est l'agent toxique ? L'urée, disent les fondateurs de la première doctrine humorale ; le carbonate d'ammoniaque, assurent Frérichs et son école ; les matières extractives, l'urine tout entière, pensent la plupart des savants de notre époque.

DEUXIÈME PARTIE

PATHOGÉNIE

OU EXAMEN DE LA VALEUR DES

CAUSES DÉTERMINANTES

CONSIDÉRATIONS GÉNÉRALES

Nous devons donc maintenant aborder l'étude de la nature de l'éclampsie, nous demander ce qu'elle est, et rechercher quelles sont les causes qui, agissant directement sur les centres nerveux, mettent en jeu leur activité pour produire des troubles de la motilité, de la sensibilité et de l'intelligence, qui caractérisent l'attaque éclamptique.

Les théories viennent d'être mentionnées et sont nombreuses, et la science est loin d'être fixée sur ce point. Nous n'aurons pas la prétention, comme nous l'avons déjà dit, de faire un exposé complet de toutes les opinions émises, bien moins encore de trouver la solution d'un problème qui a jusqu'ici déjoué les recherches des observateurs les plus sagaces et les plus habiles. Notre rôle sera plus modeste, et nous nous bornerons à donner une analyse des théories anciennes, et surtout des théories qui sont le plus généralement admises aujourd'hui. Nous diviserons donc cette étude critique en deux grands chapitres : dans le premier, nous y rapporterons les *opinions anciennes* émises sur cette grave question de la Pathogénie de l'éclampsie ; dans le second, nous traiterons des *théories nouvelles*, et nous nous appesantirons sur l'étude de l'albuminurie puerpérale, tant au point de vue clinique qu'au point de vue de ses relations avec cette affection convulsive, et partant de la Pathogénie de cette même maladie. Nous serons ainsi amené à établir le prétendu mode de production des accès éclamptiques chez les albuminuriques, accès qui seraient dus pour les uns à l'urémie, pour d'autres à l'ammoniémie, et pour d'autres à l'urinémie.

A. EXAMEN DES OPINIONS ANCIENNES ÉMISES SUR LA PATHOGÉNIE DE L'ÉCLAMPSIE PUERPÉRALE.

Toutes les opinions émises sur la nature de la maladie qui nous occupe, peuvent se rapporter aux divisions suivantes :

1° L'éclampsie est causée par une congestion cérébro-spinale ;

2° L'éclampsie est une névrose cérébro-spinale ;

3° L'anémie générale ou l'anémie cérébrale est la cause de l'éclampsie :

4° L'éclampsie est due à une altération matérielle des centres nerveux et de leurs enveloppes.

1° *L'éclampsie est causée par une congestion cérébro-spinale.* — Se basant sur les lésions que l'on constate souvent après la mort des femmes éclamptiques, on a fait de la congestion cérébrale d'abord, puis ensuite de la congestion cérébro-spinale, la cause déterminante de la maladie. Cette manière de voir est la plus ancienne de toutes. En effet, Mauriceau (1)

____

(1) Mauriceau. *Traité des maladies des femmes grosses*, etc., t. I, p. 335 et 336.

admettait qu'il se portait au cerveau une grande quantité de sang trop échauffé, et Levret, que les convulsions peuvent être occasionnées par la pléthore. Cette opinion, admise par Baudelocque, et professée plus tard par Broussais, est celle à laquelle paraît s'être rattaché M. H. Blot (1). On la trouve nettement exprimée dans son remarquable travail sur l'albuminurie gravidique. Après avoir établi la coexistence presque constante de l'albuminurie et de l'éclampsie, il s'exprime en ces termes : « La présence de l'albumine dans les urines indiquant le plus souvent une congestion rénale, il est naturel de supposer ou au moins de redouter que cette congestion partielle ne soit liée à une congestion générale, et en particulier à une congestion cérébro-spinale, c'est-à-dire à un état qui prédispose à l'éclampsie.... »

Cette congestion cérébrale n'est qu'un résultat nécroscopique plus souvent constaté que l'état opposé, c'est-à-dire l'anémie du cerveau signalée par certains auteurs. Rien ne fait supposer que, chez les éclamptiques, l'hypérémie centrale ait précédé les convulsions et en soit la cause prochaine. Nous regrettons de n'avoir pu pratiquer assez souvent les examens ophthalmoscopiques chez les femmes enceintes, et surtout chez les éclamptiques, pour pouvoir apprécier l'état congestif de l'œil, et partant celui de l'encéphale. Admettons même avec M. Peter (2), qui a repris cette doctrine pour la modifier et en établir une autre plus plausible, que l'albuminurie et l'éclampsie sont deux états morbides toujours concomitants, marchant parallèlement sous l'influence d'une même cause, une congestion sanguine portant à la fois sur l'axe cérébro-spinal et sur les reins.

Voyons-nous les désordres nerveux et musculaires de la

____

(1) H. Blot. *Loc. cit.*
(2) Peter. *Loc. cit.*, p. 95.

convulsion puerpérale représenter les symptômes ordinaires de la congestion cérébrale ? Nullement. En effet, les symptômes de la congestion sont tout autres : là, c'est des phénomènes d'excitation ; ici, c'est des phénomènes de dépression, c'est-à-dire une torpeur plus ou moins prononcée, et un affaiblissement de la motilité, qui peut être porté jusqu'à la résolution complète. Y a-t-il quelquefois des convulsions dans ce cas, elles n'auraient pas la physionomie caractéristique des convulsions éclamptiques ; il n'y a pas, en effet, cette succession de mouvements toniques et cloniques formant une série de périodes se suivant toujours avec un ordre fatal, et toujours le même, tel que nous l'avons décrit plus haut. Cette congestion est plutôt secondaire ; il suffit de songer à la stase sanguine produite dans les organes par la contraction musculaire, et par les troubles de la respiration et de la circulation pendant les attaques. Quiconque a vu cette turgescence et cette teinte violacée des parties molles du crâne, de la face et même des extrémités, etc., après une série d'attaques, ne peut oublier ni le moment, ni la manière d'apparition de cette congestion violente de la tête. En outre, ceci est contraire aux faits cliniques : ne voyons-nous pas plus souvent, dans le cours normal d'une grossesse, voire même au début (troisième mois), se développer des varices aux membres inférieurs et aux parties génitales externes, si bien que certaines femmes se sont aperçues de leur grossesse par le seul fait de ce développement variqueux. Notre savant chef de clinique obstétricale, M. Marchal, a bien voulu nous rendre attentif à ce fait clinique.

Nous pouvons donc dire que M. Blot et d'autres ont pris l'effet pour la cause. D'ailleurs, la cause générale qui tiendrait ces congestions sous son influence, est assez indéterminée, et M. Blot ne nous apprend rien de précis de sa nature. Donc, cliniquement parlant, nous pouvons dire que la congestion cérébro-spinale est consécutive à l'accès éclamptique, et immédiatement produite par lui. Nous dirons même qu'elle est toujours une conséquence forcée et qu'elle en complète aussi le tableau clinique, car c'est elle qui constitue à elle seule la période de coma. Nous sommes donc loin de prétendre que la congestion cérébrale soit incompatible avec l'éclampsie.

On s'est demandé également si l'éclampsie ne serait pas la conséquence d'une hypérémie rachidienne et d'une congestion cérébrale, mais cette hypérémie ne serait plus primitive et serait due à des irritations portant sur l'axe cérébro-spinal ou sur les extrémités des nerfs sensitifs. Cette théorie est ainsi intermédiaire entre celle que nous venons de réfuter et celle que nous allons étudier.

2° L'éclampsie est une névrose réflexe ou essentielle, cérébro-spinale. — C'est P. Dubois, qui professait que l'éclampsie est une névrose essentielle. Cette opinion n'était pas nouvelle, et beaucoup d'auteurs l'avaient déjà exprimée. Nous avons en effet montré plus haut que cette doctrine remontait presque aux premiers temps de la médecine ; nous n'avons, pour nous en convaincre, qu'à consulter la synonymie si riche de l'éclampsie : épilepsie puerpérale, utérine (Tissot), épilepsie sympathique (Cullen), épilepsie aiguë (Vogel), épilepsie hystérique (Sydenham, Sennert), dystocie épileptique (Merrimann). En 1846, Jacquemier (1) définissait ainsi cette maladie : « L'éclampsie est à l'épilepsie ce que l'état aigu est à l'état subaigu dans une même maladie. » Dubois (2) donc pensait que « l'éclampsie est le résultat d'une réaction sympathique de l'utérus sur le système nerveux. Tout le monde

---

(1) Jacquemier. *Traité d'obstétrique*, Paris, 1846.

(2) P. Dubois, *Gaz. des Hôpitaux*, 1851.

sait, ajoute-t-il, combien sont fréquentes les réactions de l'utérus par l'intermédiaire du système nerveux. Aussi suis-je disposé à admettre ces réactions comme une des causes les plus ordinaires de l'éclampsie qui survient avant le terme de la grossesse. »

La similitude d'aspect de l'épilepsie et de l'éclampsie justifie l'opinion de Jacquemier, mais l'idée de névrose exclut toute idée d'état aigu, puisqu'un des caractères des névroses est la chronicité. Rarement une névrose guérit aussi rapidement que les convulsions puerpérales qui, très-souvent, cessent subitement pour ne plus reparaître. Aujourd'hui, le champ des névroses se restreint de plus en plus, par les progrès de l'histologie pathologique ou par l'analyse des symptômes cliniques, l'étude de la température, comme nous le verrons plus loin. Ces progrès suffisent pour éloigner toute confusion entre ces deux maladies, comme dans les premiers temps de la médecine. Devant ces arguments, il fallait abandonner la névrose essentielle. C'est alors qu'apparut la fameuse hypothèse dont Scanzoni et Tyler-Smith sont les promoteurs, ou, pour mieux dire, les rénovateurs, hypothèse dans laquelle les convulsions résultent du retentissement sur la moelle de l'irritation des nerfs sensitifs du conduit vulvo-utérin pendant la grossesse et surtout pendant le travail.

En effet, Scanzoni (1) a attribué l'éclampsie : 1° à des convulsions réflexes provenant de l'extrémité périphérique des nerfs sensitifs, qui sont irrités ; 2° à des convulsions spinales provenant de la moelle épinière directement irritée, et dont l'irritation retentit aux extrémités périphériques ; 3° à des convulsions cérébrales, quand l'irritation provient du cerveau et retentit sur la moelle.

---

(1) Scanzoni. *Fortsetzung der Klin. Vortræge über specielle Pathologie und Therapie der Krankheiten der weiblichen geschlechtes von Kiwisch.* Prague, 1855, Bd. III, seite 433.

Axenfeld (1) invoque l'irritation plus ou moins violente des nerfs de l'utérus ou de la cavité pelvienne pour expliquer le développement des convulsions éclamptiques. On a noté aussi à cet égard l'influence que le volume exagéré du fœtus, sa conformation monstrueuse, l'hydropisie de l'amnios, en un mot, toutes les causes de dystocie peuvent exercer.

Marshall-Hall prétend qu'aucune lésion du cerveau ou du cervelet ne peut donner naissance à des convulsions, tant que la moelle épinière est indemne.

Tyler–Smith (2) partage son opinion. Voici comment il s'exprime : « En somme, et pour donner une idée du sujet, les véritables convulsions puerpérales ne peuvent survenir, que si l'organe central de ce système, la moelle épinière, a été impressionnée par l'excitation des nerfs qui s'y rendent, notamment des nerfs *eisodiques* qui, passant par l'utérus, se terminent dans le centre spinal, quand cette excitation dépend de la grossesse, de l'accouchement ou de l'état puerpéral. »

Churchill (3) nous donne une cause encore plus vague, en prétendant que l'éclampsie prend sa source dans une irritation particulière du système nerveux.

Après s'être basé sur des faits d'observations cliniques, on s'en rapporta aux physiologistes. Brown-Sequard (4) a pu déterminer l'apparition de convulsions épileptiques par la section ou la contusion du nerf sciatique, par la section de la moelle épinière, la contusion de la boîte crânienne. Un certain temps s'est écoulé entre le moment du traumatisme et celui de la manifestation des symptômes convulsifs. Dès que les lésions du sciatique sont réparées, on voit des troubles

---

(1) Axenfeld. *Art*. NÉVROSE *in Pathologie interne de Requin*.

(2) Tyler-Smith, *loc. cit*.

(3) Churchill. *Maladies des femmes*, traduit par Wieland et J. Dubrisay. Paris, 1866.

(4) Brown-Sequard. *Arch. de Physiol*., t. II, 1869.

nerveux se dissiper pour ne plus reparaître. Pour lui, les modifications qui se passent dans l'utérus, par suite de la grossesse et de l'accouchement, agissent lentement sur la mésocéphale en l'irritant, et peuvent provoquer des convulsions éclamptiques. Comme dans ces expériences, l'encéphalopathie disparaîtrait, dès que les nerfs utérins irrités reviendraient à leur état normal, c'est-à-dire après le travail. Cela expliquerait la rareté des convulsions éclamptiques après la délivrance, et la facilité des accidents chez les primipares, mais c'est forcer les analogies que d'admettre l'action lente de ces modifications intra-utérines sur le mésocéphale. En outre, nous objecterons encore que cela est peut-être possible chez les animaux, mais non chez la femme, car, si nous laissons parler les faits cliniques, que voyons-nous ? En effet, d'abord en dehors de l'état puerpéral, ne voit-ou pas souvent des affections organiques de l'utérus (cancer, polype, etc.), en un mot, des cas d'irritations prolongées et assez vives des organes vulvo-utérins, n'amener aucune convulsion éclamptique ou éclamptiforme ? Si encore nous considérons l'état puerpéral, et surtout ces cas de dystocie, où des manœuvres pénibles, irritantes et souvent prolongées, viennent exciter au dernier point l'organe utérin, ne devons-nous point trouver là assez de circonstances où l'éclampsie aurait eu sa plus grande raison d'être ? Or, en parcourant les auteurs, qui en rapportent des observations, nous n'avons rencontré que rarement des cas de convulsions. Sans nier que les souffrances excessives, que produit un accouchement laborieux, peuvent hâter l'explosion d'un accès éclamptique, nous pouvons dire avec les observateurs, que le début de l'attaque coïncide parfois avec le retour d'une contraction douloureuse, la dilatation forcée des orifices utérin ou vulvaire par la partie fœtale qui les traverse (comme nous l'avons vu une fois, et l'avons mentionné dans une de nos observations d'éclampsie pendant le travail), à qui dès lors un surcroît de douleur exerce une influence réelle sur le retour des accès, mais qu'on n'oublie pas que, dans ce cas, la souffrance n'a agi qu'avec le concours de la prédisposition albuminurique, et est impuissante à produire seule de véritables convulsions éclamptiques ; car, comme le fait remarquer avec justesse M. Bailly, si l'excès de la douleur peut parfois donner lieu pendant le travail à des mouvements convulsifs, un observateur exercé pourra toujours reconnaître qu'il ne s'agit point là d'une véritable éclampsie. Grâce aux savantes leçons de notre maître, M. Stoltz, nous avons été attentif sur ce point, et nous avons pu en reconnaître l'heureuse portée ; car nous avons vu, dans deux cas et pendant le travail, éclater ces mouvements convulsifs que nous avons pu différencier de ceux de l'éclampsie.

Nous ajouterons aussi que les convulsions éclamptiques sont rares chez les femmes sensibles qui, pendant le travail, souffrent beaucoup, crient et s'agitent si souvent ; l'éclampsie est au contraire plus fréquente chez des femmes qui ne paraissent pas trop souffrir et sont parfois trop calmes. Cette affection convulsive ne serait donc pas, d'après cela, en rapport avec le degré de violence des douleurs, ni même avec l'impressionnabilité du sujet. En outre, n'omettons pas de dire que l'éclampsie débute souvent pendant la grossesse, ou même longtemps après la délivrance, alors qu'il n'y a plus de sensation douloureuse. D'ailleurs, pourquoi toutes les primipares et toutes les rachitiques ne seraient-elles pas prises d'éclampsie, si cette dernière résultait d'une excitation de l'utérus ? Tout ce que nous pouvons dire, c'est que la primiparité est une cause puissante, incontestable pour tout le monde ; en effet, sur 100 éclamptiques, 80 sont primipares. Il faut néanmoins tenir compte des douleurs de l'accouchement et du pouvoir réflexe de la moelle, tout en sachant que ces états peuvent jouer un rôle accessoire dans la production de l'accès éclamptique. Enfin, pour réfuter cette théorie de la névrose, nous pourrions ajouter que l'épilepsie n'est pas une prédisposition à l'éclampsie, car bien que ces deux maladies aient entre elles beaucoup d'analogies, les femmes enceintes, qui, avant leur grossesse, étaient épileptiques, sont moins sujettes à des attaques que dans tout autre temps. Certains auteurs, et parmi eux, M. Stoltz, prétendent même que la grossesse suspend complétement les accès d'épilepsie.

3° *L'anémie générale, ou l'anémie cérébrale est la cause de l'éclampsie.*

Des mouvements convulsifs précèdent parfois la mort des blessés et des animaux, qui succombent à la perte de leur sang : c'est ce qui explique pourquoi les anciens, et même presque tous les médecins du XVIIIᵉ siècle admettaient une cause unique de l'éclampsie « la débilité, » l'anémie. Sauvages le premier l'avait proclamé, en se basant sur l'expérience de ces convulsions ultimes survenant chez les animaux exsangues, et démontrées par Halès, dont les expériences ont été rapportées plus haut. Mais ces convulsions, survenant alors que le système vasculaire est presque vide, ne sauraient être confondues avec les convulsions si caractéristiques de l'éclampsie. Nous-même nous avons été témoin d'un cas d'anémie extrême, survenant à la suite d'une hémorrhagie intense, due à l'enlèvement d'une tumeur encéphaloïde du col utérin chez une femme non enceinte. Nous avons vu ces convulsions, ou plutôt ces mouvements désordonnés, qui ne rappellent en aucune façon les accès éclamptiques. Nous avons constaté chez cette femme presque exsangue, une agitation générale, caractérisée par de grands mouvements des membres avec déplacement du tronc, et non point ce tremblement particulier de l'attaque éclamptique, qui ébranle le tronc sans le déplacer. Nous avons pu aussi par les modifications de la température constater qu'il n'en était pas ainsi: en effet nous avons vu la température baisser progressivement jusqu'à 33°,5, c'est-à-dire jusqu'au moment où est survenue une syncope. Nous avions pu constater progressivement les lipothymies, la respiration anxieuse, le refroidissement des extrémités, la pâleur de la face, des mouvements désordonnés de soulèvement du tronc. quelques mouvements cloniques des membres supérieurs et inférieurs, mais sans aucune raideur, et surtout un pouls fréquent, filiforme, dépressible, au point où il devint imperceptible à un moment donné, et dut être pris au cœur ; cette hémorrhagie avait résisté au tamponnement exact avec des boulettes de charpie sèche, ou imprégnée de perchlorure de fer, tamponnement pratiqué avec le spéculum. L'état de faiblesse extrême de cette femme fut combattu avec avantage par le décubitus horizontal, l'administration de cognac, et l'enveloppement des extrémités. Cette femme était revenue à elle au bout d'une heure environ, resta calme et put quitter la Clinique un mois après dans un état satisfaisant, mais elle était profondément anémiée. Nous avons vu aussi le 25 août 1876, également à la clinique obstétricale et gynécologique un cas d'hémorrhagie épouvantable caractéristique d'une déchirure utérine sous-péritonéale pendant le travail de l'accouchement. Cette observation a fait l'objet de la thèse inaugurale d'un de nos amis, le Dr Frébillot (1). Là il y eut comme de vraies saignées successives, abondantes (600 gr. de caillots furent extraits du segment inférieur de l'utérus et du vagin, sans tenir compte du sang liquide, qui a inondé le lit de la parturiente). Nous ne vîmes pas cependant éclater de con-

---

(1) Frebillot. — *Thèse de Nancy,* 13 avril 1878.

vulsions éclamptiques, malgré les manœuvres opératoires répétées pour extraire l'enfant (version), et ces hémorrhagies. Après avoir ainsi rapporté ces renseignements cliniques, voyons s'il y a réellement chez la femme enceinte cette anémie portée à un degrée comparable à celle que produïsent les grandes hémorrhagies. Nous avons déjà du reste montré que ce sont assez souvent des femmes exemptes de chloro-anémie prononcée qui sont prises de convulsions. Les analyses de MM. Andral et Gavarret, celles de MM. Rodier et Becquerel tendent à bien prouver que le sang des femmes grosses.est moins riche en globules rouges : ils ont conclu trop vite, que toutes les femmes grosses étaient anémiques, mais si on examine bien leurs analyses, on sera convaincu d'abord que cette anémie est loin d'être marquée au point de ressembler à cette anémie ultime, suite d'hémorrhagies abondantes, et d'autre part que cette anémie est difficile à établir ; car pour cela il faudrait analyser le sang des femmes avant, pendant leur grossesse et après l'accouchement, et de cette manière on pourrait savoir quand, et dans quelle proportion cette anémie se déclare, et même si cette anémie est générale. Or jusqu'alors on n'a pas encore pu faire ces analyses hématologiques dans ces conditions. De son côté M. Regnauld a fait l'analyse du sang chez 34 femmes grosses, et il a compté, l'état normal des globules rouges étant de 127 pour mille parties :

145 globules rouges pour 1000 parties de sang chez. 1 femme.

127 . . . . 1 —

125–120 . . . . 6 —

120–95 . . . . 26 —

D'après cette statistique même, un quart des femmes enceintes échappe à l'anémie.

Enfin nous nous demanderons pourquoi les cachexies, et notamment la cachexie séreuse des femmes enceintes, en amenant une anémie générale, et surtout une anémie cérébrale, n'amènent pas de convulsions.

Dans ces derniers temps on a voulu admettre une nouvelle anémie que l'on a appelée *anémie pernicieuse progressive*, dénomination seulement destinée à combler une lacune créée par notre ignorance, et à suppléer à l'insuffisance des cadres actuels de la pathologie. C'est Biermer (1) et Gusserow (2) qui les premiers ont parlé de cette maladie nouvelle. Parmi les cas d'anémie pernicieuse progressive, on cite beaucoup d'observations, se rapportant à des femmes, qui, vivant dans une misère profonde, avaient eu des grossesses répétées, et se trouvaient sous le double coup de l'inanition et de la chlorose puerpérale : or dans ces cas on n'a vu apparaître aucun mouvement convulsif (Andral, Lebert, Gusserow).

Cette hypothèse de l'anémie générale n'a donc pas une base solide, et cette impuissance de cette théorie à rendre compte des phénomènes convulsifs chez les femmes enceintes, présuppose celle de l'anémie partielle ou cérébrale, au moyen de laquelle des auteurs d'un haut mérite, des cliniciens connus ont cherché à expliquer ces mêmes accidents.

« Pour certains auteurs, dit M. A Fournier (3), pour Traube (4), et M. Sée, les phénomènes de l'éclampsie ne seraient pas sans analogie, au point de vue du mode intime de leur production, avec le processus pathogénique, que Kussmaul, Tenner et d'autres assignent à l'épilepsie. Sous l'influence de l'altération du sang il se produirait une excitation des nerfs vaso-moteurs et des artères cérébrales. Ces artères se contractant, il en résulterait, soit des convulsions

(1) Biermer. — *Correspondenz. Blatt für zweizer Aerzte*, 1872, n° 1.

(2) *Archiv. für Gynœkologie*, 1871.

(3) Fournier. — *Loc. cit.*

(4) Traube. — *Allg. med. central Zeitung*, 19 sept. 1861.

par oligémie du bulbe, soit du coma par oligémie de l'encéphale. » Cette théorie avait été déjà émise avant Traube, et
même elle rendait mieux compte des différents stades de l'accès éclamptique. M. Robin (1), en effet, avait en 1853 parlé
des altérations du sang chez les femmes grosses. L'action
excitatrice des nerfs, qu'il attribue à un sang altéré, s'exercerait pour plusieurs physiologistes (Schiff, Stilling, Cl. Bernard, Brown-Sequard), sur les vaso-moteurs. Un trouble dans
le fonctionnement de ceux-ci, trouble résultant de modifications dans l'assimilation et la désassimilation, deviendrait
une nouvelle source de viciation du sang.

De cette viciation du sang seraient la conséquence, ou une
diminution de l'incitation vaso-motrice, amenant l'hypérémie
et les infiltrations, ou, au contraire, une irritation de ces nerfs
vaso-moteurs, amenant l'ischémie, et spécialement celle du
bulbe, qui donnerait naissance aux convulsions.

Cette théorie, malgré l'autorité des noms qui la protègent,
est peu adoptée en France, car les autopsies n'ont pas confirmé
cette manière de voir, qui est aussi celle de Rosenstein (2).
On rencontre plus souvent une congestion du cerveau et de
ses enveloppes, qu'une anémie et l'œdème cérébral.

4° *L'éclampsie est due à une altération matérielle des centres
nerveux et de leurs enveloppes.* — Cette doctrine anatomique a
pendant quelque temps régné seule dans la médecine. Aujourd'hui elle a beaucoup déchu devant les progrès de la doctrine
humorale : elle a été surtout défendue en 1851 par Marchal,
de Calvi (3), mais, malheureusement pour cette théorie, les
lésions rencontrées à l'autopsie ne portent pas habituellement
sur les parties (moelle épinière, moelle allongée, tubercules

---

(1) Ch. Robin. — *Mém. Acad. des sciences*, 19 sept. 1853.

(2) Rosenstein. — *Traité des maladies des reins, trad. Bottentuit*, 1874.

(3) Marchal, de Calvi. *Union médicale,* 1851.

quadrijumeaux), qui, d'après les expériences des physiologistes, sont seules capables de déterminer des convulsions. La
plupart des auteurs français, avant les travaux de Bright et
de Rayer, mettaient l'encéphalopathie sur le compte de l'hydrocéphalie, sans se préoccuper autrement de l'albuminurie.
Telle est l'opinion de Coindet et Odier, Grisolle, Hardy, Behier et Graves. C'est à la défense de la théorie de l'éclampsie
par l'hydrémie qu'en 1860 Cahours consacrait sa thèse (1).

Pour ces auteurs rien n'est plus commun qu'un épanchement séreux chez les éclamptiques, et on pourrait dire qu'une
fluxion séreuse, même très-modérée, mais soudaine, est suffisante pour provoquer les accidents nerveux, et que les propriétés « hygrométriques » de la substance cérébrale, démontrées par les expériences de Natalis Guillot et Marcé (2) expliquent pourquoi les traces de l'hydrocéphalie ne se retrouvent pas toujours après la mort. Mais on peut reprocher
à cette interprétation et de ne pas répondre à des faits constants, et de laisser dans l'ombre la cause générale, le point
de départ des accidents. Depuis on s'est occupé de l'étude des
lésions rénales ; on a vu l'albuminurie et les hydropisies séreuses ou sous-cutanées en être le résultat et partant un bon
symptôme. On a alors mis en avant cette opinion que la
désalbumination du sang pouvait engendrer une dyscrasie à
la suite de laquelle ce liquide, dépourvu de sa plasticité normale, s'échapperait des vaisseaux, dès que se trouveraient
réalisées les conditions mécaniques nécessaires. De là l'idée
de rattacher l'hydrocéphalie au mal de Bright, et à l'albuminurie (Ower Rees, Cahours, Traube, etc.). C'était en effet un
retentissement théorique des analyses d'Andral et Gavarret,
Becquerel et Rodier, qui avaient fait voir que les globules et

---

(1) Cahours, Thèse de Strasbourg, 1860.
(2) Nat. Guillot et Marcé. — *Bull. de la Soc. anat.* 1855.

l'albumine éprouvaient une légère diminution, et que la fibrine, ainsi que l'eau, y étaient dans une proportion plus grande qu'à l'état normal. On s'est donc dit : hydrémie pendant la gestation, par conséquent facilité de l'œdème cérébral. On ne tarda pas à appuyer la théorie de l'hydrocéphalie par des expériences. En effet Munck (1) le premier a réussi à provoquer des accès semblables à ceux de l'éclampsie, en élevant la pression dans le système aortique au moyen de l'injection d'une certaine quantité d'eau dans les carotides. Cet observateur se plaçait dans des conditions tout-à-fait particulières, puisqu'il liait au préalable les uretères et les veines jugulaires pour accroître la tension vasculaire dans la cavité crânienne. Le développement des accès était prévenu, lorsqu'il restreignait, par la ligature de la carotide, l'arrivée du sang dans le cerveau. La réalité de ce dernier fait, qui a une très grande importance au point de vue démonstratif avait été déjà signalé par Trousseau, qui faisait la compression des carotides pour arrêter les convulsions.

Ces expériences furent reprises par Otto (2) et Bidder (3) qui ne lièrent ni les uretères, ni les jugulaires. Otto a pu voir qu'une injection d'eau dans la veine jugulaire ne déterminait pas d'accès convulsifs. D'un autre côté Bidder démontra que la dilution du sang n'est pas moins indispensable que l'augmentation de pression : une injection de sang défibriné dans les carotides est impuissante à déterminer les convulsions, que l'injection d'une égale quantité d'eau à la même pression avait provoquées auparavant. Traube ne manqua pas de s'emparer de ces résultats expérimentaux, et d'étayer par là sa doctrine de l'œdème cérébral avec anémie aiguë consécutive.

(1) Munck. — *Ueber Uræmie, (in Berl. Klinik. Vochenschrift*, p. 113, 1864.

(2) Otto, *Beitræge zur Lehre von der Eklampsie.* — Dorpat, 1866.

(3) Bidder, *Experimentelle Beitræge zur Eklampsie.* — *Holt's Beitræge*, II, 1867.

Si expérimentalement cela était vrai, cliniquement il n'en était plus de même, surtout si on songe aux différentes conditions où les expérimentateurs ont dû se placer pour arriver à déterminer des convulsions éclamptiformes. Il fallait donc trouver en clinique les deux conditions de la transsudation œdémateuse dans l'encéphale, c'est-à-dire l'hydrémie d'une part, l'augmentation de la pression intra-vasculaire d'autre part. La première lui parut démontrée par les analyses des chimistes (Andral et Gavarret, Devilliers et Regnauld). Pour la seconde il crut la trouver dans l'hypertrophie cardiaque que l'on rencontre chez les femmes enceintes, et dans ce cas il voulut encore faire jouer un certain rôle à l'augmentation de tension dans les vaisseaux encéphaliques par suite de la compression de l'aorte abdominale par l'utérus à la fin de la gestation. Des faits cliniques, il est vrai, ont paru établir qu'il existe une forme d'éclampsie, où la sécrétion de l'urine est diminuée de quantité et tombe quelquefois à 100 gr. par jour. Cette urine a une densité accrue, et il y a généralement diminution des hydropisies sous-cutanées avant l'explosion des accidents encéphalopathiques. Il y aurait alors un raptus de sérosité partant des extrémités inférieures pour gagner le cerveau : ce serait « l'*urémie mécanique* », comme l'appelle M. Jaccoud (1). Cette expression n'est pas exacte : car elle entraîne après elle l'idée d'une intoxication par l'urée, intoxication que Jaccoud lui-même reconnaît ne pas exister : on pourrait dire avec plus de raison hydrocéphalie mécanique, mais cette hydrocéphalie et l'œdème du cerveau, de ses membranes, loin de produire une suractivité ou un trouble des phénomènes du mouvement, semblent au contraire plutôt de nature à en déterminer l'affaissement. Nous avons vu dans le

______

(1) Jaccoud, *Pathologie interne*, tome II.

service de notre maître, M. le prof. Bernheim, un malade atteint de démence avec paralysie. Ce malade était un homme, âgé de 45 ans, qui n'avait aucun antécédent alcoolique. Il serait devenu dément progressivement, aurait eu, à peine au début de sa maladie, quelques légers mouvements convulsifs ou plutôt des secousses dans les membres supérieurs et inférieurs, puis son intelligence se serait affaiblie, les membres inférieurs se sont contracturés : il survint bientôt une anasarque considérable, généralisée, avec des eschares au sacrum, aux régions trochantériennes, etc. L'intelligence continua à diminuer de plus en plus, au point que le malade ne faisait plus que bredouiller et ne comprenait plus les questions qu'on lui adressait. Il mourut rapidement. A l'autopsie on constata une hydrocéphalie sous-arachnoïdienne et ventriculaire très-intense, avec épanchement dans toutes les séreuses. Nous avons aussi trouvé cette même hydrocéphalie avec œdème du cerveau chez une femme qui, atteinte d'anasarque, d'albuminurie pendant les derniers jours de sa grossesse, mourut soixante jours après l'accouchement, sans avoir jamais présenté de convulsions. Chez elle nous n'avons pas trouvé d'hypertrophie notable du cœur, mais une maladie de Bright avancée, arrivée jusqu'au 3e degré (néphrite mixte d'aujourd'hui), comme nous l'avons constaté dans le laboratoire de M. le professeur Morel, qui a bien voulu nous donner son avis sur les différentes coupes pratiquées sur les reins altérés de cette femme.

Cette observation n'est pas unique dans son genre, car celles de Frerichs, de Blot et d'autres auteurs, ne concordent-elles pas en effet sur ce point, que les sujets très infiltrés, comme c'était le cas chez notre femme, paraissent moins prédisposés aux convulsions éclamptiques que chez ceux où l'œdème est faible ou nul. D'ailleurs l'hydrocéphalie et l'œdème du cerveau ont même fait défaut chez la plupart des albuminuriques non infiltrées, et l'examen le plus attentif des centres nerveux chez ces dernières, n'a pu jusqu'ici révéler l'existence habituelle d'altérations anatomiques, auxquelles puisse être légitimement rapportée la perversion de la motilité observée pendant la vie. Nous ajouterons que les injections d'eau distillée, pratiquées par M. le prof. Feltz et rapportées plus loin, n'ont pas amené de convulsions chez les animaux, si ce n'est quelques-unes, mais légères, au moment de l'agonie.

Chez ces animaux morts par suite de ces injections on a pu voir les globules rouges être hydropiques, vésiculeux, être atteints dans leur structure, ce qui les rendrait selon toute probabilité impropres aux échanges gazeux. L'absence des lésions encéphaliques dans ces cas fait repousser du reste l'idée de la mort par le système nerveux. Nous dirons donc avec M. Bailly (1) : « Nous ne saurions donc, pour notre part, voir la cause habituelle, ni même exceptionnelle de l'éclampsie dans des lésions relativement rares, et dont l'effet probable (ce qui a été démontré quelquefois par la clinique) serait de produire l'affaiblissement des fonctions nerveuses plutôt que l'exagération ou la perversion de ces mêmes fonctions. »

---

(1) Bailly, *Art. Éclampsie,* etc., p. 323.

ALBUMINURIE

La cause de l'éclampsie a donc été cherchée ailleurs, vu l'insuffisance des doctrines précédentes, et on a cru la trouver dans d'autres conditions. En effet on avait été frappé de la coïncidence fréquente de l'albuminurie avec l'éclampsie, et on s'est demandé si l'éclampsie ne serait pas liée à l'*albuminurie*, ou plutôt au *mal de Bright*, phénomènes réputés assez fréquents pendant la gestation. La grossesse et la parturition en effet prédisposent à l'albuminurie : c'est un fait actuellement de science courante. Néanmoins ce symptôme domine aujourd'hui la scène de l'éclampsie, et bien qu'il ait eu quelques ennemis, niant non-seulement sa fréquence, mais son rapport avec les convulsions puerpérales, il n'en reste pas moins établi aujourd'hui pour la plupart des auteurs que c'est là un signe important qui a attiré l'attention et jeté un certain jour sur une affection si grave. Pour mieux le comprendre, nous allons montrer comment on est arrivé successivement à bien reconnaître ce passage de l'albumine dans les urines, et comment on l'a étudié cliniquement, comment on a cherché à l'expliquer (pathogénie), quels sont ses rapports avec l'éclampsie, et enfin quels sont les modes de production des accès convulsifs chez les femmes albuminuriques.

CHAPITRE I

Historique.

La coïncidence de l'anasarque développée durant les derniers mois de la grossesse avec l'éclampsie puerpérale avait été signalée, en même temps ou même avant que celle de l'albuminurie avec cette affection convulsive ne fût établie. Bien qu'on varie d'opinion sur la nature de l'albuminurie des femmes en couches comparée à la maladie de Bright, on n'élève plus de doute sur la réalité de l'observation, il est acquis que l'anasarque survenant pendant la gestation doit être, aux yeux des médecins, d'un pronostic inquiétant.

L'honneur de cette découverte est en général rapporté à Lever, l'auteur justement célèbre du mémoire inséré dans le recueil périodique, où sont consignés les travaux de Bright (Guy's hosp. reports, 1843).

Sans vouloir rien ôter au mérite de Lever, qui sans être guidé par des recherches antérieures connues par lui, a exposé les résultats de sa propre observation, nous devons dire qu'il avait été devancé par un écrivain trop oublié par ceux qui ont traité le même sujet. Guillaume Demanet, médecin belge, présenta en effet, en l'an VII devant la Société de médecine, chirurgie et pharmacie de Bruxelles, un très-court mémoire intitulé : « *Observations sur une cause particulière de convulsions qui arrivent aux femmes durant la grossesse ou l'accouchement.* » Dans cette note singulièrement sobre et non moins explicite, Demanet (1) signalait pour la première fois la concomitance de l'anasarque et de l'éclampsie, sans hypo-

---

(1) *Journal général de médecine*, t. IX, p. 110.

thèses théoriques, avec des faits et des conclusions pratiques, simplement mais dogmatiquement exposées. Fournier (1), Miquel (2) révoquèrent cette cause en doute. Mauriceau (3) avait su observer, et avait constaté la coïncidence de l'anasarque et des convulsions. Chaussier (4), Lagarde (5), Baudelocque (6) admirent l'infiltration comme cause de l'éclampsie, en l'expliquant par le manque d'oxydation du sang sous l'influence du refoulement des poumons par l'utérus gravide, Mme Lachapelle (7), Velpeau (8) sont convaincus de son influence. Avant eux Dugès, (9) Osiander considéraient l'œdème de la face et des mains comme un signe précurseur des convulsions. Dugès attribuait l'anasarque des femmes grosses à l'obligation de la part de la mère de fournir au fœtus les matériaux de son accroissement, et de dépenser plus en fibrine et en cruor, en un mot, en éléments solides qu'en éléments liquides. Dugès, Dubois, Cahen (10), beaucoup d'autres médecins avaient insisté sur la coïncidence de l'œdème plus ou moins étendu avec les convulsions soit avant, soit pendant, soit après l'accouchement.

Si l'infiltration, dit le Dr Johns, cité par Cahen, attaque à la fois les parties supérieures du corps comme les mains et les

----

(1) *Journal général de médecine*, t. IX, p. 110.

(2) Miquel. — *Traité des convulsions chez les femmes enceintes, en travail et en couches*, p. 39, 1824.

(3) Mauriceau. — *Observations sur la grossesse et l'accouchement des femmes*, etc., t. II, p. 32, 53, 68, 75, 125, etc.

(4) Chaussier. — *Convulsions des femmes enceintes*. Paris, 1824.

(5) et (6) Lagarde. — *Thèse*, etc. ou Baudelocque, p. 87. — *Thèse sur les convulsions*, etc., n° 84. Paris, 1822.

(7) Mme Lachapelle. — *Loc. cit.* p. 8,

(8) Velpeau. — *Des convulsions pendant la grossesse*, etc., 1834, p. 51.

(9) Dugès. — *Dict. de méd. prat.*, t. 9, p. 307.

(10) Cahen. — *De la néphrite album. chez les femmes enceintes*. — *Thèse de Paris* 1846, p. 11.

bras, le col et la face, s'il y a en même temps céphalalgie, pesanteur de tête, bourdonnements dans les oreilles, perte passagère de la vision, embarras gastrique et bouffissure de la face, les convulsions sont à craindre.

L'infiltration avait donc éveillé l'attention des médecins, mais elle n'a pas comme signe d'éclampsie une valeur bien grande, car elle n'est liée à cette affection qu'autant qu'elle est accompagnée d'albuminurie, et de plus elle fait assez souvent défaut dans les cas d'albuminurie même la mieux confirmée, comme le prouvent les observations de M. Blot, qui sur 43 cas d'albuminurie a vu l'œdème manquer 21 fois.

On voulut pousser plus loin les investigations et on pensa à examiner les urines, et l'existence de l'albumine dans les urines des femmes enceintes fut signalée en 1818 par Blackall (1), Weell's (2), Simpson (3), en Angleterre, en 1840, par Martin–Solon (4) et surtout Rayer (5) en France. Ce dernier montra même l'influence de l'albuminurie sur la santé de la mère et sur le développement de l'enfant. Simpson crut en 1843 pouvoir déduire de ses observations complétées par des examens nécroscopiques, que dans l'éclampsie puerpérale il existe presque invariablement de l'albuminurie avec complications d'œdème, précédant le plus souvent les convulsions et co-existant avec l'état granuleux des reins. Il avait dès lors tout signalé : rapports, succession des phénomènes, lésions ana-tomiques, symptômes, l'éclampsie albuminurique se trouvait décrite.

Grâce à tous ces travaux et à ceux de Tweedie, d'Ower

---

(1) Blackall. — *Loc. cit.*

(2) Weell's. — *Loc. cit.*

(3) Simpson. — *Loc. cit.*

(4) Martin Solon. — *Traité de l'albuminurie*, obs. 26.

(5) Rayer. — *Traité des maladies des reins*, Paris, 1840.

Rees (1), Lever (2) fit des recherches importantes pour établir les rapports de l'éclampsie avec les urines albumineuses, relia l'albuminurie puerpérale au mal de Bright, et montra que sur 14 cas de convulsions il avait constaté 13 fois cette albuminurie.

Rayer, Tweedie, Lever, Simpson sont donc ceux qui se sont occupés les premiers et avec soin de l'albuminurie dans l'éclampsie. Dès lors l'impulsion était donnée aux recherches sur ce point de la science encore inexploré. Il surgit bientôt de nouveaux travaux ; en Angleterre ceux de Cabb Rose (3) qui, ajoutant quelques faits nouveaux à ceux de Lever, corrobora ses aperçus cliniques.

En France, on ne restait point étranger à ce genre de découvertes : nous voyons en effet apparaître : 1° la thèse de Cahen (4), élève de Rayer, en 1846 ; 2° un mémoire de MM. Devilliers et Regnauld (5), qui posèrent cette conclusion : que l'éclampsie puerpérale avec albuminurie ne se lie pas toujours à une lésion matérielle des reins, à l'affection granuleuse de Bright. Ils faisaient dépendre l'albuminurie d'une altération dans la composition du sang pendant la grossesse. Ici nous remarquons que ces deux auteurs étaient déjà en désaccord avec l'école anatomique allemande, qui, ayant pour chef Frerichs, ne voulait d'albuminurie, même passagère, sans lésion rénale. En 1849 apparut la thèse inaugurale de M. H. Blot (6). Ce dernier démontra le premier la fréquence de l'albuminurie gravidique, fit connaître en France les rela-

---

(1) Ower Rees. — *Guy's hospital Reports*, 1843.
(2) Lever. — *Guy's hosp. Reports*, 1843.
(3) Cabb Rose. — *Provincial méd. journ.*, mars, 1844.
(4) Cahen. — *Loc. cit.*
(5) Devilliers et Regnauld. — *Arch. génér. de méd.*, 1848, t. XVIII, p. 312.
(6) Blot. — *De l'albuminurie chez les femmes enceintes*, Thèse de Paris, 1849.

tions entre l'éclampsie et l'albuminurie, relations déjà bien établies en Angleterre ; enfin il montra surtout l'influence que l'albuminurie semble exercer sur l'hémorrhagie utérine. Dès lors par de nouvelles recherches on ne fit que confirmer la découverte des rapports intimes de l'albuminurie et de l'éclampsie chez les femmes grosses.

La connaissance de l'albuminurie des femmes éclamptiques amena à examiner les urines dans les cas de convulsions des enfants : c'est Golding Bird (1) qui, le premier, signala ce nouveau genre de recherches et relia certaines convulsions de l'enfance au mal de Bright, fait confirmé dans ces derniers temps par M. Parrot (2).

En 1847, Simpson (3) publie un mémoire fort curieux sur les lésions du système nerveux, en rapport avec l'albuminurie, et en 1852 il fait paraître un deuxième travail plus remarquable encore sur l'albuminurie des femmes enceintes et des enfants, et dans l'amaurose puerpérale : d'après les faits qu'il a observés, il pense que les lésions rénales sont la conséquence d'une altération primitive du sang.

L'école anatomique allemande n'était pas en retard et avait fait de rapides progrès sur le même sujet. En effet, en 1854 parut un mémoire des plus remarquables, qui est encore consulté de nos jours, je veux parler du travail de Braun (4), de Vienne, ayant pour titre : « *Des convulsions des femmes gros-*

---

(1) Golding Bird. — *On the occurrence of cerebral disorders in connexion with diseased kidneys in children* (London méd. gaz., 1840).

(2) Parrot. — *Étude sur l'encéphalopathie urémique et le tétanos des nouveau-nés* (Arch. génér. de méd., 1872).

(3) Simpson. — *On lesions of the nervous system and in the puerperal state connected with albuminuria* (Edinb. monthly Journal, p, 268.). — *Albuminuria in puerperal and infantile convuls. and in puerperal amaurosis* (Contributions de Simpson, 1852.)

(4) Braun C. — *Wien med. Wochrensch.*, et *Gaz. hebd. de méd. et chirg.* Paris, 1854, n° 16.

ses, *en travail*, etc. » Depuis longtemps à la tête d'une grande Maternité, et par conséquent disposant d'un vaste champ d'observation, il en profita pour dresser des statistiques, qui sont citées dans les ouvrages qui traitent de la question : il montra aussi la fréquence des lésions rénales chez les femmes éclamptiques : en effet, sur douze femmes éclamptiques, il trouva à l'autopsie sept fois l'état granuleux des reins.

En 1854, M. Wieger (1), professeur agrégé à la Faculté de Strasbourg, fit paraître un travail, où il recueillit un grand nombre d'observations de femmes albuminuriques et atteintes d'éclampsie, mais il ne donna pas de conclusions.

Nous mentionnerons aussi d'autres travaux, relatifs à l'albuminurie et appartenant à MM. Mialhe et Prestat (2), Ch. Robin (3), Mascarel (4), Depaul (5).

En 1856, paraissaient deux Mémoires couronnés par l'Académie de médecine ; ce sont : celui de M. Bach (de Strasbourg), et celui d'Imbert-Gourbeyre (6) : dans le dernier se trouve la conclusion que, d'après l'ensemble des faits, la véritable éclampsie n'est autre chose que le mal de Bright puerpéral, dans lequel il survient des convulsions. M. le professeur Bach n'était pas aussi affirmatif, il pensait que la néphrite peut exister dans quelques cas d'éclampsie.

---

(1) Wieger. — *Recherches cliniques sur l'éclampsie urémique* (Gaz. méd. de Strasbourg, n° 6-12, 1854).

(2) Mialhe et Prestat. — *Note à l'Acad. des sciences,* 1851.

(3) *Gaz. méd.,* 1851, p. 824.

(4) Mascarel. — *Mém. sur les convulsions des femmes enceintes* (Bulletin de l'Acad. de médecine, 1852, t. VIII, p. 184).

(5) Depaul. — *Rapport sur le Mémoire du Dr Mascarel* (Bull. Acad. méd., 3 janvier 1854, t. XIX, p. 266).

(6) Imbert-Gourbeyre. — *De l'albuminurie puerpérale et de ses rapports avec l'éclampsie.* Paris, 1856.

Litzmann (1), partisan de l'école allemande, qui voulait que toute albuminurie fût due à une lésion rénale, chercha à démontrer en 1858 qu'il peut se produire une albuminurie dépendant d'une cystite ou plutôt d'un catarrhe vésical, mais ce n'était là qu'une pseudo-albuminurie.

En 1856, M. Stoltz (2) sut replacer la question de l'albuminurie puerpérale sur le véritable terrain scientifique. Dans un rapport fait à la Société de médecine de Strasbourg (10 juillet 1856) sur les Mémoires envoyés au concours pour le prix proposé par la Société en 1855, M. Stoltz admit avec M. Goupil, l'auteur du meilleur de ces Mémoires, que l'albuminurie n'est pas une cause prédisposante de l'éclampsie, puisque sur 7 albuminuriques il n'y a que 1 albuminurique, mais que la coexistence presque constante de l'albumine dans les urines et de l'éclampsie a une signification affirmative séméiologique : il signala en outre la distinction bien tranchée, qui existe entre l'albuminurie et l'hydrémie ; en effet, cette dernière disposition de l'économie, appelée *cachexie séreuse*, peut exister à un haut degré, sans que l'éclampsie soit à craindre.

En 1859, M. Cayrol (3), dans sa Thèse inaugurale, chercha à mieux pénétrer la cause de l'albuminurie, et à l'exemple de MM. Becquerel et Vernois (4), il établit deux sortes d'albuminurie, l'une fugace et l'autre persistante, dépendant toutes deux d'une modification de l'albumine. Celle-ci releverait elle-même d'un état de dilution du sang, qui à son tour serait dû à une diminution de la sécrétion urinaire. MM. Bec-

---

(1) Litzmann. — *Gœschen's deutsche Klinik*, 1852, nᵒˢ 19-31 ; 1855, nᵒˢ 29-30. — *Monatschr. fur Geburtsk.*, t. XI, 1858, p. 414.

(2) Stoltz. — *Gaz. méd. de Strasbourg*, p. 418, 24 nov. 1856.

(3) Cayrol. — *Quelques considérations sur l'albuminurie*. Th. Strasbourg, 1859.

(4) Becquerel et Vernois. — *Moniteur des Hôpit.*, 1856, t. IV, p. 618.

querel et Vernois, au contraire, et après eux M. Lorain (1), voulurent rattacher l'albuminurie à des lésions rénales primitives, et M. Jaccoud (2) à une altération du rein secondaire, et dépendant de modifications générales, celles du sang.

En 1865, Roberts (3) montra que l'état puerpéral est une cause puissante « *a prolific cause,* » de la maladie de Bright. Aussi pour lui doit-on aujourd'hui faire entrer en ligne l'état puerpéral dans l'étiologie de cette affection.

La même année parut aussi l'article *Albuminurie* de M. Gubler (4). Réfutant la théorie de la compression mécanique des veines rénales par l'utérus gravide, théorie émise par Lever, et soutenue jusqu'alors par la plupart des accoucheurs, ce savant chercha une autre explication de l'albuminurie, en s'appuyant sur les changements que subit la composition du liquide sanguin, et crut la trouver en émettant la doctrine de la *superalbuminose*, c'est-à-dire en montrant que cette albuminurie résultait d'un défaut d'équilibre entre la production maternelle et la consommation fœtale. Maugenest (5), au contraire, dans son excellente Thèse inaugurale, en 1867, voulut rapporter le passage de l'albumine dans les urines et l'éclampsie à l'excès de tension du sang des femmes grosses, et à une *hypo-albuminose relative* démontrée pendant la gestation par Andral et Gavarret, Beau et Cazeaux.

Cette théorie fut combattue en 1867 par M. Millet (6), qui

---

(1) Lorain. — *Sur l'albuminurie*, 1860. Th. d'agrégation.

(2) Jaccoud. — *Des conditions pathog. de l'albuminurie.* Th. Paris, 1860. — Art. ALBUMINURIE, in Dict. de méd. et chir. pratiques.

(3) Roberts. — *A practical preatise on urinary and renal disease*, etc. 1865, p. 2891.

(4) Gubler. — Art. ALBUMINURIE, in Dict. encycl. des sciences médicales, 1865, t. II, p. 472-473.

(5) Maugenest. — *Étude critique sur la nature et le traitement dc l'éclampsie puerpérale.* Th. Paris, 1867.

(6) Millet. — *Essai sur la nature de l'éclampsie puerpérale.* Th. Strasbourg, 16 août 1867.

pensait que l'éclampsie et l'albuminurie sont dues à une altération du sang produite par une affection rénale. M. Ollivier (1), en effet, dans ces derniers temps, s'appuyant sur des faits physiologiques bien connus et sur certains états pathologiques développés sous l'influence de la grossesse, crut pouvoir démontrer l'existence d'altérations rénales passagères d'abord, pour devenir ensuite persistantes quelquefois après la grossesse, altérations dues à une congestion rénale primitive, puis à une néphrite catarrhale.

L'année suivante, Johnson, dans sa leçon du 24 mai 1873, s'occupa aussi de l'albuminurie puerpérale (2). Pour lui elle peut affecter les apparences suivantes : 1° une forme sans accidents cérébraux : cela est dû le plus souvent à ce que l'albuminurie précédait la grossesse ; beaucoup de cas de ce genre ont été observés, la grossesse s'accomplissait heureusement, ainsi que l'accouchement, et l'allaitement même a pu se faire dans quelques cas ; 2° l'albuminurie est le résultat d'une compression veineuse ; alors la congestion rénale peut être générale et intense, et les accidents urémiques se montrent alors avec beaucoup de violence ; 3° l'albuminurie peut se montrer à une époque peu avancée de la grossesse : alors elle peut être la suite, soit de diverses causes antérieures qui agissent chez les femmes grosses, comme chez celles qui ne le sont point, soit d'une altération du sang encore inconnue dans son essence et qui serait sous l'influence de la grossesse ; 4° l'albuminurie peut survenir immédiatement après l'accouchement, et être la suite soit d'une cause accidentelle, soit d'une véritable intoxication puerpérale.

----

(1) Ollivier. — *Note sur la pathogénie de l'albuminurie puerpérale* (Gaz. méd. de Paris, 1872, p. 374-375).

(2) Johnson. — *British med. Journ.*, 24 mai 1873, et *Revue des sc. méd.*, 1873, t. II, p. 675.

En 1875, MM. Peter (1), et Petit (2), son élève, cherchèrent encore à expliquer l'albuminurie puerpérale, et en établirent les premiers deux variétés : 1º *l'albuminurie gravidique proprement dite*, et 2º *l'albuminurie du travail.* Ils régénérèrent les doctrines antérieures en les complétant, et rapportèrent l'albuminurie à une augmentation de la pression vasculaire dans les reins, dépendant d'une augmentation de la masse du sang, d'une synergie fonctionnelle et vasculaire exagérée entre les reins et l'utérus.

Les rapports de l'albuminurie, de l'infiltration et de l'éclampsie chez les femmes grosses étaient dès lors bien établis. Aussi vint-on à se demander si en traitant et en guérissant cette albuminurie, on ne pourrait prévenir l'éclampsie. C'est M. Tarnier (3) qui a eu le premier cette heureuse idée, et qui a trouvé dans le régime lacté un traitement médical et moins dangereux que le traitement obstétrical, curatif de l'albuminurie et préventif de l'éclampsie, malgré les assertions contraires de Charles (de Liège) (4) et de Mac Donald (5).

En Angleterre, où l'albuminurie gravidique avait été étudiée pour la première fois, et si bien, par les travaux de Simpson surtout, on fit encore de nouvelles recherches à ce sujet, et en 1876, H. Martin (6) montra que l'albuminurie peut survenir dès les premiers mois de grossesse, être le résultat d'une influence vitale et non mécanique, et

---

(1) Peter. *Leçons sur l'éclampsie puerpérale ; ses causes ; sa nature et son traitement* (Arch. de Tocol., 1875).

(2) Petit. *Recherches sur l'albuminurie des femmes enceintes* (Th. inaug., Paris, 1876).

(3) Tarnier. *De l'efficacité du régime lacté dans l'albuminurie des femmes enceintes et de son indication comme traitement préventif de l'éclampsie.* (Extrait du Progrès médical, 11 déc. 1875).

(4) Charles (de Liège). *De l'albuminurie dans la grossesse, etc.,* 1877.

(5) Mac-Donald. *Gaz. obstétricale,* 1877, p. 177.

(6) H. Martin. *London med. Record,* 15 fév. 1877, et *Revue des sc. méd.,* 1877, p. 166.

amener parfois la mort de l'œuf, et arrêter les symptômes graves et progressifs d'urémie.

A peu près au même moment, en Allemagne, Bartels (1) s'occupait aussi de cette grave question, et passait en revue les travaux de Frerichs, Rosenstein, etc. ; il décrivit une néphrite aiguë parenchymateuse des femmes grosses. Les Allemands, en général, l'appelèrent néphrite catarrhale croupale (néphrite parenchymateuse superficielle légère de M. Lecorché), mais les lésions, qui la caractérisent, sont variables. Aussi l'anatomie pathologique n'en est-elle pas encore faite aujourd'hui.

On voit donc que de nombreux écrits ont été publiés sur les causes de l'albuminurie puerpérale et sur les conditions organiques qui en favorisent la production. Les auteurs se sont surtout rattachés à deux théories principales : l'une, qui attribue la présence de l'albumine dans l'urine à une congestion, à une altération des éléments propres du rein, qui permet la filtration de cette substance; l'autre, qui explique le phénomène par une altération de l'albumine du sang. On voulut faire intervenir un troisième facteur, auquel on n'avait pas attaché une grande importance, c'est l'influence du système nerveux central ou des nerfs qui président à la sécrétion urinaire. Aussi M. Hamon (2) en 1860, et M. Teissier (3), en 1877, ont voulu tenir compte de tous les facteurs de l'albuminurie, et établir que l'albuminurie est une névrose cérébrospinale et ganglionnaire. Dans ces derniers temps, on a attiré l'attention sur un nouveau symptôme du mal de Bright puerpéral ou non, je veux parler de l'amaurose albuminurique

---

(1) Bartels. *Loc. cit.*, p. 272.

(2) Hamon. *De la véritable nature de l'albuminurie.* (Acad. imp. de méd., 2 oct. 1860. *Un. méd.*, 1860, t. IV, p. 29).

(3) Teissier. *Albuminurie d'origine nerveuse. (Gaz. hebd.,* 1877, p. 615),

(plaques nébuleuses et ecchymoses de la rétine), et on a voulu trouver là encore un signe précurseur de l'éclampsie. Ce phénomène, signalé par Weells, Bright, Addison, Rayer, Simpson, Forget (de Strasbourg), Perrin, Marchal (de Calvi), Landouzy (1), Charcot (2), est bien connu aujourd'hui, grâce aux travaux plus récents de MM. Lécorché (3), Desmarres (4), Virchow (5), Galezowski (6), Bousseau (7), Liebreich (8), de Græfe (9) et Duplay (10). Mais, contrairement à Scanzoni, Braun et Winckel, qui veulent voir dans l'amaurose un prodrome de l'albuminurie ou du mal de Bright puerpéral, et partant de l'éclampsie, M. Weber (11), vient de montrer récemment que cela est vrai dans quelques cas, mais que souvent l'amaurose survient avec ou sans éclampsie ; il reste donc démontré par là qu'il est impossible de considérer ce symptôme comme étant toujours sous la dépendance de l'urémie ou de l'éclampsie.

On avait fait des analyses chez les albuminuriques aux premiers moments de la découverte du mal de Bright. Christison eut l'honneur de reconnaître le premier la présence de l'urée dans le sang ; alors surgit une nouvelle théorie, l'urémie, pour expliquer les accidents cérébraux chez les albuminu-

---

(1) Landouzy. *Archiv. génér. de méd.*, 1849.

(2) Charcot. *Gaz. hebdom.*, 1858.

(3) Lecorché. *Altérations de la vision dans la néphrite alb.* (Th., Paris, 1858).

(4) Desmarres. *Traité d'oculistique.*

(5) Virchow. *Virchow's Archiv*, t. X, p. 170.

(6) Galezowski. *Rec. ophthalmol. sur les maladies de la rétine et du nerf optique.* (*Ann. d'oculistique*, t. XLIX, p. 85).

(7) Bousseau. *Des rétinites secondaires.* (Th. Paris, 1868).

(8) Liebreich. *Arch. f. Ophthalm.*, t. V, p. 265.

(9) De Græfe. *Leçon sur l'amaurose album.* (*Ann. d'oculistique*, 1864).

(10) Duplay. *Pathol. externe*, t. IV, p. 374.

(11) Weber. *Berlin. Klin. Wochenschr*, nos 23 ou 24, 9 et 16 juin 1873.

riques. En 1833, Wilson (1) avait le premier donné cette théorie, et quelque temps après, Rose Cormack (2) attribua les accidents de l'éclampsie à la présence de l'urée dans le sang.

Arrive ensuite la fameuse théorie de Frerichs, c'est-à-dire la décomposition de l'urée en carbonate d'ammoniaque, théorie ne reposant que sur des hypothèses, combattue par Zimmermann en Allemagne et Bence Jones en Angleterre, et battue complétement en brèche par Schottin (3). Celui-ci chercha enfin à y substituer une autre doctrine, celle de l'urinémie, c'est-à-dire la rétention des matières de l'urine dans le sang. Nous nous contentons ici d'énoncer ces différentes théories, nous réservant plus loin d'en indiquer l'historique complet, et leur valeur au point de vue de la pathogénie de l'éclampsie puerpérale.

(1) Wilson. *On fits and studden death in connexion with disease of thc Kydney.* (*London Méd. Gaz.,* 1833).

(2) Rose Cormack *London Medic. Journ.,* 1850.

(3) Schottin. *Gaz. hebd.,* 1853. (Traduit des *Arch. für physiologische Heilkund, von Vierordt*), tir. du 15 janvier 1853.

CHAPITRE II

CONSIDÉRATIONS CLINIQUES

a) Relatives aux conditions dans lesquelles ont été recueillies les urines examinées

Pendant notre année d'internat à la Maternité de Nancy, nous avons entrepris une étude assez étendue sur l'albuminurie des femmes enceintes et des femmes en couches ; n'ayant point présenté cette étude comme dissertation inaugurale, nous nous contenterons d'en énoncer les résultats cliniques : et d'abord nous commencerons par indiquer les conditions dans lesquelles ont été recueillies les urines examinées. Pour pouvoir compter sur les résultats d'une recherche d'albumine dans l'urine d'une femme enceinte ou en couches, il faut recueillir ce liquide par le cathéter, afin de l'avoir exempt du mélange des fluides vaginaux. Nous avions vu que cette précaution indispensable avait été prise bien avant nous par MM. Cahen (1), Blot (2) et Petit (3). Nous avons suivi leur manière de faire, sauf dans les cas où nous avons fait conserver les urines de vingt-quatre heures pour des dosages. Mais alors, ou bien il n'y avait pas d'albumine du tout, malgré le défaut de cette précaution, et le résultat était toujours aussi probant, ou bien il y en avait une quantité si notable, que le mélange des fluides vaginaux à l'urine ne pouvait être allégué pour l'expliquer, et sans avoir pris con-

---

(1) Cahen. — *Loc. cit.*, p. 7.

(2) Blot. — *Loc. cit.*

(3) Petit. — *Loc. cit.*, p. 7.

naissance du travail de M. Petit, nous l'avions imité, c'est-à-dire que dans ces cas nous avions toujours constaté préalablement l'état de l'urine sur des échantillons donnés par le cathétérisme. On s'est efforcé aussi de pouvoir examiner les urines au début, pendant le cours et après la terminaison du travail. Nous n'avons pu recueillir un assez grand nombre d'observations, vu la difficulté qu'il y avait à obtenir que le cathétérisme fût pratiqué à l'entrée des parturientes, ou bien vu que le travail était trop avancé : car malheureusement pour nous, un grand nombre de femmes entraient fort tard dans la nuit à la Maternité, alors que l'accouchement allait être terminé. Enfin les femmes étaient amenées quelquefois accouchées en ville. On n'a pu souvent recueillir que l'urine après le travail, et la sage-femme en chef pendant notre absence s'est empressée de le faire avec soin. Elle a bien voulu nous seconder dans notre tâche, et nous lui témoignous ici notre gratitude. Quant aux procédés chimiques employés par nous pour la recherche de l'albumine, voici les indications que nous avons suivies, d'après les leçons et conseils de notre maître, M. le professeur Ritter, dont la compétence en pareille matière est bien connue :

1° Filtrer l'urine dans les cas même où elle était peu limpide ;

2° S'assurer, avec le papier de tournesol bleu ou rouge, de la réaction de l'urine. En noter la couleur, l'odeur et la densité.

3° Étudier au microscope les dépôts urinaires, surtout si importants à connaître dans le cas d'urines de femmes grosses.

On s'est assuré si ces dépôts se formaient après l'émission, par refroidissement du liquide (urates), ou par fermentation ammoniacale (phosphates), ou s'ils existaient dans l'urine au moment de l'émission. On a ensuite soumis ces dépôts à la chaleur seule ou à la chaleur avec addition d'acide acétique, et on a vu que tout dépôt qui ne disparaît ni par la chaleur, ni par l'acide acétique, est formé par des matières organiques, comme le pus, mucus, etc. On a aussi isolé ces dépôts, après avoir fait ces deux essais, en abandonnant l'urine dans des vases coniques : on décantait le liquide surnageant après le tassement du dépôt, et on soumettait une goutte du dépôt à l'examen microscopique. Il faut noter aussi que pour reconnaître les diverses formes de cylindres, de cellules ou épithéliums (cylindres urinifères, ferments, infusoires, etc.), il est nécessaire de traiter la préparation microscopique par quelques gouttes d'une solution iodée, qui a l'avantage de colorer ces formes en jaune et de les rendre plus visibles.

4° Si l'urine est acide, employer les moyens ordinaires (chaleur, acide azotique).

Si l'urine est neutre ou alcaline, ajouter quelques gouttes d'acide acétique et chauffer : l'essai doit se faire avec précaution : car un excès d'acide acétique pourrait redissoudre le coagulum d'albumine. Quand le précipité ne se dissout pas, on s'est assuré, avant de conclure à la présence de l'albumine, de l'absence de la mucine ; pour cela on étend l'urine d'un peu d'eau, et l'on ajoute de l'acide acétique qui ne précipite que l'albumine, et non la mucine.

On n'est en droit de conclure à l'absence de l'albumine lorsque la chaleur n'a pas donné de précipité, que lorsque le liquide chauffé était acide, car l'albumine n'est pas coagulée par la chaleur en présence des alcalins. On doit recommencer l'essai par l'ébulition, en *acidulant légèrement* l'urine par l'acide acétique.

Il faut aussi rappeler que l'acide azotique précipite l'albumine, et que ce précipité est tantôt soluble dans un excès (albuminose), tantôt insoluble dans un excès d'acide. Il faut savoir aussi que les urines riches en urée se troublent par l'acide azotique, comme si elles contenaient de l'albumine : mais au bout d'un certain temps le précipité devient cristallin, car il est formé par de l'azotate d'urée.

Enfin il est nécessaire de mentionner une autre cause d'erreur qui, *dans le cas de cystite*, si elle n'eût été connue par nous, grâce aux leçons de M. Ritter, nous eût fait croire à un précipité d'albumine, je veux parler des cas où il y a cystite chez les femmes grosses, et où on leur a fait ingérer des baumes (Tolu) ou des essences (térébenthine, etc.). En effet, dans ces cas l'acide azotique donne un précipité dans les urines, cet acide déplaçant l'acide résineux insoluble, mais ce dernier précipité est soluble dans l'alcool, ce qui n'a pas lieu pour le précipité d'albumine. La coction et l'acide nitrique nous ont toujours paru les meilleurs réactifs, surtout quand il y a peu d'albumine, au point de vue clinique : nous les avons préférés à d'autres plus récemment vantés et employés aussi par nous, c'est-à-dire l'emploi d'une solution acétique d'acide picrique ou de phénol, ou l'emploi du tannin.

Enfin mentionnons pour le dosage de l'urée que M. le professeur Ritter a toujours employé plusieurs procédés, notamment celui de Liébig (1) et celui d'Yvon (2) ; par conséquent ce seront toujours les résultats donnés par ces deux procédés, que nous rapporterons plus loin. Ceux qui ont fait des analyses d'urines, notamment chez les femmes grosses, n'ont pas su prendre ces précautions ; et quand on voit la discordance entre les résultats donnés par deux procédés différents, entre les mains du même chimiste, il est facile de comprendre combien on peut être induit en erreur par ces résultats, et com-

---

(1) Ritter. — *Manuel de chimie pratique,* etc. Nancy, 1874, p. 392.
(2) — — — p. 399.

bien pèchent les théories qui reposent sur cette base. Quant aux recherches des autres principes contenus dans les urines, elles ont été faites au Laboratoire des Cliniques, suivant les précautions si bien indiquées et enseignées par M. le professeur Ritter (1). Nous ne voudrions point quitter ce sujet, sans remercier ici cet éminent chimiste tant pour son solide et fructueux enseignement, que pour les conseils qu'il n'a jamais cessé de nous prodiguer pendant nos études.

b) **Considérations cliniques relatives aux variétés de l'albuminurie puerpérale.**

On pourrait entendre par *état puerpéral* cette longue période de temps, qui s'étend depuis le moment où la fécondation a eu lieu jusqu'à celui où reparaît la menstruation. Nous limiterons ce temps, et nous ne nous occuperons que de l'albuminurie qui survient pendant le cours de la grossesse et du travail de l'accouchement, bien que *post partum* nous eussions eu l'occasion d'en rencontrer des cas, notamment dans des états normaux ou plutôt physiologiques, comme la lactation, et dans des états pathologiques, (catarrhe vésical, péritonite, phlegmon des ligaments larges, fièvre puerpérale). Nous avions fait ces recherches sur l'albuminurie *post partum*, à l'occcasion de cas d'albuminurie ou de néphrite parenchymateuse, consécutive à la péritonite chronique, que nous avions observés pendant notre externat, dans le service de notre maître M. Bernheim (2), et qui ont été publiés du reste par ce savant.

Nous avons donc examiné les urines surtout pendant le

---

(1) Ritter. — *Loc. cit.*, p. 417 et suivantes.

(2) Bernheim. *Sur deux cas de néphrite parenchymateuse consécutive à la péritonite chronique* (Gaz. hebd. de méd. et chir., 1877).

long espace de temps qui s'écoule depuis la conception jusqu'au terme de la grossesse, et nous avons pu voir d'une part,
que les conditions pathogéniques, à l'influence desquelles
l'apparition de l'albumine peut être attribuée, varient sensiblement soit comme nature, soit comme intensité d'action pendant tout le cours de la gestation : cela était facile à conce-
voir, si on admet la compression des vaisseaux rénaux par
l'utérus gravide ou l'altération du sang, comme causes de
l'albuminurie.

Nous avons pu constater d'autre part que, quand le
travail se déclare, une autre cause intervient, qui peut ou
exagérer une albuminurie préexistante, ou donner à elle seule
naissance à ce phénomène : je veux parler des efforts de la
parturition.

Pour faire nos relevés statistiques, nous avons réuni ensemble tous les cas d'albuminurie gravidique constatés par
nous, sans tenir aucun compte ni de l'époque de la grossesse
à laquelle l'urine a été examinée, ni du moment auquel elle
a été recueillie : on a ainsi la fréquence brute du phénomène.

Sur 165 femmes, dont les urines ont été examinées, il a
été constaté 32 cas d'albuminurie.

Pour montrer ensuite l'influence de la grossesse et celle du
travail sur l'albuminurie, nous avons groupé les faits en
trois classes :

La première, comprenant les analyses d'urine recueillie
en dehors du travail. (Nous n'avons pu, faute de matériaux,
grouper les faits en catégories correspondant aux époques de
la gestation, où ils ont été observés, c'est-à-dire mois par
mois, et montrer la fréquence de l'albuminurie aux divers
mois de la grossesse.)

La deuxième, formée par les analyses d'urine recueillie
pendant le travail.

La troisième, relative aux analyses d'urine recueillie quelques minutes après la délivrance.

URINES EXAMINÉES AU 9° MOIS	PENDANT LE TRAVAIL	APRÈS LE TRAVAIL
10 albuminuriq. { 42 primipares / 31 pluripares	17 album. { 37 pr. / 35 pl.	5 album. { 20 pr. et pl.
Total 73	Total 72	Total 20

Si nous comparons ces trois résultats définitifs entre eux, nous pourrons apprécier la mesure de l'influence qu'exercent la grossesse et le travail sur la production de l'albuminurie.

Pour cela, nous allons établir le tableau suivant :

Fréquence de l'albuminurie :

Résultats d'ensemble .... $\frac{1}{5,2}$

Résultats particuliers :
- 1° Fréquence au 9° mois en dehors du travail ...... $\frac{1}{7,3}$
- 2° — chez la femme à terme et en travail... $\frac{1}{4,23}$
- 3° — à l'examen de l'urine après la délivrance. $\frac{1}{4}$

Il résulte donc de la connaissance de ce tableau, que l'albuminurie est un accident assez fréquent chez les femmes grosses, en travail ou récemment accouchées, et qu'elle est moins fréquente pendant la grossesse que pendant le travail, et nous l'avons vu quatre fois ne survenir que pendant cet acte lui-même. Les primipares y sont plus exposées que les pluripares, et contrairement à l'opinion de Petit, nous croyons que la prédisposition n'atteint pas son maximum chez les femmes les plus jeunes : car sur 4 primipares, âgées de 35-40 ans, nous avons vu trois fois l'albuminurie apparaître. Du reste, il doit en être ainsi, si on songe aux différentes anomalies qui surviennent dans la grossesse, l'accouchement, et même les suites de couches, chez les primipares âgées, comme Cohnstein et Ahlfeld (1) ont cherché à le démontrer.

Enfin, contrairement à l'assertion de M. Petit (2), on n'a jamais constaté l'influence réelle du poids de l'enfant sur le développement de l'albuminurie chez la mère, car on a remarqué d'une part, que les enfants des multipares sont plus développés que ceux des primipares, et que néanmoins l'albuminurie était plus fréquente chez ces dernières. Il suffit d'ailleurs pour s'en convaincre, de se reporter à la statistique de l'éclampsie puerpérale de l'hôpital des Cliniques (3), où on peut relever des cas d'albuminurie, alors que le poids de l'enfant était de 600 gr., 900 gr., 1,000 gr., tandis que rarement cela se rencontrait quand ce poids atteignait 3,500 gr., 4,000 gr. Ainsi on trouve : 2 enfants pesant 4,000 et 4,500 gr.; 4 entre 3,000 gr. et 3,500 gr.; 5 entre 2,500 gr. et 3,000 gr., et 2 autres entre 2,000 et 2,500 gr. ; on relève ainsi 13 cas d'accouchements à terme, où l'albuminurie a été notée ainsi que le poids de l'enfant, et où on voit 6 enfants dans la moyenne et au-dessus, et 7 au-dessous de la moyenne. Aussi MM. Depaul, Danyau et Gubler ont-ils admis l'influence nocive de l'albuminurie sur le fœtus.

Il y a donc lieu enfin d'après les tableaux déjà indiqués plus haut, de distinguer deux formes d'albuminurie pendant la grossesse : l'albuminurie gravidique proprement dite, et l'albuminurie du travail, distinction indispensable si l'on veut se faire une idée exacte de la fréquence de l'albuminurie uniquement imputable au fait de la gestation.

Il en existe en effet d'autres qui lui sont étrangères, et relèvent directement d'un mal de Bright antérieur à la gros-

---

(1) Cohnstein et Ahlfeld. *La grossesse, l'accouchement et les suites de couches chez les primipares âgées.* (Lyon méd., 1874.)

(2) Petit. *Loc. cit.*

(3) Depaul. *Leçons de clinique obstétricale*, p. 296.

sesse. Quant à celle qui survient quelquefois dans les suites de couches, il en a été fait mention plus haut.

Nous diviserons par conséquent l'albuminurie des femmes grosses en trois variétés :

1° *Albuminurie due au mal de Bright*, antérieur à la grossesse.

2° *Albuminurie gravidique* proprement dite.

3° *Albuminurie du travail*.

Avant d'en expliquer le mécanisme, nous allons rapporter des observations à l'appui de ces distinctions cliniques.

1° *Albuminurie due à un mal de Bright, antérieur à la grossesse.*

Nous n'avons eu l'occasion de n'en observer qu'un cas, et nous allons rapporter l'observation aussi sommairement que possible.

OBSERVATION XIII.

Mal de Bright, ayant déterminé un accouchement prématuré. — Anasarque et albuminurie d'abord amendées par l'accouchement, puis ayant repris leur développement le 22° jour de couches. — Absence de convulsions. — Mort. — Autopsie. — Néphrite mixte.

G...., Joséphine, âgée de 40 ans, primipare, bergère à Barisey-au-Plain (Meurthe-et-Moselle), entre à la Maternité de Nancy, le 29 avril 1878, se disant enceinte pour la première fois. Elle est d'une intelligence très-obtuse, et ne peut nous donner de renseignement ni sur son état de santé antérieur à la grossesse, ni sur la date de sa dernière époque menstruelle, etc.

Par l'examen de l'enceinte on constate qu'elle est environ à la fin du 7° mois, ou plutôt au commencement du 8°. On constate en outre un peu de bouffissure de la face, et un peu d'œdème des membres inférieurs avec albuminurie assez notable, mais sans douleur lombaire. On n'a rien trouvé de particulier à l'examen du cœur, si ce n'est un déplacement de la pointe qui battait au sixième espace intercostal et un peu en dehors de la ligne mamillaire.

Cet état resta stationnaire environ jusqu'au 7 juin où on remarqua une bouffissure générale du corps avec œdème des membres supérieurs et des paupières, vision affaiblie (plaques laiteuses sur la rétine à l'ophthalmoscope). Orthopnée. Cyanose des lèvres. Râles trachéo-bronchiques en avant. Beaucoup de râles en arrière, secs aux deux sommets, muqueux et sous-crépitants aux bases. Expectoration présentant quelques crachats muco-purulents avec quelques stries de sang. Bruits du cœur faibles, peu distincts, un peu irréguliers. Souffle systolique à la pointe, non propagé à la base, sans bruit de galop. Les urines sont pâles, claires (1600 gr. D = 1013): elles donnent un précipité abondant, floconneux d'albumine par l'addition de quelques gouttes d'acide nitrique (le précipité occupe plus du 1/3 de l'éprouvette graduée : en effet 100 parties d'urine, mélangées à 10 parties d'acide nitrique dans une éprouvette graduée par nous, aussi exactement que possible, donnent, après un repos de 10 heures, un précipité qni remonte jusqu'à la 35° division).

La tête fœtale est engagée ; battements fœtaux entendus à gauche au-dessous de l'ombilic.

Accuse à 5 heures du soir quelques douleurs lombaires et sacrées sans épigastralgie. On constate un commencement de travail.

Traitement. Régime lacté. Ventouses sèches.

Le 8 juin le travail est bien déclaré dans la matinée, et la malade accouche spontanément dans la soirée, à 7 heures du soir, d'un enfant vivant du sexe masculin, pesant 2320 gr. en 1ro position du sommet. Pas de convulsions. Petite déchirure périnéale.

L'œdème persiste au même point ; l'orthopnée, qui avait été diminuée la veille par l'application des ventouses sèches, se trouve bien amendée par la parturition. La malade n'est plus agitée, les lèvres ne sont plns cyanosées, le pouls reste toujours faible, fréquent, mais est redevenu cependant plus fort, et surtout plus régulier après l'accouchement. Moins de râles dans la poitrine. Les râles trachéo-bronchiques ont disparu. Les urines, qui avant le travail étaient devenues foncées. rougeâtres, depuis la veille au soir, l'ont été davantage pendant le travail, et ont été recueillies au cathéter. A 8 heures du matin, alors que la dilatation était égale au diamètre d'une pièce de 1 fr., on a constaté :

Urine 100.
Acide 10. } Précipité albumineux 42.

A 4 heures 1/2 du soir, la tête était fortement engagée dans l'excavation pelvienne, et reposait presque sur le plancher du bassin. Rupture spontanée de la poche des eaux.

Urine 100.
Acide 10. } Précipité albumineux, 55.

A 6 heures 1/2 soir l'accouchement est terminé et

Urine 100.
Acide 10. } Précipité albumineux, 50.

2 heures après la délivrance, nouveau cathéterisme et

Urine 100.
Acide 10. } Précipité albumineux, 40.

L'examen histologique des urines pratiqué chaque jour n'avait démontré que la présence d'une grande quantité de cellules atteintes de dégénérescence granulo-graisseuse, et de globules sanguins peu altérés, *sans cylindres muqueux hyalins*.

9 juin. — L'accouchée, qui se trouvait bien après la délivrance, a été prise ce matin de nouveau d'orthopnée, et de respiration suspirieuse. L'œdème ne paraît pas avoir diminué ; les paupières sont toujours aussi infiltrées. Râles secs dans les sommets et râles muqueux abondants avec matité aux bases des deux poumons. La malade est très agitée et veut être constamment debout près de son lit. Le pouls est plus fort, régulier, assez fréquent (96). Bruit de souffle doux, systolique à la pointe du cœur. On continue le même traitement, et on ajoute une potion éthérée.

Les urines sont toujours foncées, $D = 1013$, peu abondantes (500 gr.)

Urine 100.
Acide 10. } Précipité albumineux, 36.

10 juin. — Moins d'oppression et d'agitation. La respiration est toujours fréquente (30 environ). Urines involontaires. Accuse des douleurs vagues dans l'abdomen et les lombes.

L'anasarque reste stationnaire, et on peut constater aujourd'hui un peu d'ascite. Œdème plus marqué des parties génitales externes, sans gangrène. La petite déchirure périnéale présente un bon aspect.

Fluxion mammaire légère.

L'enfant est nourri à la cuiller, et doit être placé à l'hôpital St-Stanislas, pour y être élevé à sec, car la mère ne s'occupe nullement de lui.

Même état du cœur et des poumons.

Urine 100.
Acide 10. } Précipité albumineux, 34.

11 juin. — Nuit mauvaise. Agitation sans délire. La malade a voulu continuellement se lever de son lit. Respiration abdominale fréquente, haletante. Douleurs vagues dans la région lombaire.

La bouffissure de la face a beaucoup diminué, les paupières peuvent être écartées facilement. L'œdème des membres supérieurs et des parties génitales a disparu. Œdème moins considérable des membres inférieurs. Les mamelles sont peu tendues.

Râles muqueux aux bases des poumons. Expiration soufflée aux sommets.

Urine 100. }
Acide 10. } Précipité surnage et occupe 28 divisions.

Même traitement, en plus 30 gr. sulfate de soude. Urines rendues dans les 24 heures, 1200 gr. D = 1011.

Du 12 juin jusqu'au 29 juillet il ne persiste qu'un peu de bouffissure de la face, avec une alternative de présence et d'absence d'œdème des membres supérieurs, mais il persiste de l'œdème aux membres inférieurs, et de la submatité aux deux bases des poumons et quelques râles fins, muqueux.

Le pouls devient plus fort, régulier, fréquent et oscille entre 90 et 100. Même état du cœur.

Les urines ont cessé d'être albumineuses le 3 juillet jusqu'au 10 environ. La malade a perdu *en rouge* du 24 juillet, c'est-à-dire du 25e-27e jour de couches.

Le 2 juillet les urines étaient faiblement albumineuses.

Urine 100. }
Acide 10. } Le coagulum surnage et occupe 15 divisions.

A partir du 10 juillet l'état général restant sensiblement le même, la bouffissure semble augmenter à la face, les mains sont un peu gonflées, et l'œdème des membres inférieurs n'a pas beaucoup augmenté, mais les urines sont peu abondantes (800 gr. D = 1014) et *redevenues albumineuses*.

Urine 100. }
Acide 10. } Le coagulum surnage et occupe 25 divisions.

31 juillet. — Bouffissure générale très-marquée, paupières fortement infiltrées, si bien que les yeux sont fermés. Œdème sous-conjonctival. Œdème des membres supérieurs, plus notable aux membres inférieurs. Orthopnée. Bruits du cœur faibles, tumultueux. Pointe du cœur au-dessous du mamelon au 6e espace et un peu en dehors de la ligne mamillaire. Bruit de souffle systolique moins net à la pointe.

Sonorité normale en avant du thorax. Quelques râles secs. En arrière submatité aux deux sommets. Matité aux deux bases, à partir du 8° espace.

Râles secs disséminés. Râles fins aux bases et obscurité du bruit vésiculaire. La matité hépatique dépasse de 1 travers de doigt le rebord costal. Un peu d'ascite.

Les urines sont un peu troubles, peu abondantes (600 gr. D = 1011). Au microscope on trouve toujours une grande quantité de cellules granulo-graisseuses, sans cylindres hyalins.

Urine 100. ⎫
Acide 10. ⎬ Le coagulum surnage peu et occupe 32 divisions.

5 août. — L'anasarqne a encore beaucoup augmenté. La matité thoracique remonte en arrière à gauche jusqu'à un travers de doigt au-dessous de l'angle de l'omoplate. Matité à droite à partir du 8° espace. Râles secs et muqueux disséminés. Pouls petit, filiforme, dépressible. Battements du cœur irréguliers, peu distincts. On entend encore le bruit de souffle à la pointe. Léger dédoublement du 2° bruit à la base. La pointe du cœur bat au 6° espace et à un travers de doigt en dehors du mamelon. On ne peut apprécier par la percussion la matité précordiale par suite du volume des mamelles.

Tout traitement a échoué (régime lacté, scille, tannin, etc).

Urine d'un jaune foncé, 1000 gr. D = 1014.

Urine 100. ⎫
Acide 10. ⎬ Le coagulum ne surnage plus et occupe 38 divisions.

6 août. — (60° jour de couche). La malade a *succombé* ce matin à 1 heure, sans avoir présenté aucune convulsion.

Autopsie 24 heures après la mort. — Hydrothorax du côté gauche. Poumon droit adhérent à la cage thoracique. Poumons peu crépitants, surnageant dans presque toute la totalité, sauf dans les bases qui sont splénisées.

Cœur dilaté en gibecière mesurant 11 c. de hauteur depuis l'origine de l'aorte jusqu'à la pointe, et 12 c. transversalement. La pointe du ventricule gauche descend à 3 c. au-dessous de celle du ventricule droit. Dilatation légère du ventricule gauche : parois pâles, un peu friables, mesurant 2 c. d'épaisseur, valvules intactes.

Le ventricule droit est normal ; néanmoins on constate que les muscles papillaires s'insèrent presque directement sur les valvules, par suite du peu de longueur des filaments tendineux.

Le foie mesure 28 c. transversalement, et 19 c. d'avant en arrière ; il présente un peu d'hypérémie veineuse, est gras.

Les reins mesurent 11 c. de hauteur sur 4 en largeur : poids : 100 gr.

La capsule s'enlève facilement, la surface des reins est granuleuse, d'un rouge-foncé par place, et jaunâtres par d'autres. A la coupe on constate que le rein tout entier est dégénéré, la substance corticale est assez volumineuse, jaunâtre, mesurant 1 c. d'épaisseur ; la substance médullaire est blanc-jaunâtre par places, et fortement injectée par d'autres. A l'examen histologique fait par M. le professeur Morel sur le moment même, et 1 mois après durcissement des pièces, on trouva une néphrite parenchymateuse arrivée à la fin de « la 2° période, et au commencement de la 3°, c'est-à-dire à la fin de la période formative ou néoplasique » *(Jaccoud)* et au commencement de la période « atrophique ou régressive diminuée. »

Les tubes sont presque tous dégénérés, dilatés, bourrés d'épithéliums granulo-graisseux et même colloïdes (rares). Le tissu conjonctif est épaissi par places, infiltré d'éléments embryonnaires sur quelques points, surtout autour des glomérules et des vaisseaux.

La plupart des glomérules sont atrophiés, réduits comme à un petit peloton fibreux : entre le glomérule et sa capsule on voit un espace rempli par des cellules épithéliales dégénérées. Donc on a la 1re variété de *néphrite mixte* (1).

Cette observation nous a paru intéressante à plusieurs titres, c'est ce qui nous a forcé à la donner avec détails.

Nous avons vu une femme présenter une albuminurie intense, qui a augmenté encore par le travail de l'accouchement, comme nos mensurations du coagulum l'ont démontré ; il y a eu tous les symptômes qui forment le cortège de cette grave affection, le mal de Bright, qui, bien qu'avancé dans son évolution, n'a amené aucun accident éclamptique. Cette néphrite a déterminé un accouchement prématuré, comme on peut s'en convaincre par le poids de l'enfant ; elle a paru être amendée par la cessation de la grossesse, et l'albuminurie a même disparu pendant 8 jours, c'est-à-dire du 2-10 juillet.

Le 2 juillet les urines renfermaient à peine des traces d'albumine, et si une éclampsie avait apparu pendant ces 8 jours,

---

(1) Voir Rendu. — *Thèse d'agrégat.*, Paris, 1878.

on se serait empressé de signaler un cas de convulsions éclamptiques sans albuminurie. Il en résulte donc qu'il faut examiner *tous les jours* et pendant longtemps les urines des femmes grosses ou accouchées, quand certains symptômes (œdème des paupières, bouffissure de la face, etc.) sont remarqués par l'accoucheur. Nous voyons enfin un insuccès de tous les traitements et surtout du régime lacté ; ce dernier traitement ne pourrait-il pas servir comme moyen diagnostique des albuminuries avec ou sans lésions rénales profondes. On pourra voir plus loin deux cas où cela paraît démontré.

Il faut enfin faire remarquer ici qu'on n'a jamais trouvé au microscope qu'une grande quantité de cellules atteintes de dégénérescence granulo-graisseuse, et de globules sanguins, *sans cylindres hyalins*, malgré les lésions prononcées des reins ; or on en a trouvé, de l'aveu des micrographes, parfois dans les urines normales, ou dans les urines de femmes grosses albuminuriques et guéries par le régime lacté, ainsi que dans des cas pathologiques où l'urine ne contenait aucune trace d'albumine : c'est à tort, par conséquent, qu'on voudrait nous donner la présence de débris d'épithélium rénal dans l'urine comme le signe pathognomonique du mal de Bright.

Quoique le début de la néphrite et de l'albuminurie chez cette femme nous échappe, peut-on admettre que ce trouble sécrétoire maternel a eu assez de temps ou d'intensité pour exercer sur le fœtus son action nocive ? Pour arriver à cette détermination il faudrait que l'on pût surveiller avant ou pendant tout le temps de leur gestation, un certain nombre de femmes enceintes, de manière à surprendre, dès leur début, les cas d'albuminurie qui se produiraient, et que l'on pesât ensuite les enfants au moment de leur naissance.

2ᵉ *Albuminurie gravidique proprement dite*

Nous appellerons ainsi l'albuminurie liée au seul fait de la gestation (réserves étant faites, bien entendu, à l'égard des phrites de causes banales, qui peuvent atteindre la femme grosse aussi bien que toute autre personne).

L'époque précise du début de l'albuminurie dans le cours de la grossesse est difficile à déterminer : car d'un côté les femmes enceintes ne sont généralement admises dans les services hospitaliers qu'au moment du travail, ou du moins tout au plus dans le dernier mois de leur grossesse ; d'un autre côté, lorsque la marche de la gestation est régulière, s'il ne survient aucun phénomène particulier, capable d'attirer l'attention, l'examen des urines n'est pratiqué ordinairement qu'à des intervalles assez éloignés, de telle sorte que le début ou la disparition de l'albuminurie peut facilement échapper à l'investigation des observateurs. Aussi notre attention fut-elle attirée de ce côté, et avons-nous, pendant notre internat surtout, examiné les femmes grosses aussi souvent que possible. Nous n'avons pu malheureusement avoir un champ d'observation assez vaste, ni assez varié, pour faire l'étude clinique complète de l'albuminurie gravidique ; aussi avons-nous dû voir ce que d'autres avaient observé.

Le passage de l'albumine dans les urines est cependant un accident assez fréquent de la grossesse, puisque sur 205 enceintes et à 9 mois M. Blot (1) l'a observé 41 fois. Les chiffres donnés par cet accoucheur ont été contestés plus tard par M. Wieger (2). Je dois ajouter que, d'après nos recherches per-

---

(1) Blot. — *Loc. cit.*
(2) Wieger. — *Loc. cit.*

sonnelles, et surtout d'après celles, que M. Petit (1) a si bien faites et exposées dans son travail, les chiffres de M. Blot paraissent un peu exagérés, car, comme M. Petit(2)le fait très-bien remarquer, cette divergence entre les chiffres donnés par M. Blot d'un côté, et d'un autre par M. Petit s'explique très-bien par la différence de méthodes employées pour les obtenir. Le premier observait des femmes pour la plupart à terme, et toutes en travail, dont la plupart, comme étant à terme, subissaient à son maximum l'influence albuminurigène de la grossesse, et qui toutes se trouvaient, comme étant en travail, sous le coup d'une autre influence (celle des efforts de l'accouchement) susceptible à elle seule de déterminer le passage de l'albumine dans l'urine : pour M. Petit, au contraire les femmes, qu'il avait examinées, n'étaient pas à terme, et encore moins en travail.

L'albuminurie survient-elle de bonne heure ? Il existe déjà dans la science de nombreuses observations d'albuminurie puerpérale précoce. Ainsi M. le professeur Bach l'aurait observée 6 semaines après le début de la grossesse. Cazeaux (3) dit l'avoir vu lui-même à 4 mois chez une primipare, qui accoucha 2 mois plus tard d'un enfant mort-né, et qui, 18 mois après sa délivrance, présentait encore des traces d'albumine dans ses urines, bien que tout œdème ait disparu depuis 6 mois. Cahen (4) rapporte dans sa Thèse une observation, dans laquelle l'albuminurie a débuté au 5e mois. On a consigné aussi dans le Bulletin de thérapeutique médico-chirurgicale (5) une observation d'un cas, où 8 jours avant l'éclampsie, c'est-

---

(1) Petit. — *Loc. cit.*
(2) — — *Loc. cit.*, p. 21.
(3) Cazeaux. — *Traité pratique de l'art des accouchements*, etc.
(4) Cahen. —*Loc. cit.*, p. 15.
(5) *Bulletin de Thérapeutique méd. chir.*, t. 79, p. 138. 1870.

à-dire à 5 mois et demi, on avait constaté un œdème notable des membres supérieurs et inférieurs, avec infiltration de la face, des paupières et albuminurie. Guérison par le bromure de potassium à haute dose. Accouchement d'un fœtus mort, environ 36 jours après la fin des accidents. Cette albuminurie disparut 8 jours après les convulsions, ainsi que l'œdème.

Demanet (1) en l'an VII avait mentionné à la Société médicale de Bruxelles, un cas d'albuminurie à 5 mois avec œdème des membres supérieurs et inférieurs, et éclampsie. Disons-le en passant, c'est lui, qui, avant Lever, a signalé la coïncidence de l'anasarque développée durant les derniers mois de la grossesse avec l'éclampsie puerpérale.

M. Ollivier (2) a vu en 1865 à l'Hôtel-Dieu, le passage de l'albumine dans les urines dès le 3e mois de la grossesse chez une primipare âgée de 27 ans. Il ne survint aucun accident, et l'accouchement fut régulier et facile, malgré la persistance de l'albuminurie. Il survint de la bouffissure de la face, puis un œdème avec tous les symptômes de la maladie de Bright arrivée à sa dernière période. L'autopsie n'a pu être faite, mais les phénomènes observés pendant la vie, et l'état des urines, qui présentèrent constamment au microscope des cylindres hyalins en assez grand nombre, suffiraient pour le démontrer. Dans les Archives de Tocologie en 1874 il existe une mention d'un cas d'éclampsie chez une primipare à 6 mois de grossesse avec albuminurie, mais sans œdème. M. Charles (de Liége) (3) signala une récidive d'albuminurie à 6 mois chez une bipare, qui dans une 1re grossesse, avait eu

---

(1) Demanet. — *Obs. sur une cause particulière des convulsions qui arrivent aux femmes pendant la grossesse et l'accouchement (Archiv. de méd.*, 1855, t. II, p. 464.

(2) Ollivier. — *Loc. cit.*, p. 374.

(3) Charles (de Liège). — *Conclusions des femmes enceintes et en couches. (Mém. de l'Acad. de méd. de Belgique.)*

des convulsions éclamptiques, et en eut encore dans cette deuxième gestation : l'enfant était venu mort-né, et la mère succomba deux jours après l'accouchement.

Nous avons démontré plus haut que l'albuminurie apparaît surtout dans les derniers mois de la grossesse, et notamment pendant le travail, qu'elle est plus fréquente chez les primipares que chez les pluripares.

Nous avons observé cette année dans le service de M. le professeur Bernheim, un cas d'albuminurie à 7 mois, chez une bipare atteinte de rhumatisme chronique du genou et de l'épaule gauche.

M. Petit a pu examiner 3 femmes grosses au 6e mois, et a vu, 1 albuminurie : à 5 mois sur un cas de femme grosse et en travail il a vu l'albuminurie sur un cas. Femmes au 4e mois — 2 cas — 0 albuminurie. Il a examiné l'urine de 143 femmes et a constaté 29 cas d'albuminurie.

Nous allons rapporter 2 observations personnelles d'albuminurie gravidique proprement dite, avec des symptômes précurseurs de l'éclampsie.

OBSERVATION XIV.

Œdème pendant le dernier mois de grossesse. — Albuminurie. — Symptômes précurseurs d'éclampsie combattus avec succès. — Accouchement naturel. — Métrite légère, et même péri-métrite. — Guérison.

La nommé Thérèse Ch......, *primipare*, âgée de 22 ans, journalière, forte et bien constituée, est entrée à la Maternité de Nancy, le 21 mars 1878.

La fille Ch. nous dit avoir habituellement une bonne santé.

La menstruation s'est établie à l'âge de dix-sept ans : chaque époque menstruelle, peu abondante, et se prolongeant quatre à cinq jours, n'amène aucun phénomène particulier. A eu sa dernière époque le 15 juillet 1877.

La grossesse n'offrit aucune particularité, sinon *des vomissements très fréquents pendant les quatre premiers mois.*

Le 7 mai elle éprouvait une céphalalgie frontale légère, mais passagère, et avait un œdème peu considérable des membres inférieurs, disparaissant spontanément le matin après le repos au lit.

Habituellement, dit-elle, ses urines étaient peu abondantes et parfois un peu rouges. Elle affirme n'avoir jamais eu de douleurs de reins avant sa grossesse.

Les urines examinées alors sont *albumineuses*.

Le 14, on constate que le gonflement des membres inférieurs a augmenté d'une façon notable et a même gagné les parties génitales externes. Il est survenu en même temps un peu de bouffissure de la face, et l'enceinte ressent des douleurs dans la région lombaire ; l'utérus remonte jusqu'à l'épigastre ; le ventre est assez proéminant.

Respiration bonne. Bruits du cœur assez forts, éclatants.

On n'y entend pas de bruit anormal.

Le pouls est tendu, plein, égal, à 80 pulsations.

La malade éprouve un peu de céphalalgie frontale et d'épigastralgie.

Les urines peu abondantes, acides, d'une couleur foncée, rougeâtres, laissent un dépôt au fond du vase. Traitées par l'acide nitrique elles donnent un précipité abondant d'albumine, insoluble dans un excès d'acide ; même précipité abondant par la chaleur.

Le 15 mai, l'œdème paraît avoir beaucoup augmenté aux membres inférieurs et la bouffissure de la face est plus marquée. La malade accuse une céphalalgie frontale plus vive avec épigastralgie et nausées. Bourdonnements d'oreilles. Troubles de la vision (mouches volantes, nuages, amblyopie).

Le travail est déclaré et caractérisé par des douleurs à l'hypogastre et à la région sacro-coccygienne. Par le toucher on constate par intervalle une tension du segment inférieur de l'utérus ; le col présente encore une certaine longueur. L'orifice est entr'ouvert.

La tête est engagée au détroit supérieur en deuxième position du sommet.

Le pouls est plein, subfréquent, à 80.

On pratique une saignée de 510 gr. à 10 h. 1/2 matin, et la parturiente déclare, qu'*à mesure que le sang s'écoule, la céphalalgie se dissipe*, ainsi que les douleurs épigastriques, pour disparaître complétement une demi-heure après la saignée. L'état d'amaurose incomplète avait diminué après cette saignée.

Les douleurs d'enfantement redoublent au contraire d'intensité et sont presque incessantes. La dilatation est complète à 4 h. 20 soir et l'accouchement est terminé à 5 h.

L'enfant bien développé, pesant 3100 gr., avait deux circulaires du cordon autour du cou (le liquide amniotique avait été verdâtre) et il en était résulté un état d'asphyxie pour l'enfant, qui a été ranimé (frictions, douches, etc.).

La délivrance n'offrit aucune particularité et a été faite *par expression*.

Les urines examinées à plusieurs reprises pendant le travail et recueillies au cathéter, présentaient toujours la même coloration chocolatée, que la veille, étaient très albumineuses et donnaient, après 24 heures de repos, un dépôt abondant de globules sanguins, dont les uns intacts, les autres un peu altérés, crénelés et beaucoup de globules blancs.

A 8 heures matin, urine, 100) précipité albumineux, occupant
         acide, 10)   30 divisions.

A 10 heures matin, urine, 100)
         acide, 10) — 36 divisions.

A 2 heures, soir,   —   — 44 —
A 4 h. 20, soir,   —   — 48 —
A 6 heures, soir,   —   — 40 —

A 7 h. 1/2, soir (1 h. après la délivrance), urine, 100)
         acide, 10) précipité, 36.

16 mai (1er jour de couches). — La nuit a été bonne. Quelques tranchées ce matin, suivies de l'expulsion de sang liquide sans caillots.

L'état général est assez satisfaisant : la malade n'a plus de mal de tête ; cependant l'expression de la physionomie indique encore un peu de torpeur ; la face est un peu bouffie. Même état de l'œdème des membres inférieurs. La langue, sans être gonflée, est rouge, douloureuse, présentant au bord droit un aphthe de plusieurs millimètres de longueur. Respiration profonde, suspirieuse. Quelques râles fins aux bases.

Le pouls est plein, résistant, à 92. Rien de particulier du côté du cœur.

La peau est un peu chaude, halitueuse.

Hier soir : T. 37°,8. P. 92.

Ce matin : T. 38°. P. 92.

Ventre un peu bouffi, tympanisé. Le fond de l'utérus est incliné à droite et au niveau de l'ombilic, il est sensible à ses deux angles.

Les mamelles commencent à se tendre.

Le sang de la saignée d'hier a été recueilli pour être soumis à l'analyse chimique ; le sang de la saignée est peu riche, la sérosité est abondante ; le caillot est petit, assez mou, relevé sur ses bords, recouvert d'une couenne épaisse. Voici les résultats de l'analyse chimique :

Sang recueilli par la saignée, 510 gr.

Matières extractives, par 1000, 2^g,0810, dont urée (procédé Yvon) 0^g,85.

Cholestérine et corps gras, 3^g,12 $\left\{\begin{array}{l}\text{cholestérine, } 1^g,28. \\ \text{graisse, } 1^g,84.\end{array}\right.$

Quant aux urines recueillies du 15-16 mai, voici leur analyse :

Quantité, 600^{cmc}. Densité, à 15° = 1020.

Réaction acide.

Dépôts : beaucoup de leucocytes, globules rouges en moindre quantité.

Eau.............................	572^g,28
Matières solides (desséchées à + 105°).	27,72
Urée.............................	5,68
Acide urique....................	0,754

Albumine. Variété soluble dans un excès d'acide nitrique.. 3^g,84.

Matières colorantes : brun clair ; par acide nitrique.

17 mai (2° jour). — T. S. 39°. P. 104.

T. M. 37°,8. P. 92.

Sueurs profuses pendant la nuit. Insomnie par suite de tranchées utérines vives, suivies d'une évacuation de sang liquide.

Face toujours bouffie ; les yeux sont à demi-fermés, par suite de l'œdème des paupières. Un peu de somnolence.

Légère céphalalgie frontale.

Respiration fréquente, suspirieuse (26), costale supérieure.

Pas de râles. Bruits du cœur plus forts, un peu tumultueux, sans souffle ni dédoublement.

Ventre bouffi, tympanisé, indolore. Utérus bien rétracté, peu sensible à la palpation. Fosses iliaques libres.

Lochies peu abondantes, un peu fétides.

Les mamelles sont plus tendues.

Les parties génitales externes sont un peu gonflées, et on constate quelques petites érosions de la muqueuse vaginale, transformées en ulcérations grisâtres près de l'orifice vaginal. On les touche au perchlorure de fer.

La langue est toujours d'un rouge vif, douloureuse dans son bord droit. Inappétence. Evacuation alvine spontanée, liquide, peu abondante ce matin.

N'éprouve aucune douleur lombaire. Les membres inférieurs sont moins œdématiés.

Les urines présentent une teinte chocolatée moins prononcée, sont moins albumineuses.

N. B. — L'examen ophthalmoscopique, qui avait été déjà pratiqué le 15 mai, est renouvelé aujourd'hui, et ne nous fait connaître aucune lésion rétinienne, à part un peu de congestion de la papille.

On continue le régime lacté qui avait été institué quelques jours avant l'accouchement.

18 mai (3° jour). — Hier soir, T. 39°,4. P. 104.

Ce matin, T. 37°,8. P. 92.

A eu un frisson vers minuit pendant une demi-heure, suivi de sueurs qui persistent encore au moment de la visite.

La céphalalgie frontale a persisté. N'accuse plus aucun trouble de la vue.

Langue toujours d'un rouge vif; nouvel aphthe à la pointe. Prend par jour ses 2 litres de lait et une portion.

Respiration toujours un peu fréquente (26).

Ventre légèrement tympanisé, indolore. Utérus encore volumineux, large, tout-à-fait indolore, à part aux deux angles, où il existe un peu de sensibilité. Lochies encore un peu fétides.

Mamelles pleines de lait.

Le pouls est plein, ondulant, à 92.

Les parties génitales externes sont encore gonflées.

Les érosions vaginales ont meilleur aspect.

N'accuse toujours aucune douleur lombaire.

La bouffissure de la face et l'œdème des membres inférieurs ont beaucoup diminué.

Les urines ne sont plus foncées, mais d'un jaune clair et précipitent moins par l'acide nitrique et la chaleur.

L'enfant prend bien le sein de sa mère.

. . . .

La bouffissure de la face disparaît au 7° jour de couches ; il persiste toujours de l'œdème aux membres inférieurs qui avait augmenté, ainsi que l'albuminurie au 9° et 10° jour de couches, l'accouchée ne voulant plus suivre le régime lacté. Celui-ci est repris et suivi jusqu'à la sortie de l'accouchée, le 38° jour de couches. L'œdème des membres inférieurs avait disparu le 8° jour, et l'albuminurie a cessé seulement le 40° jour environ de couches. La céphalalgie frontale avait reparu d'une façon intermittente, accompagnée de quelques troubles de la vue (mouches volantes) et jamais on n'avait trouvé de lésion de la rétine.

En examinant le dépôt des urines, on n'a jamais trouvé au microscope que des cellules épithéliales granulo-graisseuses, et de rares cylindres hyalins.

Les suites de couches n'ont rien présenté de particulier, si ce n'est une légère périmétrite qui s'est terminée par résolution, et au 20° jour de couches l'accouchée avait perdu en rouge.

Pour mieux mentrer l'influence du régime lacté, nous avons réuni ici les différentes analyses d'urines :

	15-16 mai.	16-17 mai.	19-20 mai.	20-21 mai.
Quantité des urines des 24 heures..........	600 c. c.	1410 c. c.	1100 c. c.	360 c. c.
Densité à 15°.........	1020	1012	1015	1016
Réaction.............	Acide.	Acide.	Acide.	Acide.
Dépôts et examen microscopique............	Leucocytes nombreux, glob. rouges moins nomb.	Leucocytes nombreux, quelq. glob. roug.framb.	Quelques leucocytes.	Mucus.
Eau................	572^g,28	1370^g,92	1061^g,89	346^g,70
Matières solides (desséchées à + 105°).....	27^g,72	39^g,08	38^g,11	13^g,30
Urée................	5^g,68	15^g,24	13^g,87	4^g.86
Acide urique	0^g,754	0^g,885	1^g,381	0^g,226
Albumine............	3^g,84	4^g,089	1^g,09	0^g,09
Matières colorantes anormales	Brun clair par ac. nitriq.	0	0	0

	21-22 mai.	23-24 mai.	3-4 juin.	14-15 juin.
Quantité des urines des 24 heures...........	660 c. c.	800 c. c.	1740 c. c.	630 c. c.
Densité à 15°.........	1020	1019	1006	1011
Réaction.............	Acide.	Acide.	Acide.	Acide.
Dépôts et examen microscopique............	Mucus.	Mucus.	Mucus.	Mucus.
Eau................	629^g,51	764^g,89	1715^g,88	614^g,00
Matières solides (desséchées à + 105°)......	30^g,49	35^g,11	24^g,12	16^g,00
Urée................	12^g,64	13^g,33	11^g,76	4^g,26
Acide urique	0^g,207	1^g,00	0^g,546	0^g,198
Chlore des chlorures....	2^g,31	»	5^g,31	2^g,65
Acide phosphorique total.	1^g,33	1^g,368	1^g,39	0^g,51
Albumine............	1^g,61	1^g,8	Faible quantité.	Indosable.
Matières colorantes anormales	0	0	Rose par acide nitriq.	0

OBSERVATION. — L'albumine, que l'on a toujours trouvée dans l'urine, était toujours soluble dans un excès d'acide nitrique.

Nous mentionnerons que nous avons étudié le pouls chez un grand nombre de femmes en gestation ou accouchées, et nous avons remarqué qu'avant que l'albumine apparaisse dans l'urine, on peut reconnaître au sphygmographe l'élévation de la tension artérielle.

Nous n'avons pas essayé de déceler au moyen de la teinture de gaïac la présence des matières cristalloïdes caractéristiques du sang, l'hémoglobine en particulier, qui passent dans l'urine, surtout dans le cas où l'albuminurie va être bien déclarée. On a donné pour reconnaître ces matières cristalloïdes la réaction suivante :

On essaie l'urine par la teinture de gaïac : pour faire cet essai on mélange 2 gouttes d'urine et une goutte de teinture de gaïac ; on additionne ce mélange avec de l'éther ozonique, et on obtient ainsi une *coloration bleue*, si on a des matières cristalloïdes du sang dans l'urine.

La haute tension artérielle, et la transsudation au travers du rein des principes cristalloïdes du sang (leur présence est décelée par la coloration bleue produite par l'essai de l'urine avec la teinture de gaïac), ont été données par Mohamed (1) en 1874 et considérées par lui comme signes caractéristiques du *stade préalbuminurique* d'un certain nombre de maladies. Il a vu la haute tension se traduire par un type particulier du tracé sphygmographique, et par quelques signes que fournit l'exploration du cœur (choc prolongé de la pointe : premier bruit sourd et lointain, redoublé à la base, second bruit claquant, etc.).

Nous ne pouvons encore émettre aucune conclusion, vu le trop petit nombre de cas observés par nous. Cependant nous dirons que la réaction chimique, caractéristique de la présence des matières cristalloïdes du sang dans l'urine, est un excellent moyen pour reconnaître ces matières et même la présence de l'albumine, surtout de l'albumine globulaire (globuline). Nous avons consulté à cet égard M. Ritter, qui nous a dit avoir employé plusieurs fois cette réaction et avec grands avantages.

Barnes a repris les études de Mohamed, et a montré que l'usage du sphygmographe dans l'état puerpéral peut faire

---

(1) Mohamed. — *Étiologie de la maladie de Bright et stade préalbuminurique* (Medico-Chirurgical Transactions, 1874, t. LVII, p. 197, et *Rev. des sc. méd.*, 1875, t. V, p. 548).

prévoir en temps opportun une albuminurie imminente, et
son effet habituel sur la femme en couches, l'éclampsie (1) ;
cet instrument aurait donc dans cette condition une utilité
inconnue jusqu'à présent et une valeur réelle, car grâce à lui
on serait en mesure d'instituer à temps un traitement propre
à conjurer le péril et capable d'empêcher l'apparition de ces
deux complications de la grossesse. Il établit d'abord dans
son ouvrage, que la forte tension artérielle, que le Dr Mohamed
a montrée exister ordinairement dans les dernières périodes de
la grossesse, est remarquable surtout chez les primipares, et
qu'elle dépend de causes qui constituent une prédisposition à
l'albuminurie et à l'éclampsie. Aussi faut-il se méfier chez
elles de ces deux accidents. Cette forte tension ne tarde pas à
disparaître, lorsque les suites de couches sont favorables,
comme on peut le constater dès les deuxième ou troisième jour
dans le tracé qui correspond à la fièvre de lait. Ce tracé est
des plus caractéristiques : il indique un pouls plein, mou, un
peu dicrote, battant 120 pulsations par minute, qui est dû
simplement à l'excitation vasculaire consécutive à la sécrétion du lait. Il serait analogue, d'après l'auteur, à celui que
l'on obtient chez un homme en état d'ivresse, état auquel il
compare volontiers celui dans lequel se trouve la femme sous
l'influence de la fièvre de lait. Dès ce moment le pouls revient graduellement à la normale, ainsi que la température
(39°,4 à 40°) qui accompagne ordinairement cette forte tension. Si celle-ci persiste, c'est l'indice de quelques circonstances défavorables, qui peuvent prédisposer à l'albuminurie,
telles qu'un froid subit, qui a déterminé une tension exagérée
dans les reins, de la constipation, de quelque empoisonnement du sang : à moins pourtant que cette forte tension arté-

____

(1) Barnes. — *Des indications fournies par le sphygmographe dans l'état puerpéral*
(Trans. of the obstetrical Soc. of London, vol. XVI, 1875, p. 263).

rielle ne puisse être attribuée à la surexcitation nerveuse qui, à elle seule, suffit pour la déterminer, comme l'auteur a pu l'observer une fois, à la suite d'accouchements par le forceps et le chloroforme. Mais dans ce cas elle est très-transitoire.

Il sera donc indiqué, lorsqu'il y aura tendance, après la fièvre de lait, à une forte tension artérielle et à la diminution du dicrotisme, d'avoir recours à une médication susceptible de prévenir l'albuminurie. Ce sera celle à l'aide de laquelle on diminue ordinairement la tension vasculaire, c'est-à-dire des purgatifs, diurétiques, et quelquefois la saignée.

OBSERVATION XV.

Grossesse gémellaire avec infiltration et albuminurie dès le 7e mois. — Bourrelet œdémateux sus-pubien dès ce même mois. — Phénomènes précurseurs de l'éclampsie au 8e mois, combattus avec succès par le régime lacté, et ventouses scarifiées aux lombes. — Absence d'éclampsie. — Couches normales. — Guérison.

Eh.... Caroline, née à Stasbourg, âgée de 22 ans, domestique à Nancy depuis 9 mois, entre à la Maternité le 6 juillet 1878.

Grande, cheveux blonds, bonne santé habituelle, est devenue grosse pour la première fois dans le courant ou plutôt vers la fin de décembre 1877.

Elle est d'un tempérament lymphatique, et présente un embonpoint assez prononcé. Elle a été réglée à l'âge de 17 ans : depuis cette époque elle a toujours vu régulièrement et abondamment. Dans le deuxième mois de sa grossesse, elle a été maltraitée et jetée violemment par terre : elle eut ainsi deux plaies contuses, l'une à l'angle externe de l'œil droit, où on constate une cicatrice, et l'autre au niveau de la région rotulienne. Elle dut entrer alors à l'hôpital Saint-Léon, et n'eut à la suite de cette chute violente d'autre malaise que des vomissements alimentaires, et une perte de connaissance, mais sans convulsions. En avril elle eut des épistaxis avec hémorrhagies buccales, céphalalgie, bourdonnements d'oreilles, mais sans épigastralgie : ces accidents coïncidaient au moment où, dit-elle, elle aurait eu son époque menstruelle, si elle n'eût été enceinte.

Dans les premiers temps de sa grossesse, cette femme a éprouvé des envies de vomir : elle a eu des vomissements, de l'inappétence et de la céphalalgie pendant trois mois. Dans le quatrième et le cinquième mois, l'appétit est revenu, la céphalalgie seule a persisté. Depuis un mois, c'est-à-dire pendant le septième mois, elle s'est aperçue que les *jambes s'enflaient*. Ce gonflement augmentait par la station : en même temps il serait survenu une bouffissure légère et passagère à la face et aux mains; à ce moment elle n'a ressenti ni céphalalgie plus vive, ni douleur lombaire.

L'œdème des membres inférieurs a augmenté en intensité et en étendue ; de plus la faiblesse devint telle que l'enceinte se décida à entrer à la Maternité, ne pouvant plus travailler.

Lors de son entrée, la malade présente une bouffissure à peine marquée de la face, la vision est bonne, les jambes sont œdématiées à un degré assez prononcé et conservent l'empreinte des doigts.

La peau des membres inférieurs, surtout dans leur tiers inférieur, a une teinte d'un blanc mat ; les veines superficielles ne sont pas saillantes.

L'utérus remonte presque jusqu'au milieu de la ligne allant de l'ombilic à l'appendice xiphoïde, ou, pour parler plus exactement, à trois travers de doigt au-dessus de l'ombilic. A l'inspection et surtout à la palpation on constate un *bourrelet œdémateux sus-pubien*, sans œdème des parties génitales externes, ni des cuisses. On constate en outre une distension considérable du bas-ventre, qui paraît en même temps notablement élargi, sans que l'on puisse remarquer que le ventre soit partagé en deux moitiés saillantes séparées par un sillon longitudinal ou oblique. L'enceinte nous déclare que ce volume de l'abdomen s'est accru rapidement, et croit ressentir des mouvements fœtaux des deux côtés, mouvements qui sont devenus vifs et douloureux depuis quelques jours, quand elle se met dans le décubitus latéral. Par le palper on sent les mouvements des petites parties fœtales dans la fosse iliaque droite, et nulle part on n'a pu entendre de doubles battements fœtaux.

Par le toucher on constate que l'orifice vulvaire regarde en avant ; le vagin est granuleux et présente un écoulement blanc-jaunâtre. Le col, ramolli à son entrée libre, et présentant encore une grande consistance à sa base, est reporté en haut et en arrière dans la concavité du sacrum. Le *segment inférieur est vide, très-élevé :* le cul-de-sac antérieur est surtout très-marqué, et on n'y sent aucune partie fœtale engagée, si loin que l'on déprime, la femme étant debout.

Les urines sont assez abondantes, d'un jaune clair, et légèrement *albumineuses*.

Par cet ensemble de signes constatés à l'examen de l'enceinte, et surtout grâce à ce bourrelet œdémateux sus-pubien, signalé déjà par M. Guéniot, on soupçonne une grossesse gémellaire, et voulant prévenir l'éclampsie en diminuant l'albuminurie, on institue le régime lacté, comme traitement, ainsi que M. Tarnier l'a indiqué.

(Pour l'analyse des urines, voir le tableau placé à la fin de l'observation.)

Jusqu'au 12 juillet cet état était resté stationnaire, à part l'albuminurie qui était devenue plus abondante : en effet dans 768 c. c. d'urine on a trouvé 3⁸,15 d'albumine, ce qui était dû à ce que cette femme n'avait point voulu se soumettre docilement au régime lacté. On prescrit 2 litres de lait et 2 portions.

13 juillet. — Trois litres.

Les 14, 15, même traitement. L'œdème n'augmente pas aux membres inférieurs.

L'enceinte éprouva un peu de céphalalgie frontale et des nausées sans épigastralgie. Elle ne veut plus prendre de lait, qu'elle vomit depuis hier soir. Accuse en outre quelques troubles de la vision (nuages, mouches volantes devant les yeux. — On ne trouve qu'un peu de congestion rétinienne à l'ophthalmoscope). — Quelques douleurs lombaires. — L'infiltration des membres inférieurs reste localisée aux jambes, et il n'existe aucune bouffissure de la face.

Le pouls est fort, plein, peu fréquent (77). — Rien de particulier du côté du cœur, ni des poumons. Urines rendues dans les 24 h. 1120 c. c. — Densité, 1015 ; albumine, 1⁸,62.

On applique des ventouses scarifiées aux lombes, et on recueille le sang avec soin, pour le soumettre à l'analyse chimique (voir à la fin de l'observation) et on continué le régime lacté, mais mitigé, c'est-à-dire qu'on donne 2 litres de lait, et 2 portions. Tout semblait vouloir bien aller, quand le 24 juillet, elle fut prise de céphalalgie frontale plus intense, avec bourdonnements d'oreilles, nausées et vomissements glaireux, sans épigastralgie.

La peau est moite, non chaude : la face est un peu bouffie, l'infiltration des membres inférieurs a gagné les cuisses, mais il n'existe aucun œdème des parties génitales externes.

Le bourrelet œdémateux sus-pubien persiste et même a augmenté.

Le ventre a pris rapidement un grand volume : les parois abdominales sont fortement tendues : les vergetures sont très nombreuses et s'étendent jusque dans la région sus-ombilicale : le fond de l'utérus remonte jusqu'à quatre travers de doigt au-dessus de l'ombilic, et le corps de l'utérus paraît, par le palper, occuper un grand volume surtout en largeur, et non en hauteur. On rencontre aussi par le palper un grand nombre de parties fœtales bien déterminées au-dessus et au-dessous de l'ombilic, surtout à gauche. On entend les doubles battements fœtaux en arrière et à droite et au-dessous de l'ombilic. Par le toucher on s'aperçoit que le col a beaucoup diminué de longueur, est presque ramolli dans toute sa hauteur ; il n'est plus représenté que par un bourrelet presque circulaire, porté toujours en arrière dans la concavité du sacrum, mais est plus accessible. Le cul-de-sac antérieur est moins marqué, et on y rencontre une partie dure, arrondie, facile à déplacer, qui paraît être le crâne.

Les urines sont abondantes (1500 gr.), claires, et donnent un précipité plus abondant d'albumine.

$$\left.\begin{array}{l} \text{Urine, } 100 \\ \text{Acide. } 10 \end{array}\right\} \text{ Précipité occupant 38 divisions.}$$

On ordonne 3 litres de lait et une portion. — Ventouses sèches sur les lombes.

25 juillet. — Urines des 24 h. 1520 c. c. D. 1010, albumine, 3gr04. — même traitement.

31 juillet. Céphalalgie frontale vive. — Troubles visuels (bluettes, etc.). Bourdonnements d'oreilles, vomissements muqueux le matin sans épigastralgie. La face n'est plus bouffie : l'infiltration des membres inférieurs est restée stationnaire : pas d'œdème des parties génitales externes.

Accuse depuis ce matin des douleurs faibles à l'hypogastre, où par la palpation on croit sentir l'utérus se durcir par moments. Quelques douleurs lombaires.

Le fond de l'utérus est au milieu de la ligne allant de l'ombilic à l'appendice xiphoïde ; la forme du ventre est régulière et se présente sous l'aspect d'un ovoïde, dont la grosse extrémité serait au-dessus de l'ombilic. Le bourrelet œdémateux sus-pubien persiste.

On entend des doubles battements fœtaux en deux points opposés ; 1° au-dessous de l'ombilic, en arrière et à droite ; 2° au-dessus de l'ombilic et à gauche, mais le maximum de ces bruits est surtout à droite. On entend aussi le souffle utérin des deux côtés, mais surtout au côté gauche, où il est rude, éclatant, en jet de vapeur.

Par le toucher vaginal on constate un commencement de travail, et l'orifice est dilaté comme une pièce de 50 centimes. Une partie fœtale, dure, arrondie est engagée au détroit supérieur et paraît être le sommet.

Le pouls est fort, peu fréquent (80), ample.

Les urines sont claires, peu abondantes (800 c. c.) et toujours très albumineuses, mais moins que le 24.

$$\left.\begin{array}{l}\text{Urine, 100} \\ \text{Acide, } 10\end{array}\right\rbrace \quad \text{coagulum surnageant, et occupant } 30 \text{ divisions.}$$

Au microscope on constate que le dépôt formé par les urines se compose de cellules épithéliales granulo-graisseuses, de globules sanguins peu abondants, mais surtout de leucocytes, sans cylindres hyalins.

On insiste sur le régime lacté. Ventouses sèches aux lombes et lavement purgatif. On surveille la malade et on se prépare à ouvrir la veine au moindre accident qui se présentera.

L'accouchement se termine le 1ᵉʳ août, à 6 h. soir, par la naissance de *deux enfants* du sexe masculin.

Le travail de la parturition fut rapide, quoique les contractions eussent été faibles. Un enfant vivant, pesant 1970 gr., est né en présentant le sommet dans la position O. I. D. P.

Après la sortie de ce premier enfant, on constata une nouvelle poche des eaux qui se rompit spontanément, et on put sentir dans l'aire du détroit supérieur le siége du deuxième enfant qui vint en première position pelvienne (S. I. G. A.). Quelques contractions avaient suffit pour l'expulser ; cet enfant pesait 1880 grammes.

La délivrance n'offrit rien de particulier : les placentas étaient confondus et les deux coques séparées par une cloison composée de six feuillets.

Les urines deviennent plus albumineuses pendant le cours de la parturition, surtout au moment des douleurs expulsives, c'est-à-dire à la fin de la période de dilatation.

Il n'y eut aucune convulsion partielle ni généralisée, et la céphalalgie fut amendée par l'accouchement.

On continue le régime lacté après la parturition et la femme sortit guérie quatre semaines après.

L'œdème des membres inférieurs et l'albuminurie ne diminuent d'une façon plus notable que six jours après l'accouchement. A ce moment,

$$\left.\begin{array}{l}\text{Urine, 100} \\ \text{Acide, } 10\end{array}\right\rbrace \quad \text{le coagulum surnage et occupe } 22 \text{ divisions,}$$

et deux jours après ce coagulum n'occupait plus que 8 divisions, puis 6 divisions 15 jours après.

L'œdème disparut complètement au bout de trois semaines environ, et l'albumine au bout de trois semaines et demie environ.

Les suites de couches furent tout-à-fait bonnes ; la lactation se fit si bien que la mère put nourrir au sein ses deux enfants pendant 15 jours environ, puis au sein et au biberon.

Nous avons pu revoir cette femme après sa sortie de la Maternité, et nous l'avons vue dans un état satisfaisant. Elle nous a appris que son deuxième enfant était mort au bout de quinze jours environ après cette sortie. D'après les renseignements que nous avons pu recueillir près d'elle, il nous a été possible d'attribuer cette mort à la misère de la mère et à l'allaitement insuffisant. On remarquera que l'albuminurie n'a diminué avant l'accouchement, qu'au moment où le régime lacté pur a été bien suivi, et enfin que l'albuminurie et l'œdème n'ont tout à fait disparu que trois semaines environ après l'accouchement. Il paraît probable que, grâce à ce traitement par le régime lacté combiné aux saignées locales (ventouses scarifiées aux lombes), on a empêché les progrès de l'albuminurie, de l'hydropisie, et prévenu surtout l'éclampsie, alors que déjà des signes précurseurs de cette grave affection se montraient au grand jour. Quant aux dépôts urinaires, jamais il n'a été rencontré de cylindres hyalins, mais simplement des cellules et cylindres granulo-graisseux.

Comme nous l'avons annoncé, nous allons indiquer ici les analyses de sang et d'urine.

Sang retiré au moyen de ventouses scarifiées...... 150^g

et coagulé dont
- Sérum, 78 c. c., pesant.......... 78^g,74
- Caillot, 52 c. c., — .... 54^g

Composition centésimale du sérum.		*Composition centésimale du caillot.*	
Eau..............	94,331	Eau..............	93,6038
Serine...........	4,89	Fibrine, globuline...	6,19
Sels.............	0,779	Sels..............	0,2062

Quantité totale d'urée par litre de sang....... = 0^g,3002

ANALYSES DES URINES AU 8ᵉ MOIS.

	12-13 juillet.	15-16 juillet.	19-20 juillet	24-25 juillet.
Quantité des urines des 24 heures..........	760 c. c.	1120 c. c.	700 c. c.	1520 c. c.
Densité à 15°.........	1014	1005	1012	1010
Réaction..............	Acide.	Acide.	Acide.	Acide.
Dépôts et examen microscopique............	Mucus.	Mucus.	Mucus.	Mucus.
Eau.................	735ᵍ,42	1107ᵍ,06	680ᵍ,60	1484ᵍ,89
Matières solides (desséchées à + 105°).....	24ᵍ,58	12ᵍ,94	19ᵍ,40	35ᵍ,11
Urée.................	6ᵍ,85	7ᵍ,57	6ᵍ,62	13ᵍ,01
Acide urique	0ᵍ,477	0ᵍ,703	0ᵍ,439	0ᵍ,954
Chlore de chlorures.....	»	»	»	»
Acide phosphorique total.	»	»	»	1ᵍ,08
Glucose	0	0	0	0
Albumine.............	3ᵍ,15	1ᵍ,62	1ᵍ,33	3ᵍ,04
Matières colorantes anormales	Marron par acide nitr.	0	0	0

OBSERVATION. — L'albumine a toujours été soluble dans un excès d'acide nitrique.

On a toujours constaté dans les dépôts urinaires des cellules épithéliales et des cylindres granulo-graisseux, sans cylindres hyalins. Quelques globules rouges, et surtout des leucocytes, à l'examen microscopique. On laissait reposer l'urine dans des vases coniques pendant 24 heures.

N. B. — Les autres analyses d'urines après l'accouchement n'ont pu être faites, et on a dû se contenter d'apprécier la diminution de l'albuminurie au moyen d'un tube gradué. Comme nous n'avions pas d'éprouvette graduée, nous nous sommes servi d'une burette graduée (anglaise), et nous avons toujours opéré dans les mêmes conditions.

3° *Albuminurie du travail.* — L'albuminurie peut ne survenir qu'au moment du travail. Ce sera ce que l'on appellera avec M. Petit l'albuminurie du travail.

Nous aurions voulu tenir compte, à propos des femmes en travail, de la période de travail pendant laquelle l'urine serait analysée ; nous n'avons pu le faire, et nous aurions voulu pouvoir préciser le moment du début de l'albuminurie uniquement imputable à l'influence du travail, et établir la fréquence relative d'apparition du phénomène pendant la période de dilatation, et pendant celle d'expulsion. D'après les 2 cas d'albuminurie rapportés ci-dessus, surtout dans le premier, il nous a semblé que c'était pendant la période de dilatation que l'albuminurie, datant des derniers mois de la grossesse, avait augmenté d'une façon très-notable. Pour s'en convaincre il suffit de se reporter au tableau des analyses d'urines pendant le travail. Il existe en outre un autre fait remarquable, que nous avons omis à dessein d'exposer plus haut, c'est qu'à 3 h. du soir, où la dilatation était égale au diamètre d'une pièce de 2 fr., et à 4 heures, où elle était égale à celui d'une pièce de 5 francs, on a retiré au moyen de la sonde des urines foncées, sanguinolentes, couleur même chocolat, albumineuses. Ces urines formèrent presque immédiatement dans le vase conique, où elles furent recueillies, deux couches distinctes superposées, dont l'inférieure était blanc-grisâtre, et la supérieure était formée par une matière un peu granuleuse, brun-foncé : ces couches (dépôts) ne se sont pas confondues en une seule par les mouvements qu'on imprimait au vase : tandis qu'à la surface libre existait un liquide moins foncé, clair, d'apparence urineuse, les 3/4 du reste de la masse occupant le fond du vase, paraissaient être cruoriques, comme l'indiqua l'examen microscopique. Pendant la période d'expulsion on a retiré des urines avec la sonde, et elles ont paru moins foncées, et ont donné un dépôt plus abondant et plus foncé, le précipité albumineux a paru être plus abondant qu'au commencement de la période de dilatation.

Il en résulterait donc qu'ici c'est dans la période d'expulsion que l'albuminurie a beaucoup augmenté, pour ne diminuer réellement que 48 heures environ après, comme cela a été rencontré aussi chez nos éclamptiques.

Dans un autre cas nous avons vu chez une primipare le travail être très-long, et très-douloureux pendant la période de dilatation, qui dura plus de 10 heures. On constata alors l'apparition de l'albumine dans les urines, alors qu'il n'y en avait pas auparavant. On vint à régulariser le travail par le chloroforme, et l'albumine parut diminuer pour disparaître 24 heures après l'accouchement.

Pour montrer positivement l'influence du travail sur le passage de l'albumine dans les urines, il suffirait de mentionner trois observations où le travail a duré longtemps, 24 heures et même 40 heures : il s'agissait de deux femmes rachitiques, l'une avait $1^m,14$ de taille, et a été accouchée fort heureusement par notre maître, M. Stoltz, au moyen du forceps. Cet accouchement a été favorable et pour la mère et pour l'enfant, malgré le rétrécissement du bassin : et cela grâce à la rupture tardive de la poche des eaux, à la mollesse ou plutôt souplesse des os du crâne, qui, après s'être aplati au niveau du pariétal gauche (partie la plus basse, 2e position du sommet), au moment de l'engagement au détroit supérieur rétréci, a repris sa configuration après son arrivée dans l'excavation. L'examen de l'urine fait au début du travail n'a décelé aucune trace d'albumine, et le lendemain, quand les douleurs sont devenues intenses, 13 heures après le commencement de la parturition, nous avons constaté la présence d'une petite quantité d'albumine dans les urines. Dans les 2

autres cas d'albuminurie du travail il s'en rencontra un chez
une femme rachitique, dont le bassin ne présentait de rétrécissement qu'au détroit inférieur, et qui accoucha spontanément.

Dans l'autre cas le travail avait été long, et cependant on
avait affaire à une primipare, bien constituée, et bien confirmée. En général dans l'urine que l'on recueillit après l'accouchement, le précipité albumineux put être évalué de 1/3
plus volumineux que celui constaté au début du travail. Aussi
adopterons-nous les conclusions que M. Petit (1) est arrivé
à établir relativement à l'albuminurie du travail :

1º Que l'influence du travail de l'accouchement sur la production de l'albuminurie est absolument incontestable.

2º Qu'elle est assez efficace, non-seulement pour exagérer
une albuminurie préexistante, mais encore pour donner à
elle seule naissance au phénomène ; de telle sorte qu'il y a
lieu de distinguer avec Lever deux variétés d'albuminurie,
l'albuminurie gravidique proprement dite, qui se développe
pendant la grossesse elle-même, et l'albuminurie du travail,
qui apparaît seulement à une époque plus ou moins avancée
de l'acte de l'accouchement.

3º Que, conformément aux prévisions de M. Bailly, on s'expose, en établissant une statistique uniquement sur des analyses de femmes en travail, à se faire une idée sensiblement
exagérée de la fréquence de l'albuminurie des femmes grosses,
et que, pour avoir la fréquence vraie du phénomène à chaque
époque de la gestation, il est indispensable d'examiner l'urine
en dehors du travail.

Enfin pour être complet, nous dirons que parfois il se développe des précipités dans l'urine après la délivrance, alors

____

(1) Petit. — *Loc. cit.*, p. 31.

que l'on n'avait constaté aucune albuminurie pendant tout le cours du travail.

Ce n'est pas une albuminurie vraie, mais plutôt une *pseudo-albuminurie*, due aux catarrhes vésicaux que l'on trouve chez certaines femmes accouchées. Il faut se rappeler, en effet, qu'il peut exister, pendant la grossesse et l'accouchement surtout, diverses affections de l'appareil urinaire, à savoir des catarrhes vésicaux, pyélites et néphrites. Suivant Olshausen (1), les cystites seraient dues principalement au cathétérisme, qui aurait pour inconvénient d'irriter la muqueuse, et de faciliter dans la vessie l'introduction de l'air ou même des lochies. Nous croyons qu'il faut tenir compte aussi de la longueur de temps où la tête reste dans la poche périnéale, et de l'irritation produite sur la vessie et l'urètre par les instruments dans le cas d'intervention obstétricale. Quant aux néphrites elles sont ou bien catarrhales, ou encore interstitielles et suppurées. D'après Olshausen la 1re de ces formes aurait généralement une marche bénigne et se terminerait au bout de 8-14 jours par la guérison. Les symptômes n'en sont pas très-accusés, et consistent surtout en douleur spontanée et à la pression aux lombes, mouvement fébrile, albuminurie.

L'examen microscopique des urines ne laisse aucun doute sur le diagnostic.

Il semble à cet accoucheur certain que cette affection rénale est due à la propagation par les uretères d'un catarrhe vésical primitif. Les néphrites interstitielles suppurées s'observent plus rarement, et l'auteur n'en a noté que 2 faits. Dans l'un la mort survint à la suite d'une maladie intercurrente, et l'on trouva de nombreux foyers purulents dans le paren-

---

(1) Olshausen. — *Revue des Sc. méd.*, n° 5, 15 janv. 1874, p. 215.

chyme rénal. L'antre cas présenta des lésions identiques, et l'on nota en outre l'absence de l'albumine dans les urines. Pour notre part nous avons observé un cas de néphrite suppurée, avec foyers purulents trouvés à l'autopsie dans le parenchyme rénal chez une femme qui fit un avortement à 4 mois, en 1877, à l'hôpital St-Charles, salle Notre-Dame, et mourut quelques heures après.

Durée de l'albuminurie gravidique. — Cette durée est très-variable. En effet dans certains cas où l'albuminurie a été très-intense pendant la grossesse, et surtout quand elle a été accompagnée d'hydropisie générale, ou simplement de bouffissure de la face et d'œdème péri-malléolaire, elle disparaît en général lentement au bout de 5-6 semaines, ou 35-40 jours, comme dans nos deux observations d'albuminurie gravidique avec phénomènes précurseurs de l'éclampsie : l'albuminurie peut au contraire être *passagère, intermittente,* et ne durer que 24 heures (1) ou une semaine le plus souvent.

La durée de l'albuminurie après l'accouchement est donc variable, et M. Tarnier (2) a vu une cécité de cause albuminurique ne céder qu'après 1 an de traitement par le régime lacté. Chez une autre malade l'albumine a persisté dans l'urine pendant 15 mois. L'albuminurie peut rester permanente, comme Imbert-Gourbeyre en a cité des exemples dans son Mémoire ; quelquefois l'albuminurie persiste après la grossesse, et constitue la véritable maladie de Bright, comme M. Leudet (3) a essayé de le démontrer. Le plus souvent c'est l'accouchement qui délivre les femmes de cette albuminurie la plupart du temps passagère, et rarement temporaire.

L'albuminurie gravidique étant dès lors bien établie, il

---

(1) *Bulletin de Thérap. méd. chir.*, t. 84, 1873, p. 42.

(2) Tarnier. — *Traumatisme et grossesse. Soc. de chir.*, 9 mai 1877.

(3) Leudet. — *Loc. cit.*

fallut en établir le mécanisme ; aussi a-t-on vu et voit-on encore aujourd'hui survenir de nouvelles discussions : en effet à quoi est-elle due ? Comment se produit-elle ? Nous allons trouver ainsi de nombreuses hypothèses, plus ou moins ingénieuses, plus ou moins justes, et nous devrons, pour être méthodique, classer les opinions par ordre scientifique, plutôt que par ordre chronologique.

CHAPITRE III

PATHOGÉNIE DE L'ALBUMINURIE PUERPÉRALE

Les connexions étroites et la communauté d'origine, qui semblent rattacher l'éclampsie à l'albuminurie gravidique, donnent à l'étude de cette dernière une importance considérable. « Les liens qui existent entre ces deux états pathologiques sont tels en effet, qu'avoir signalé les causes de l'une seraitavoir fait connaître l'étiologie de l'autre, dit M.Bailly(1).» Les théories relativement à la pathogénie de cette leucomurie gravidique sont nombreuses ; pour le comprendre il suffit de lire les auteurs recommandables, qui, se fondant sur la connaissance des conditions pathologiques ou expérimentales variées, dans lesquelles on voit se produire le passage de l'albumine du sang dans les urines, ont voulu rattacher la pathogénie de l'albuminurie gravidique à des causes différentes et parfois opposées, qui la font dépendre tantôt d'une affection générale, tantôt d'un état local, et ne voient ici qu'un trouble fonctionnel, là affirment l'existence d'une altération organique du rein.

Nous avons montré plus haut que l'albuminurie gravidique comprenait deux variétés, l'albuminurie gravidique proprement dite, et l'albuminurie du travail ; il faut donc établir le mécanisme de ces deux variétés.

---

(1) Bailly. — *Loc. cit.*, p. 316.

§ I. Pathogénie de l'albuminurie gravidique. — *A quoi est due l'albuminurie qui se développe pendant le cours de la grossesse ?*

Pour expliquer ce phénomène les théories ont été nombreuses et peuvent être réduites à trois principales : 1° la superalbuminose ; 2° l'excès de tension intravasculaire (polyémie séreuse des femmes grosses) ; 3° une maladie temporaire ou permanente des reins.

1° *Superalbuminose.* — M. Pidoux, dans ses savantes recherches sur la sécrétion urinaire, avait démontré clairement que les reins seuls ne sont point chargés de cette fonction, puisqu'avant même que ces organes soient formés chez le fœtus, on trouve de l'urée, de l'acide urique et d'autres éléments de l'urine dans le liquide allantoïdien ; il est établi en effet que le sang contient tous les principes de l'urine, et que les reins ont surtout pour fonction de séparer les éléments qui les constituent : aussi ce savant thérapeutiste a-t-il considéré la sécrétion urinaire non-seulement comme une fonction locale, mais aussi comme une fonction générale, quoique beaucoup plus restreinte.

D'autre part Cl. Bernard (1) avait prouvé que l'on peut produire une albuminurie artificielle en injectant dans le système veineux une certaine quantité d'albumine liquide, et Schiff, Stokvis (2) avaient montré que cette albuminurie artificielle ne se produit pas indifféremment dans tous les cas, et que le développement en est précisément subordonné à l'espèce, c'est-à-dire à l'état moléculaire de l'albumine injectée. Enfin il fut établi aussi que l'alimentation

---

(1) V. Jaccoud. *Art*. ALBUMINURIE *in nouveau Dict. de méd. et chir. pratiques*, p. 531.
(2) — *Loc. cit.*, p. 532.

exclusivement albumineuse (Cl. Bernard, Bareswill, Brown-Séquard, Tessier, Hammond) suffit pour déterminer l'albuminurie. Aussi M. Gubler (1), s'appuyant sur ces faits expérimentaux, et sur les changements que subit la composition du liquide sanguin pendant la grossesse, a-t-il cherché une explication de l'albuminurie puerpérale, et a-t-il proposé la théorie de la superalbuminose. Voici du reste ses propres paroles : « Pendant la grossesse le sang de la mère doit fournir au fœtus les matériaux de la nutrition, mais seulement sous une forme soluble et diffusible, puisqu'il n'y a pas d'inosculation entre les vaisseaux des cotylédons fœtaux et maternels. Ce sont, en conséquence, les diverses modifications de l'albumine, qui sont appelées à nourrir le nouvel être, et pendant ce temps-là l'organisme maternel doit pourvoir à une double dépense. Par une ingestion plus copieuse, par une économie plus stricte des éléments protéiques, ou bien par ces deux causes réunies, il faut qu'une plus grande quantité de ces matériaux se trouve à chaque instant disponible.

Il suffit, par exemple, qu'en vertu d'un simple changement dans le mode de combustion respiratoire, les substances ternaires, venues du dehors, soient seules brûlées, et que les matières albuminoïdes échappent à l'action catalytique du foie, comme à la combustion directe dans les capillaires artériels, soient complétement réservées pour le rôle d'aliment plastique. Or dans ce mode nouveau de fonctionnement une économie mal réglée ou novice, et s'esseyant pour la première fois peut aller au delà du but, et l'albumine devenir excessive, relativement aux besoins de deux organismes greffés l'un sur l'autre. La chose est même d'autant plus facile que l'albumine, qui a traversé le corps du fœtus, sans être employée à son

____

(1) A. Gubler. — *Art.* ALBUMINURIE, *in Dict. encycl. des Sc. méd.*, 1865, t. II, p. 472.

développement, revient incomburée, puisque la respiration n'est pas encore établie chez ce dernier, dont l'urine contient normalement de l'albumine, comme celle des batraciens, et ne renferme jamais d'urée. De plus cette albuminurie intacte est rentrée en presque totalité dans la circulation de la mère, attendu que la *sécrétion rénale, sans issue au dehors, est presque nulle durant la vie intra-utérine.*

L'albuminurie chez la femme enceinte implique, d'après cette manière de voir, une production excessive des substances albuminoïdes eu égard aux besoins des deux organismes. Mais tantôt c'est la mère qui fabrique trop, tantôt c'est le fœtus qui ne consomme pas assez : d'autres fois les deux circonstances concourent au résultat. Si les produits naissent avec les dimensions et le poids ordinaires, on doit en conclure que l'albuminurie provenait des désordres de l'organisme maternel. Si une mère albuminurique donne le jour à un enfant exigu et malingre, il y a lieu d'accuser l'insuffisance de ce dernier d'avoir occasionné la superalbuminose sanguine et la filtration albumineuse par les urines. »

Si cette manière de voir répondait réellement aux faits, l'albuminurie devrait être un épiphénomène plus fréquent et même constant de la grossesse : heureusement cela n'est pas. En outre on ne pourrait expliquer le passage de l'albumine dans les urines dès le début de la grossesse, ou du moins dès les premiers mois, alors que les dépenses occasionnées par la nutrition du fœtus sont encore peu considérables. Enfin comment comprendre la guérison quelquefois si rapide de l'albuminurie après l'accouchement ? Il faudrait pour cela admettre qu'une aussi profonde altération du sang peut disparaître presque instantanément, c'est ce qui n'est pas vraisemblable. En opposition avec cette doctrine de la superalbuminose, nous rappellerons qu'à la suite de certaines altérations du placenta, qui restreignent beaucoup l'absorption des matériaux protéiques opérée normalement par cet organe, on voit l'enfant naître chétif, ou déjà mort et macéré, sans que pourtant la mère ait offert des symptômes d'albuminurie, et cependant, d'après les idées de M. Gubler, ces conditions paraissent tout à fait de nature à favoriser l'accumulation dans le sang maternel d'un produit, que la nutrition languissante du fœtus cesse d'utiliser entièrement, et que dès lors on devrait retrouver dans la sécrétion rénale chargée d'en débarrasser l'économie. On pourrait encore présenter d'autres motifs qui empêchent d'accepter cette doctrine. Enfin nous dirons que dans l'hypothèse de l'hyperleucomatie, nous comprenons très-bien que les enfants se développent convenablement, puisque le sang de leur mère, dans lequel ils puisent les matériaux de leur nutrition, charrient plus d'albumine qu'ils ne peuvent en consommer : mais nous ne saisissons pas comment il se fait que certains d'entre eux puissent devenir ou rester chétifs dans ces conditions, à moins d'être gravement malades ou menacés d'une mort prochaine.

M. Gubler, à propos de l'opinion des auteurs, qui accordent à l'albuminurie une influence fâcheuse sur le développement de l'enfant, a beau dire que les hémorrhagies placentaires observées par Danyau sembleraient prêter quelque appui à cette manière de voir : « Mais, à part cette altération, ajoute-t-il (1), on ne voit pas en quoi le fœtus pâtirait de la dyscrasie maternelle, attendu que la surabondance d'albumine, nuisible à la mère, ne semble constituer pour lui qu'une source plus riche d'alimentation. » Or cet argument nous paraît pouvoir être retourné contre l'opinion, d'après laquelle, au contraire, la chétivité du produit exagérerait

____

(1) A. Gubler, *Loc. cit.* p. 474.

l'hyperleucomatie ou en serait l'origine, et nous ne comprenons pas, à moins de maladie grave, dans le premier cas, comment le fœtus a pu dépérir, et dans le second comment il n'a pas repris, lorsque théoriquement dans ces deux circonstances le sang de la mère lui offrait en excès les matériaux nécessaires à la nutrition. Enfin, ni M. Depaul (1), ni M. Petit (2) n'ont pu prouver que les enfants soient peu développés et malingres, lorsqu'il y a albuminurie. Pour démontrer cette influence de cette dernière sur le développement du fœtus, il faudrait que l'on pût surveiller pendant tout le temps de leur gestation un certain nombre de femmes enceintes, de manière à surprendre, dès leur début, les cas d'albuminurie qui se produiraient, et que l'on pesât ensuite les enfants au moment de leur naissance. On rassemblerait ainsi de précieux éléments qui serviraient tout à la fois à préciser le degré de nocivité absolue de l'albuminurie à l'égard du fœtus, et à déterminer dans quelle mesure cette nocivité est en rapport avec la durée des troubles de la sécrétion urinaire maternelle.

Une autre théorie, plus généralement acceptée, et plus ancienne, est celle qui fait dépendre l'albuminurie d'une altération du sang, c'est-à-dire :

2° *L'albuminurie puerpérale est causée par l'excès de tension intra-vasculaire (la polyémie séreuse) que produit la grossesse.* — La gestation est en effet l'un des états dans lesquels le sang subit les modifications les plus importantes. Très souvent autrefois on avait mis en avant, pour expliquer ces lésions, le mot de puerpéralité sans rechercher toujours exactement l'action produite par cet état.

---

(1) Depaul, *Clinique obstétricale*, p. 295.
(2) Petit, *Loc. cit.* p. 68.

Mais bientôt grâce au progrès des sciences physico-chimiques, on put pénétrer ces modifications. Andral et Gavarret en effet, les premiers, signalèrent la constitution chloro-anémique du sang des femmes enceintes, Becquerel et Rodier (1) attirèrent aussi les premiers l'attention sur la diminution de l'albumine dans le sang de la femme enceinte. Cette altération fut étudiée avec soin quelques années plus tard par MM. Devilliers et Regnauld (2) ; ils montrèrent que pour 1000 parties de sang (la quantité normale de l'albumine étant en moyenne de 70), pour les 7 premiers mois de la grossesse la moyenne donne 68,6 pour le chiffre de l'albumine, mais dans les derniers mois la diminution est bien plus frappante, puisque ce chiffre tomba dans 10 analyses à 66,4.

Beau et Cazeaux ont ensuite cherché à démontrer l'existence d'une pléthore séreuse dans la chlorose et la grossesse. Dans ces deux états, disent ces auteurs, bien que la proportion des matériaux solides du sang ait notablement diminué, cependant la quantité absolue de ce liquide s'est accrue par l'augmentation de sa partie séreuse, de manière à produire un excès de tension du sang dans tout le système vasculaire. Suivant cette théorie cet excès de tension serait la condition du passage de l'albumine dans les urines. Cette doctrine a été vigoureusement défendue par Maugenest (3) dans sa remarquable thèse inaugurale. Cette doctrine est appuyée d'une part par les travaux de MM. Andral et Gavarret, Becquerel et Rodier, Devilliers et Regnauld, Robin et Verdeil, Cazeaux, Beau, Bouillaud, Potain en France ; Gregory, Johnson, Simon

---

(1) Becquerel et Rodier, *Recherches sur les altérations du sang*, Paris, 1844.

(2) J. Regnauld, *Des modifications de quelques fluides de l'économie pendant la grossesse*. — Th. de Doct. Paris, 1847. — Devilliers fils et Regnauld. *Loc. cit.*

(3) Maugenest, *Étude critique sur la nature et le traitement de l'éclampsie puerpérale*. — Th. Paris, 1867, p. 45.

en Angleterre : Braun, Anderson et Finger en Allemagne, Gallo et Calderini en Italie, qui ont prouvé que la pléthore des femmes grosses est presque toujours une pléthore aqueuse : et d'autre part sur des faits expérimentaux et cliniques.

On voit en effet que, dans bien des cas, la grossesse conduit la femme à un état de faiblesse extrême, aidée encore souvent par la misère physique et morale, faiblesse extrême que l'on pourrait caractériser du nom de cachexie puerpérale. Or il existe certainement des albuminuries cachectiques. En effet, Gregory ayant vu la leucomurie survenir à la suite d'une indigestion chez un malade qui avait pris une mauvaise nourriture, Johnson et Simon (1) exagérèrent ces conditions, et rendirent des chats albuminuriques en les soumettant à une sorte de famine. La cause était sans conteste le défaut de nutrition, car en donnant à ces chats une alimentation suffisante, l'albuminurie disparaissait. De plus les belles expériences de Mosler (2), Kierulf, Hermann, Stokvis, ont montré que même l'excès d'eau dans le sang, et il se trouve dans la grossesse, suffisait pour amener l'albuminurie en rompant l'équilibre qui existe entre le plasma et les globules, et en ajoutant l'albumine de ceux-ci à celle du sérum. Pour M. Mialhe l'excès d'eau agirait en transformant l'albumine globulaire insoluble en albumine globulaire soluble qui est endosmotique.

La leucomurie naîtrait donc sous l'influence de certaines altérations du sang, alors que la glande rénale conserve son intégrité.

Pour M. Bailly il est impossible de voir dans la polyémie séreuse la cause habituelle et unique de l'albuminurie des

---

(1) Maugenest, *Loc. cit*. p. 46.

(2) Voir *Art*. Albuminurie *in Dict. de méd. et chir. pratiques*, p. 335.

femmes enceintes *cet état du sang est plutôt supposé que démontré*. Enfin on peut faire à cette théorie une autre objection. Si les femmes éclamptiques sont souvent décolorées et d'apparence anémique, on en rencontre d'autres qui présentent au plus haut degré les caractères de la chlorose, et pourtant échappent à l'albuminurie, tandis que des femmes sanguines et vigoureuses en sont atteintes.

Ainsi on peut faire de graves objections à chaque hypothèse. Aussi a-t-on cherché ailleurs la cause de l'albuminurie, et tend-on à faire prévaloir aujourd'hui la doctrine suivante, c'est que :

3° *L'albuminurie puerpérale est produite par une maladie temporaire ou permanente des reins.*

D'après les travaux publiés en Angleterre, par Grégory, Christison, Addison, Johnson ; en France, par MM. Cazeaux, Devilliers et Regnauld, Bach (de Strasbourg), Imbert-Gourbeyre, Gubler, Becquerel et Vernois, Lorain, Jaccoud, Wieger, Ollivier, Péter et Petit ; en Allemagne, par MM. Litzmann, Frérichs, Braun, Schottin, Rosenstein et Bartels, la présence de l'albumine dans l'urine des femmes enceintes prendrait sa source dans un état morbide des reins (néphrite aiguë des femmes enceintes, Bartels). Les altérations anatomiques très-manifestes que l'on constate, soit à l'œil nu, soit surtout au microscope, dans les organes chez les femmes qui ont succombé aux accès éclamptiques, établissent le fait d'une manière irréfutable. D'un autre côté, ces mêmes altérations ne laissent guère subsister de doutes sur la nature de l'affection rénale, et démontrent suffisamment qu'il s'agit là d'une maladie de Bright ou néphrite albumineuse. C'est M. le professeur Bach qui le premier, et par conséquent avant Imbert-Gourbeyre, a montré que dans un certain nombre de cas d'albuminurie gravidique, on trouve dans les reins les lésions propres à la maladie de Bright, et qu'on doit alors rattacher à cette maladie le trouble de la sécrétion urinaire.

Mais quelles sont les conditions étiologiques, qui, chez les femmes enceintes, préparent le développement de la néphrite albumineuse? Quelles sont la nature et la marche du processus morbide, qui, en l'espace de quelques semaines et parfois de quelques jours, parvient à l'engendrer?

D'après les travaux de Rayer, Frérichs et Braun, et Bartels, la compression des veines rénales par l'utérus gravide, la gêne mécanique de la circulation dans ces vaisseaux, et comme conséquence de celles-ci, la congestion prolongée du rein produisant des altérations organiques d'abord superficielles, puis plus profondes et un trouble fonctionnel caractérisé par le passage de l'albumine et des globules de sang dans les urines, et la présence dans ce même liquide de cylindres fibrineux exsudatifs et de l'épithélium des tubes urinifères, telle est la succession des phénomènes morbides qui, chez les femmes enceintes, conduisent à l'albuminurie.

Le trouble circulatoire rénal, qui explique si bien l'albuminurie des derniers mois, ne pouvant plus être invoqué pour expliquer la leucomurie des premiers mois de la gestation, on a dû chercher une autre cause, car l'utérus à cinq ou six mois ne peut s'élever assez haut pour gêner le cours du sang veineux. Jaccoud voulut alors placer l'albuminurie sous la dépendance d'un état général, qui ne serait que la dyscrasie puerpérale produite par le trouble prolongé des fonctions digestives, soit d'une maladie des reins primitive ou indirectement produite par la grossesse. Il est également possible, d'après Monneret, qu'une congestion supplémentaire se porte sur les reins et soit la condition efficace de cette albuminurie. Au reste, les vivisections ont justifié ce que de prime abord, on avait trouvé par le raisonnement. On a jeté des ligatures incomplètes sur les veines rénales, on a vu une forte augmentation du poids du rein opéré, et dans l'urine de l'albumine et des cylindres fibrineux, parfois du sang. Même résultat après la ligature incomplète de la veine cave au-dessus des veines émulgentes. Ainsi le fait était hors de doute ; tout obstacle au cours du sang du côté des reins peut amener un ensemble de symptômes caractéristiques de la néphrite.

Ce mécanisme a peut-être un avantage, c'est de pouvoir montrer l'action des causes prédisposantes, c'est-à-dire de la distension excessive de l'utérus qui facilite la compression des vaisseaux dans la primiparité ; les parois abdominales résistantes alors refoulent l'utérus en arrière, et par conséquent déterminent ainsi cette compression des vaisseaux. Mais, comme le font remarquer si bien MM. Maugenest et Gubler, le rein n'est comprimé par l'utérus qu'à travers le paquet des anses intestinales refoulées en arrière ; cela lui fait un coussin qui doit amoindrir singulièrement la compression. De plus l'organe, logé dans l'angle profond formé par les apophyses lombaires de la colonne vertébrale, doit dans cette position y échapper facilement. Enfin si ce phénomène mécanique est bien la cause de l'altération sécrétoire, comment expliquer les cas d'albuminurie aux premiers mois de la grossesse, et même quand il s'agit d'une grossesse de sept à huit mois ; si l'hypothèse de la compression est fondée, on devrait très-souvent et même toujours constater de l'albuminurie.

D'un autre côté, comment se fait-il qu'on n'observe pas le même phénomène avec ces tumeurs abdominales énormes, qui sont capables d'exercer une action toute mécanique, et même congestive, nécessaire pour leur nutrition, action au moins égale à celle de l'utérus gravide ? Nous avons vu en effet plusieurs de ces cas de tumeurs abdominales, et notamment un où on fit l'extirpation d'un fibrôme para-ovarien, pesant **7** kilogr.; il remontait cependant au-dessus de l'ombilic, et n'amèna ni œdème des membres inférieurs, ni albuminurie. Enfin comment se fait-il cependant que les accidents éclamptiques ne se montrent qu'après la délivrance, alors que l'utérus a diminué beaucoup de volume?

Enfin comment expliquer ces cas d'albuminurie où aucune altération des reins n'aurait été constatée à l'autopsie de femmes mortes de convulsions? De nombreuses observations, colligées par des hommes d'une grande autorité, en font foi. Il est enfin une dernière objection que nous devons poser, c'est que l'albuminurie puerpérale guérit le plus souvent, tandis que la maladie de Bright serait constamment mortelle; on nous répondra, il est vrai, que c'est la forme aiguë du mal de Bright qu'on rencontre, sinon d'une manière exclusive, du moins dans la très-grande majorité des cas chez la femme enceinte, et qu'ainsi s'explique la terminaison habituellement favorable de l'albuminurie gravidique.

Dans ces derniers temps, M. Peter (1) a cherché aussi à établir la pathogénie de l'albuminurie puerpérale, et rajeunissant la théorie de la polyémie séreuse, et rejetant celle de l'albuminurie par gêne mécanique de la circulation rénale, résultat de la compression des veines rénales par l'utérus gravide, il a cru pouvoir ramener tout à un seul phénomène originel, l'hypérémie rénale; celle-ci serait due, d'après lui, à ce que :

1° La masse du sang est augmentée chez la femme grosse;

2° Il y a chez elle plus grand fonctionnement de l'organe sécréteur de l'urine, fait démontré, dit-il, par les analyses d'urines;

---

(1) Peter. *Loc. cit.*, p. 283.

3° Il y a une synergie fonctionnelle entre le rein et l'utérus ;

4° Il existe une solidarité vasculaire entre les artères rénales et utéro-ovariennes.

Cette théorie du reste a été reprise et modifiée légèrement par un de ses élèves, M. Petit, pour expliquer le mécanisme de l'albuminurie du travail.

§ II. — PATHOGÉNIE DE L'ALBUMINURIE DU TRAVAIL.

M. Petit avait compris qu'il était impossible de soutenir la théorie de la compression des veines rénales par l'utérus gravide, en tant qu'explication applicable à la généralité des cas, et de réduire ainsi à une simple question d'hydraulique un problème aussi complexe que celui de l'albuminurie gravidique. Il ne s'était pas laissé tromper par les résultats de ses pesées d'enfants issus de mères albuminuriques, résultats qui au prime abord pourraient paraître venir à l'appui de cette théorie mécanique de la compression des veines rénales par l'utérus gravide ; en effet, en réunissant ces pesées avec celles mentionnées par d'autres auteurs, il avait vu que sur 56 enfants nés de mères albuminuriques, 11 étaient au-dessus de la moyenne, 28 dans la moyenne, contre 17 au-dessous, c'était la majorité en faveur des enfants les plus volumineux, c'est-à-dire en faveur des cas où la compression exercée par l'organe gestateur sur les vaisseaux voisins devait être la plus forte ; « mais, ajoute-t-il, la même chose a lieu en dehors de l'albuminurie, les nouveau-nés chétifs sont toujours la minorité. Cette simple remarque enlève à la constatation précédente presque toute sa signification dans le sens que nous disons (1).

______

(1) Petit. *Loc. cit.*, p. 61.

Tout en témoignant une grande considération pour la théorie de la superalbuminose, dont il fait ressortir les nombreux points défectueux, M. Petit démontre que les résultats auxquels il est arrivé se trouvent d'accord avec la doctrine mise en avant et brillamment défendue par son maître, M. Peter (1). Cependant on ne tarde pas à s'apercevoir que cette doctrine, bien qu'elle permette de donner une interprétation pour chacune des particularités que présente l'albuminurie gravidique, soit au point de vue du moment de son apparition, soit au point de vue de ses relations avec l'état de l'enfant, est néanmoins insuffisante pour expliquer l'albuminurie du travail. Aussi a-t-il cherché à combler cette lacune et, ramenant encore tout à un phénomène originel, a-t-il voulu lui donner un dernier complément, l'hypérémie rénale. Voici comment il tient compte de toutes les causes principales qui concourent à produire cette hypérémie :

Par suite des contractions utérines au moment du travail, la circulation de l'organe gestateur se trouve brusquement et considérablement réduite dans son activité ; il se forme comme une série de ligatures vivantes des vaisseaux utérins, et comme conséquence immédiate une gêne dans la circulation, dans les artères utéro-ovariques, d'où stase dans ces vaisseaux ; or ceux-ci prennent naissance à l'aorte abdominale, non loin de l'origine des artères rénales. Cette stase aura pour résultat une augmentation de la masse du sang et partant une augmentation de pression dans les artères rénales, d'où congestion rénale. Ce même phénomène se reproduisant aussi sur les veines utéro-ovariques, et indirectement sur la veine cave inférieure et les veines rénales, il se produira également une stase dans ces veines, seconde cause de congestion rénale, et par cela même d'albuminurie.

____

(1) Peter. — *Loc. cit.*, p. 283.

Donc pour M. Petit, il y aurait pendant la parturition un accroissement de pression portant à la fois sur les artères et veines utéro-ovariques et rénales. Cet accroissement de pression, venant en quelque sorte surprendre les glandes rénales déjà hypérémiées par le fait de la grossesse, serait très-susceptible de vaincre la résistance de leurs vaisseaux et de donner naissance à l'albuminurie. Nous nous contenterons de réunir ici les objections que soulèvent ces deux théories qui, en somme, n'en forment qu'une seule ; en effet, pour M. Peter, il y a accroissement de pression dans les vaisseaux rénaux par synergie fonctionnelle, et surtout par suite des modifications survenues dans la masse du sang, et de l'activité fonctionnelle des reins pendant la grossesse ; pour M. Petit, cette augmentation de pression se rattache à l'exagération de l'hypérémie rénale déjà préparée par cet ensemble de conditions, et portée à son maximum par les contractions utérines au moment du travail. Cette théorie s'appuie sur une disposition anatomique incontestable, le voisinage d'origine des vaisseaux rénaux et des vaisseaux utérins, d'où résulterait la solidarité de ces vaisseaux. Mais si cette disposition, que l'on peut considérer comme constante, favorise l'augmentation de pression dans le rein, comment se fait-il que l'effet ne soit pas constant lui-même comme la cause, et que l'albuminurie n'accompagne pas toujours le travail, surtout quand il est prolongé et laborieux ?

Ne pourrait-on pas, par des vivisections pratiquées sur des animaux en parturition, apprécier l'influence des contractions de l'utérus sur la circulation rénale ? M. Petit n'en parle pas.

Quant à la synergie fonctionnelle qui existe entre le rein et le système utéro-ovarien, nous ne croyons pas suffisante la preuve que M. Peter a tirée d'un fait pathologique, à savoir l'ectopie rénale qui permettrait d'explorer le rein avec la main. « Or dans des cas de ce genre, le Dr Becquet, dit–il, a parfaitement senti qu'il y avait au commencement de la période menstruelle une augmentation de volume du rein, une sensation de pesanteur douloureuse. Il a rattaché naturellement ce fait à la période cataméniale : il y avait une synergie fonctionnelle entre le rein et le système utéro-ovarien. Il y a donc plus qu'un rapport hydraulique, c'est un rapport fonctionnel évident » (1).

Aucun auteur n'a jamais rien signalé de semblable. Nous admettons aussi la grande tension artérielle pendant la grossesse, et surtout dans l'état puerpéral, et M. Peter (2) n'a pas besoin, pour le démontrer, d'avoir recours à la pathologie, c'est-à-dire d'invoquer la pléthore vasculaire de l'œil, dont M. Galezowski a pu constater les résultats en voyant survenir chez la femme grosse le *glaucome hémorrhagique*, et les *anévrysmes miliaires*, qui ne guérissent que par l'accouchement.

M. Blot (3), en effet, l'avait déjà signalé, en montrant le ralentissement du pouls observé chez les femmes en couches bien portantes. Ce phénomène n'avait pas, avant lui, échappé à un certain nombre d'accoucheurs, et surtout à notre maître, M. Stoltz, qui depuis de longues années y insistait dans son enseignement clinique.

Enfin nous dirons que si l'enfant vient à mourir dans le sein de sa mère, l'albuminurie disparaît le plus souvent, au lieu d'augmenter. Les faits cliniques nous démontrent la véracité de cette assertion. Nous l'avons vu notamment dans un cas où une femme atteinte d'affection valvulaire (rétrécisse-

---

(1) *Loc. cit.*, p. 221.

(2) Peter. — *Loc. cit.*, p. 543.

(3) Blot. — *Du ralentissement du pouls dans l'état puerpéral* (Bull. de l'Ac. de méd. t. XXVIII, 28 juillet 1863, p. 925.)

ment mitral) eut plusieurs avortements, et enfin dans une dernière grossesse fut atteinte d'anasarque et d'albuminurie. Après la cessation des mouvements fœtaux nous vîmes l'albuminurie disparaître avant l'hydropisie. Or, d'après M. Peter, la circulation utérine se trouverait ainsi brusquement et considérablement réduite dans son activité, puisqu'elle n'aurait plus à suffire qu'à la nutrition de l'utérus seul : car un pareil accident du côté de l'utérus, qui jusque-là fonctionnait synergiquement avec le rein, doit avoir pour conséquence immédiate un accroissement de pression sanguine dans ce dernier, et cela d'autant plus facilement qu'il y a en outre solidarité vasculaire entre ces deux organes, et cet accroissement de pression, venant en quelque sorte surprendre les glandes rénales déjà hyperémiées préalablement par le fait de la grossesse, est très-susceptible de vaincre la résistance de leurs vaisseaux et de donner naissance à l'albuminurie.

S'il en était ainsi, nous n'aurions pas une albuminurie vraie, car il y aurait des ruptures de vaisseaux rénaux, et partant hématurie : on n'aurait en définitive qu'une albuminurie globulaire que l'on pourrait surtout reconnaître par l'examen microscopique des dépôts urinaires, à moins que cette hématurie ne soit trop abondante, et ne produise des urines sanguinolentes. Or est-ce ainsi que la nature procède ? Nous ne le croyons pas. Ce n'est pas, en effet, avec cette brutale rapidité que la nature donne le coup de grâce au fœtus. Cet effet se produit d'une façon bien plus graduelle, et par des mécanismes bien divers.

Nous croyons donc qu'il est plus sage d'accepter les données de l'observation, telles qu'elles sont, et de tenir compte de l'action simultanée des différentes conditions pathogéniques de l'albuminurie.

Il est donc préférable de baser une explication sur des faits physiologiques bien connus, et pouvant s'appliquer à beaucoup d'autres états pathologiques développés aussi par la grossesse. Nous ne ferons que rappeler les nombreux phénomènes sympathiques ou réflexes que l'on observe chez les enceintes. Aujourd'hui il est parfaitement reconnu, grâce à l'observation clinique mieux suivie, que la présence du fœtus dans la cavité utérine détermine par action réflexe des modifications dans la circulation, la nutrition, ainsi que dans la structure d'un grand nombre d'organes. De là des états pathologiques variés, dont les uns apparaissent très-fréquemment d'une manière régulière pour ainsi dire, tandis que d'autres n'arrivent qu'exceptionnellement. Parmi ces derniers, nous citerons l'augmentation de volume du corps thyroïde, l'hypertrophie du cœur, etc. Les reins n'échappent pas à cette remarquable action exercée sur la plupart des organes par le produit de la conception. Sous l'influence de l'irritation que celui-ci détermine à distance, il se produit dans les reins une suractivité de nutrition, une congestion plus ou moins intense qui peut donner naissance à une néphrite catarrhale décelée par la présence de l'albumine dans les urines. Le processus s'arrête là et disparaît après l'accouchement. L'altération passagère des reins ne laisse dans ce cas aucune trace après elle. D'autres fois, au contraire, l'altération persiste après la délivrance, s'accroît et passe à l'état chronique ; on observe alors une néphrite parenchymateuse, une maladie de Bright et son cortège d'accidents.

On peut donc dire que l'albuminurie puerpérale n'est pas un fait particulier, mais qu'elle reconnaît une cause plus générale, qui embrasse une grande partie de la pathologie de la grossesse ; cet état général, c'est la grossesse elle-même, car il nous semble bien établi aujourd'hui qu'il y a un état de pléthore qui est physiologique, dans l'état de gestation.

Il y a augmentation dans la masse du sang, ainsi que des modifications dans sa composition ; n'avons-nous pas vu, par les analyses chimiques et hématologiques, le chiffre des globules descendre de 127 à 87, et l'albumine de 70 environ à 56,39. « Le sang, dit M. le Dr Courvoisier (1), est alors aussi chargé de fibrine que dans les inflammations, aussi pauvre en globules rouges que dans les anémies, aussi riche en globules blancs que dans les leucocytoses ; et ces modifications s'accentuent de plus en plus à mesure que la grossesse avance. » Empressons-nous d'ajouter que toutes ces causes d'affaiblissement sont encore aggravées par la misère ; quand une nourriture plus abondante, plus substantielle serait nécessaire à la femme pour réparer ses pertes continuelles, elle se trouve souvent plongée dans un dénûment complet. Ne voit-on pas, dans les cliniques d'accouchement, une réunion de sujets voués à la misère, entachés de scrofules, de rachitisme, presque toujours accablés de peines physiques et morales, toutes circonstances qui, jointes à l'accouchement, favorisent l'apparition de l'albumine. Dans la pratique de la ville, les conditions sont différentes, les sujets plus disparates ; aussi Abeille (2) n'a-t-il observé ce phénomène que 10 fois sur 100.

Nous voyons que l'albuminurie puerpérale est un phénomène complexe, dépendant d'une foule de conditions que nous avons suffisamment signalées. Nous dirons que, d'après les observations cliniques, l'albuminurie de la grossesse est symptomatique de lésions des reins dans la minorité des cas, et alors elle est grave. Le plus souvent, elle n'est que le résultat d'un trouble fonctionnel lié à une disposition du sang, peut-être lié aussi quelquefois à une néphrite catarrhale,

---

(1) Courvoisier. *Gaz. méd. de Strasbourg*, 1867.

(2) Abeille. *Loc. cit.*, p. 602.

comme cela a paru l'être dans les observations que nous avons rapportées relativement à deux femmes albuminuriques, surtout à la fin de leur grossesse et un mois après l'accouchement, ainsi que dans les observations complètes avec nécropsies, dues à l'obligeance de notre savant chef de clinique, M. le Dʳ Marchal. Dans ces cas, la terminaison de l'albuminurie est heureuse, à moins que les femmes ne deviennent éclamptiques et ne meurent par suite de convulsions. Cette albuminurie disparaît après l'accouchement ; l'hydropisie, si elle existe, ne persiste pas davantage.

Le microscope a confirmé en tous points ces données. En effet, nous allons montrer que, pour les cas les plus graves d'éclampsie puerpérale terminée par la mort, le microscope n'a révélé des lésions des reins que dans la moitié ; aussi donnerait-il des résultats bien différents dans ceux qui se terminent spontanément par la guérison. Il nous semble donc prouvé que l'albuminurie est rarement l'indice d'un mal de Bright, contrairement à l'opinion de Roberts (1). Pour lui, cette affection reconnaîtrait un certain nombre de fois pour cause, la grossesse. Sur 6,220 personnes qui ont succombé à la maladie de Bright, en Angleterre, de 1857 à 1861, il y avait 3,699 hommes et 2,521 femmes. La proportion relative entre les deux sexes, pour tous les âges, était donc de 60 femmes pour 100 hommes. Mais dans la période de la vie où la grossesse est possible (20-45 ans), la mortalité des femmes était bien supérieure à cette proportion ; elle devenait de 80 femmes pour 100 hommes. La seule conclusion, ajoute Roberts, qu'on puisse tirer d'une telle statistique, c'est que l'état puerpéral est une cause puissante, *a prolific cause*, de la maladie de Bright. On doit donc aujourd'hui faire entrer

---

(1) Roberts, *loc. cit.*, p. 289.

en ligne l'état puerpéral dans l'étiologie de cette maladie, aussi bien que dans l'étiologie des maladies cardiaques. Bien plus on doit se demander si l'éclampsie albuminurique est toujours une des manifestations du mal de Bright et c'est ce qui va faire l'objet du chapitre suivant.

CHAPITRE IV

L'éclampsie albuminurique est-elle toujours une des manifestations du mal de Bright?

Pour traiter cette qustion, nous allons ici chercher quelles sont les lésions anatomo-pathologiques constatées chez les femmes atteintes d'accès convulsifs, et quels sont les rapports des lésions rénales chez les éclamptiques avec celles du mal de Bright.

Des observateurs distingués, Simpson, Christison, Grégory en Angleterre : Braun, Frerichs, Litzmann en Allemagne : Cazeaux, Cahen, Imbert-Gourbeyre, Rayer, MM. Wieger, Lécorché, Peter, Petit, Pélissier (1) professent que la maladie de Bright est toujours le point de départ des accidents éclamptiques : pour eux point d'éclampsie sans albuminurie, point d'albuminurie sans lésions anatomiques des reins. Un grand nombre de médecins d'une grande autorité ne partagent point cette manière de voir. Ce sont MM. Marchal, Legroux, Lhuillier, Churchill, Dubois, Pajot, Stoltz, Depaul, Abeille, Regnauld et Devilliers, Lever et Stuart Cooper.

M. le professeur Bach pense que la néphrite peut exister dans quelques cas, et M. Blot regarde sa présence tout à fait comme l'exception. On peut être surpris au premier abord de cette divergence complète d'opinions entre des observateurs d'un grand mérite ; les uns trouvant toujours une lésion rénale à l'ouverture des éclamptiques, les autres n'en rencontrant que dans le 1/3 des cas, ou exceptionnellement : car n'y a-t-il pas de lésions assez profondes dans les deux reins d'indivi-

---

(1) Pélissier. — *De l'éclampsie puerpérale,* p. 30, *Th. de Doct.* Paris, 1878.

dus morts de maladie de Bright? En effet si peu que l'affection soit avancée, l'organe est profondément altéré, et c'est à peine si dans quelques points épargnés on peut encore trouver la structure normale. Cette divergence d'opinions semblerait donc indiquer qu'il n'en est pas ainsi dans les cas de la néphrite puerpérale. Il nous paraît vraisemblable que par des vivisections on pourrait peut-être apporter des preuves palpables, évidentes, pour ou contre l'existence de cet état pathologique des reins. En effet on sait que par des ligatures jetées sur les artères rénales on a montré la production de la néphrite par arrêt du cours du sang. La contre-partie de cette expérience serait, selon nous, encore plus utile. Si en effet au bout de 10 jours on enlevait l'obstacle placé à la circulation, et si vers le 20e jour, en autopsiant l'animal, on ne trouvait plus, au lieu de lésions habituelles, qu'une simple congestion, on aurait ainsi la preuve de l'existence de la néphrite puerpérale; on aurait ainsi surpris le secret de son mécanisme, et celui de sa guérison rapide et presque constante après l'accouchement.

Il faudrait faire ces expériences sur un animal et en dehors de la gestation, et pendant la durée de cet état physiologique. A défaut de ces preuves expérimentales, voyons donc les arguments invoqués par ceux qui soutiennent qu'il y a toujours néphrite dans l'éclampsie. La néphrite se produit surtout vers le 8e ou 9e mois de la grossesse, disent-ils, car jusqu'à ce moment les vaisseaux, tout en ayant perdu leur calibre normal, ont conservé cependant une lumière suffisante pour permettre le retour de la plus grande partie du sang veineux, et empêcher ainsi la congestion rénale. Dès que l'accouchement sera fait, la matrice, revenant bientôt sur elle-même, la compression des vaisseaux cessera, et avec elle, la cause première de la néphrite. Si cette compression dure depuis trop longtemps, la sortie du fœtus ne pourra plus modifier l'état des reins, car passé un certain degré d'altération, il n'y a plus de résolution possible, car sinon qu'arriverait-il ? se demande M. Millet (1).

« La circulation redevenue libre dégorgerait l'organe : l'œdème disparaîtrait, les épithéliums, les cylindres fibrineux et tous les produits de nouvelle formation seraient entraînés au loin ou emportés par l'absorption en un mot ; peu à peu, après une série de transformations, le rein finirait par reprendre son aspect primitif. » M. Millet s'appuie sur l'autorité de M. Wieger, pour croire à la possibilité des ces phénomènes résolutifs, et pour lui il suffit de se rappeler tous les degrés admis (pour Bright, 3, pour Rayer, 6 degrés) dans la néphrite albumineuse par les différents auteurs qui ont traité ce sujet.

Nous allons voir ce qu'il faut penser de cette manière de voir, qui n'est appuyée sur aucun examen anatomo-pathologique certain.

On a voulu pour démontrer l'existence de cette néphrite, s'appuyer sur les caractères cliniques de l'urine, et sur l'identité des symptômes. « Les cylindres fibrineux, dit M. Wieger, ne manquent jamais dans l'urine des femmes atteintes d'albuminurie, pour peu qu'elle soit notable. Leur nombre augmente fréquemment après l'accouchement, ils apparaissent aussi longtemps que l'albumine ; c'est ce qui résulte des observations de MM. Braun, Litzmann ». On a encore mis en avant les idées de Frerichs, et on cite le passage suivant : « La véritable éclampsie des femmes en couches ne se montre que chez les femmes souffrant de l'affection rénale. Les lésions des reins ne sont pas toujours tranchées à première vue ; elles sont même peu avancées en général, mais le microscope les révèle avec précision ».

____

(1) Millet. — *Loc. cit.*, p. 28.

Imbert-Gourbeyre a voulu montrer la ressemblance ou plutôt l'identité entre l'éclampsie et la maladie de Bright; pour cela il a étudié comparativement les symptômes des deux affections. Il a montré que, dans les deux affections, les symptômes étaient absolument les mêmes; on y retrouve l'amaurose, la céphalalgie, les douleurs lombaires et inter-costales,' la paralysie, les accidents gastriques, la dureté du pouls et les convulsions, qui se retrouvent aussi bien dans la maladie de Bright, que dans l'éclampsie.

Pour lui donc, l'éclampsie n'est dans la majorité des cas, que le mal de Bright puerpéral compliqué de convulsions.

Enfin, on a même cherché à démontrer l'identité des deux maladies, en se basant sur le mode de traitement usité dans les affections rénales. Nous ne nous arrêterons pas à cette dernière considération, et nous allons montrer la valeur des arguments donnés en faveur de la théorie qui paraît iden-tifier ces deux affections si graves, l'éclampsie et le mal de Bright.

Examinons d'abord les faits cités par Imbert-Gourbeyre. De toutes les observations contenues dans le mémoire de ce dernier, et dont la plupart sont empruntées à d'autres au-teurs, il n'en est absolument que trois qui aient trait à l'é-clampsie puerpérale albuminurique; ce sont les observations 3e et 26e propres à l'auteur, et 15e empruntée à Frérichs. Dans ces trois cas, les malades ont survécu et par conséquent on n'a pu avoir les preuves matérielles de l'existence ou de l'ab-sence des lésions des reins. Mais nous avons assez de preuves cliniques pour montrer la vérité anatomo-pathologique : en effet, nous voyons que sur les 3 malades, 2 ont guéri rapide-ment. Dans l'observation 15e, empruntée à Frérichs, le qua-trième jour de couches, l'hydropisie et l'albuminurie avaient disparu complétement pour ne plus revenir; dans l'observation 26e, personnelle à Imbert-Gourbeyre, la guérison vint au cinquième jour de couches : qui voudrait donc voir dans ces deux cas un mal de Bright avec une guérison aussi rapide, et pour ainsi dire spontanée?

Cette marche de l'affection peut-elle être comparée à celle du mal de Bright aigu, même le moins grave? Dans la 3e observation seule, c'était un mal de Bright confirmé et passé à l'état chronique, qui ayant débuté dans une première grossesse, a persisté dans une seconde, et a duré encore 14 mois après celle-ci. On est donc, d'après ces faits bruts d'Imbert-Gourbeyre, en droit de conclure, mais en raisonnant avec vigueur, que 2 fois sur 3 l'éclampsie albuminurique puerpérale n'est pas l'expression du mal de Bright. Si nous considérons les faits rapportés par Braun, cette conclusion sera encore plus nette, et basée uniquement sur des faits bien observés, abstraction faite de toute idée préconçue ou de toute idée de système.

Braun rapporte 44 cas d'éclampsie sur lesquels il y a 14 cas de mort. Dans les 30 autres cas, Braun a vu l'albuminurie disparaître promptement quelques jours après les couches; vu cette guérison rapide, on ne pourrait penser à un mal de Bright aigu, et par conséquent l'identité de l'éclampsie avec cette affection n'est pas prouvée.

Braun rapporte en outre 12 autopsies personnelles et 6 appartenant à G. Braun, recueillies à la clinique obstétricale; il faut remarquer que ces autopsies ont été presque toutes complétées par l'examen microscopique. Qu'y voit-on? Sur ces 6 dernières, 3 fois on n'a pas trouvé de lésions dans les reins; voilà donc déjà une première raison contre l'identité de l'éclampsie avec le mal de Bright. Sur les 12 autres autopsies, 7 fois on a trouvé des lésions ou plutôt des traces du mal de Bright; car dans les unes on n'a vu qu'une simple hypérémie rénale ; dans les autres, les lésions étaient évidentes, nous le reconnaissons. Dans les 5 cas restants, l'examen microscopique n'a pu être fait, mais on n'a rien découvert à l'examen simple. Voilà donc des résultats d'autopsies, qui plaident contre la doctrine qui veut que l'éclampsie puerpérale soit la maladie de Bright accompagnée de convulsions. De ces faits nous pouvons en outre tirer cette conclusion, c'est que, si la grossesse, soit par l'état du sang, soit par une cause mécanique de gêne de la circulation rénale, etc., comme la compression des reins, dispose à l'albuminurie, elle dispose aussi au mal de Bright, mais que l'albuminurie n'est pas toujours l'expression de cette maladie ; que par les mêmes motifs, si elle dispose à l'éclampsie, celle-ci n'est pas toujours, tant s'en faut, aussi identique à ce mal de Bright ; qu'enfin albuminurie et éclampsie sont des accidents de la puerpéralité tantôt liés à des lésions rénales, et tantôt sans lésions.

Nous l'avons dit plus haut, la plupart des savants n'admettent pas que les lésions phlegmasiques des reins soient un phénomène intimement lié à l'existence des convulsions puerpérales.

Cazeaux, Rayer, Cahen, l'élève de ce dernier, d'accord avec Hecker et Scanzoni, ont rencontré des lésions anatomiques caractéristiques dans beaucoup de cas. Frérichs au contraire n'a observé le plus souvent que de l'hypérémie.

Mais, nous dira-t-on avec M. Braun, ces autopsies ne sont pas probantes, car elles n'ont pas été complétées par l'étude microscopique. Cela est vrai, mais nous répondrons à M. Braun que ses propres recherches avec le microscope démontrent que dans un bon nombre de cas, et ce n'est pas l'exception, comme il le prétend, cet instrument n'a rien révélé.

En outre, pour les auteurs les plus compétents sur la ma-

tière , il semble démontré que toute modification importante du tissu rénal, que l'instrument permet de constater,
est appréciable à l'œil nu. En effet, M. Cornil, qui a publié un
excellent mémoire sur les lésions anatomiques des reins dans
l'albuminurie, déclare que dans tous les cas, quelque faible
que fût la quantité d'albumine qui passe dans les urines, il a
toujours trouvé une lésion du parenchyme rénal constante,
appréciable au microscope et à l'œil nu, et plus loin il décrit
ces modifications que l'œil peut reconnaître.

On n'est du reste pas beaucoup plus avancé aujourd'hui à
propos des lésions rénales dans l'albuminurie des femmes
grosses. Pour s'en convaincre il suffit de lire l'ouvrage de
Bartels, et on verra que dans l'albuminurie puerpérale, les lésions rénales sont variables et peu établies. Souvent ou toujours, comme le veut M. Blot, l'albuminurie puerpérale est
étrangère au mal de Bright. Voici ce que nous dit le Dr Chaballier (1) : « Pour nous, qui dans les hôpitaux avons été témoin de plusieurs autopsies faites sur des femmes en état de
grossesse et chez lesquelles on avait décelé dans les urines la
présence de l'albuminurie, il ne nous a point été donné de
consigner, dans les observations que nous avons recueillies,
la moindre altération de la substance rénale, sans que ce fût
cependant dans ces circonstances-là, nous devons l'avouer,
un des points fondamentaux de ces recherches, ce motif n'a-
vait point laissé que d'être pris en sérieuse considération par
nous. »

En outre, quand l'albuminurie existe, il n'y a pas de rapport entre la quantité d'albumine et la gravité des accès
éclamptiques. M. Blot a su se mettre dans les mêmes conditions que M. Braun, et a pu établir ainsi une bonne statis-

____

(1) Chaballier. — *De l'éclampsie au point de vue de ses causes, de ses effets et de son
traitement,* p. 5. Th. Strasb., 1861.

tique : il a observé 7 cas d'éclampsie puerpérale ; il a vu 5 guérisons (Obs. 11, 12, 13, 26, 27), deux morts (9 et 10). Donc d'après Braun et Blot, il y a un peu moins de 1/3 de morts, et non la 1/2, comme le voulait Mme Lachapelle, sur la totalité des éclamptiques. Cela prouve la gravité de l'éclampsie, mais non son identité avec le mal de Bright : car d'une part sur la moitié des décès on a trouvé peu de lésions rénales, et sur les deux tiers des cas, qui ont guéri, la plupart ont guéri presque aussitôt après les couches.

A ces témoignages déjà si nombreux qui prouvent que les lésions rénales sont rares dans l'éclampsie, nous en ajouterons d'autres en invoquant de grandes autorités scientifiques.

M. Depaul a fait beaucoup d'autopsies d'éclamptiques : dans la plupart des cas il n'a rien trouvé, et la lésion, quand elle existait, consistait en une simple congestion. MM. Regnauld et Devilliers (1) sont du même avis. Voici comment ils s'expriment : « Nous avons, dans quelques circonstances, trouvé des altérations de la substance rénale : dans la plupart des cas nous n'avons rien trouvé. »

Il est, pour les partisans de la théorie qui voient dans le mal de Bright la cause de l'éclampsie, un argument embarrassant, écrasant en quelque sorte, c'est qu'il est des cas d'éclampsie, *où l'albuminurie n'a point existé.* Nous les avons mentionnés plus haut. On aura beau objecter que ces cas ne sont que des exceptions, ou bien que, si l'on n'y avait pas rencontré d'albumine, c'était qu'on avait mal cherché, ou bien qu'on n'avait pas eu affaire à des éclamptiques (Cazeaux, Wieger). Imbert-Gourbeyre a voulu tout concilier, et pour expliquer les cas d'éclampsie sans leucomurie, il a inventé une maladie, « le mal de Bright sans albuminurie. » Mais M. Maugenest a su

---

(1) Voir Maugenest. — *Loc. cit.*, p. 32.

montrer le creux, le vide presque absolu de cette doctrine (1). Peu importe le nombre des cas, on est toujours forcé d'admettre, que dans les circonstances où les convulsions ont existé sans albuminurie, elles avaient une autre cause que la maladie de Bright : cela doit être admis pour 10 cas comme pour 100. D'ailleurs nous ne pouvons admettre, et cela contrairement à l'opinion de quelques médecins, qu'un état physiologique, comme l'état de grossesse, puisse être une cause aussi fréquente de l'altération des reins, c'est-à-dire que nous ne croyons pas que les modifications apportées dans l'économie par le développement de l'utérus à une époque avancée de la gestation produise dans ces organes les lésions anatomopathologiques, qui constituent essentiellement le mal de Bright.

Nous n'ignorons pas combien l'état de grossesse confine à l'état pathologique, et partant combien de complications elle peut amener.

Nous dirons donc que nous ne pouvons considérer l'albuminurie, qu'on observe chez un grand nombre de femmes enceintes, comme le symptôme fréquent d'une désorganisation aussi profonde et aussi grave que celle de la maladie de Bright.

« Jamais, disait notre vénéré maître, M. Stoltz, dans une de ses leçons cliniques, jamais il ne faudra confondre l'albuminurie des femmes enceintes avec la maladie de Bright. »

Qu'il y ait maintenant dans quelques cas isolés, cas heureusement rares d'ailleurs, coïncidence de la grossesse avec cette grave affection, c'est une chose incontestable, nous en avons nous-même fourni un cas. On ne voit pas, en effet, pourquoi la femme grosse en serait exempte ; mais alors aussi l'albuminurie ne disparaît pas dans l'urine après l'accouche-

---

(1) Voir Maugenest. — *Loc. cit.* p. 35-44.

ment, elle persiste jusqu'à ce que la maladie brightique ait terminé son cours ordinaire d'une façon ou de l'autre.

D'après cet exposé, nous pouvons comprendre le pourquoi de la dissidence des auteurs à propos de la question des lésions rénales chez les éclamptiques. Cette divergence tient à la manière de considérer ces lésions rénales. Si l'on veut voir dans une légère rougeur de l'organe, dans une desquamation active de l'épithélium du tubuli, et même dans la présence des cylindres dans l'urine, et dans les tubes d'Henle la présence d'une phlegmasie rénale, évidemment on sera toujours fondé à mettre sur le compte de la maladie de Bright l'albuminurie des éclamptiques. Mais cela ne suffit pas pour admettre une inflammation rénale. Une légère congestion, et même simplement une nutrition plus grande, une activité fonctionnelle plus grande de l'organe suffisent pour rendre compte du phénomène (Ch. Robin, Gubler). Ensuite les cylindres fibrineux se rencontrent dans d'autres maladies que la leucomurie : en effet, ces cylindres épithéliaux et hyalins, qui existent en grand nombre souvent dans l'urine des albuminuriques, peuvent encore être trouvés, soit dans certains états pathologiques (diabète, fièvre puerpérale, etc., comme nous l'avons déjà signalé), soit même dans l'urine normale. Aussi est-il établi par l'examen sévère des faits cliniques, et même d'après l'autorité compétente d'hommes versés dans les études anatomiques et cliniques à l'aide du microscope, que la dégénération graisseuse des cellules peut se rencontrer dans les tubuli, bien qu'il n'y ait pas ou qu'il y ait très-peu d'albumine, comme M. Cornil (1) l'a établi en 1864.

La plupart des observateurs, au contraire, pour admettre l'existence de la maladie de Bright, tiennent à constater des

____

(1) Cornil. — *Conclusions principales d'un mémoire sur les altérations anat. du rein dans l'albuminurie* (mém. Soc. Biol, p. 119-120. — Sept. 1864).

lésions plus appréciables, signe évident de la phlegmasie : augmentation de volume et de poids de l'organe, changements survenus dans sa consistance et sa couleur, états granuleux des reins, dépôts de granulations graisseuses dans les tubes et le parenchyme de l'organe, et altération du tissu conjonctif interstitiel, en un mot les lésions qui constituent ce que l'on appelle de nos jours les néphrites mixtes, dont les variétés viennent d'être ramenées récemment à trois principales par M. Rendu (1) et dont nous avons pu en recueillir des observations mentionnées dans la thèse de notre ami, le Dr Marchal (2). Quant à l'identité des symptômes que l'on a voulu établir dans l'éclampsie et dans le mal de Bright, rien ne nous paraît moins démontré, et enfin nous avons aujourd'hui à notre disposition un signe bien plus précieux, que tous ces symptômes assez vagues, je veux parler de l'étude thermométrique dans l'éclampsie puerpérale. Grâce aux travaux de M. Bourneville, la marche de la température est toute différente dans les convulsions dues au mal de Bright, c'est-à-dire dans l'urémie et dans l'éclampsie puerpérale ; les tracés que nous avons placés à la fin de notre travail le démontrent surabondamment, et nous donnent un schema graphique tout opposé et facile à se rappeler. Nous pensons donc avoir réussi à prouver que l'éclampsie existe indépendamment de la maladie de Bright et même de l'albuminurie ; l'observation actuelle et le raisonnement le démontrent.

On peut ajouter que si l'albuminurie accompagne ordinairement l'éclampsie, c'est que ces deux états sont engendrés par la même cause, c'est-à-dire l'état puerpéral.

---

(1) Rendu. — *Loc. cit.*

(2) Marchal L. — *Des néphrites mixtes dans les formes chroniques de la maladie de Bright*. Th. Nancy, mars 1879.

CHAPITRE V

RAPPORTS DE L'ALBUMINURIE AVEC L'ÉCLAMPSIE

Cette étude soulève plusieurs questions d'un haut intérêt clinique, questions fort difficiles à résoudre d'une façon absolue dans l'état actuel de la science. Nous nous proposons donc de discuter brièvement les propositions suivantes :

1° L'ÉCLAMPSIE PUERPÉRALE EST-ELLE TOUJOURS LIÉE A L'ALBUMINURIE ? Y A-T-IL UNE ÉCLAMPSIE SANS ALBUMINURIE BIEN DISTINCTE DE L'ÉPILEPSIE, HYSTÉRIE, ETC.

L'éclampsie coïncide presque toujours avec l'albuminurie.

Depuis les travaux de MM. Caleb Rose, Simpson, Rayer, Cahen, Devilliers et Regnauld, Blot, Bach et Imbert-Gourbeyre, Gubler, Wieger, Ollivier, Frerichs, Braun et Schottin, Peter, c'est un point parfaitement acquis à la science, bien que Lever et Stuart Cooper admettent qu'il n'existe aucune relation entre l'albuminurie et l'éclampsie.

Cependant les faits cliniques abondent pour démontrer le contraire. En effet sur les 41 femmes albuminuriques citées par M. Blot, 7 ont eu des convulsions. M. Imbert-Gourbeyre, sur le relevé de 164 observations, a trouvé 95 cas d'éclampsie avec leucomurie, et 5 cas d'éclampsie sans albuminurie. M. Devilliers fils a trouvé chez toutes les femmes éclamptiques, sans exception aucune, de l'albuminurie dans les urines.

Cependant il est des cas où on a eu affaire à une éclampsie puerpérale, et où les urines n'étaient pas albumineuses. Aussi M. Depaul, loin de nier la coexistence habituelle de l'éclampsie et de l'albuminurie, soutient-il que ce symptôme manque quelquefois. Il cite vingt cas d'éclampsie, dont six lui sont personnels, dans lesquels il ne put trouver de l'albumine dans les urines. Trousseau, Leuret, P. Dubois, Imbert-Gourbeyre, Mascarel, Lhuillier (1) avaient rapporté des cas semblables.

D'ailleurs ces faits d'éclampsie sans albuminurie ne sont pas très-rares dans la science. On en rencontre des exemples en compulsant des ouvrages étrangers. En effet le mémoire publié par Brummerstadt (2) en 1866 est basé sur l'analyse de 135 cas d'éclampsie : sur ce total 106 fois seulement l'urine était albumineuse : dans 29 cas l'albuminurie faisait défaut. La même année Davis (3) et Hartmann (4) ont publié chacun une observation d'éclampsie sans albuminurie. Dans les cas rapportés par Hicks (5) il n'y a pas eu d'albuminurie avant l'explosion de l'encéphalopathie.

L'observation d'Osborn (6) concerne également l'éclampsie sans leucomurie ; il en est de même des deux faits de Van der Meersch (7). Le travail de Mieczkowski (8) nous montre que sur 50 cas l'albumine a manqué 4 fois ; le mémoire contemporain de Staud (9) nous apprend que sur 40 cas d'éclampsie l'albumine a fait défaut 8 fois. Enfin un fait plus ancien de

---

(1) Lhuillier. — *Gaz. méd. de Strasbourg*, 1854, p. 130.

(2) Brummerstadt. — *Bericht a. d. Central-Hebammen lehranstalt in Rostock, nebst einer statis. Zusammenstellung aus 135 theils verœffentlichten, theils noch unbekannten Fœllen von Eklampsie* Rostock, 1866.

(3) Davis. — *The Lancet*, 1866.

(4) Hartmann. — *Monatschr. für Geburstk*, 1866.

(5) Hicks. — *Transact. of the obst. Soc. of London*, 1867.

(6) Osborn. — *New Orl. Journal of méd.*, 1868.

(7) Van der Meersch. — *Ann. de méd. de Gand*, 1868.

(8) Mieczkowski. — *Funfzig falle von Eklampsie*. Berlin 1869.

(9) Staude. — *Zur Eklampsie.*

Dhorn (1) est à cet égard on ne peut plus instructif. En 1875 Fabre (2) a rapporté dans sa thèse 2 observations d'éclampsie sons albuminurie.

Mais les partisans de la théorie albuminurique, loin de se déclarer vaincus, compulsèrent soigneusement les observations qu'on leur présentait, et parmi eux, M. Wieger (3), Peter sont aujourd'hui les plus vaillants défenseurs des idées nouvelles. En effet dans son travail sur l'éclampsie urémique nous voyons le premier prendre chacune des observations d'éclampsie sans albuminurie, et appartenant à MM. Mascarel et Depaul, les tourner et retourner en tous sens, et montrer qu'elles ne sont pas assez probantes pour être admises ; car ou il y a eu erreur de diagnostic, ou on ne s'est pas entouré de toutes les précautions voulues pour la recherche de l'albuminurie des femmes grosses et éclamptiques.

Car on peut douter de la légitimité de quelques expériences analytiques, si l'on songe que, même dans la maladie de Bright, les pertes d'albumine sont quelquefois si minimes qu'on s'expose à ne pas les découvrir par un examen superficiel.

M. Peter pense aussi que la difficulté, dans quelques cas, de l'expérience chimique, et l'intermittence de l'apparition de l'albumine, sont les deux raisons qui ont pu induire en erreur des hommes aussi distingués, et en faire les adversaires momentanés de la théorie albuminurique.

Aussi dit-il (4) d'une façon absolue : « Toutes les femmes grosses atteintes d'éclampsie sont albuminuriques. Telle est

---

(1) Dhorn. — *Ein fall von Eklampsie ohne urœmische intoxication* (Monatsch. f. geburtsh. 1864).

(2) Fabre. — *De l'éclampsie puerpérale*. Th. Montpellier 1875. p. 17-22.

(3) Wieger. — *Loc. cit.* Chap. I.

(4) Peter. — *Loc. cit.*, p. 215.

la proposition formulée par Cazeaux, confirmée par Frerichs, Braun et par tous ceux qui ont étudié l'éclampsie chez la femme grosse……

La réciproque n'est pas vraie : toutes les femmes grosses albuminuriques ne sont pas forcément atteintes d'éclampsie.» On sait en effet aujourd'hui (et nos recherches le démontrent) que l'on trouve souvent de l'albumine dans l'urine des femmes enceintes. Voici un résumé des recherches des différents auteurs (1).

MM Mayer, 106 examens, 5 albuminuriques.
Blot, 205 — 40 —
Petit, 144 — 29 —

Ces chiffres démontrent bien la fréquence de l'albuminurie chez les femmes enceintes.

M. Blot a démontré que la quantité de l'albumine n'a pas une influence bien marquée sur la prédisposition à l'éclampsie ; mais, comme chez les femmes éclamptiques on observe à peu près toujours de l'albumine dans les urines, on doit admettre évidemment un rapport, une liaison entre ces deux états. Ces deux faits peuvent bien exister simultanément sous l'influence d'une même cause, sans que pour cela il soit nécessaire d'admettre que l'un soit produit par l'autre. Supposons même que l'albuminurie puisse être considérée comme la cause de l'éclampsie. S'il en était ainsi, toutes les fois qu'il y aurait albuminurie, il y aurait aussi éclampsie, ce qui est loin d'être vrai, heureusement. Il n'est pas rare de voir des femmes enceintes donner des urines très-chargées d'albumine, et ne présenter aucun symptôme convulsif. Ainsi M. Blot, sur 41 femmes albuminuriques, n'a vu que 7 cas d'éclampsie, etc. Et d'ailleurs, n'y a-t-il pas un grand nombre

_____

(1) Mayer. — Voir *Gaz. méd. de Strasbourg* 1854, in Recherches critiques sur l'éclampsie uroémique, par Wieger.

de maladies où l'on trouve de l'albumine dans les urines, sans cependant voir éclater de phénomène convulsif. D'un autre côté, il ne pourrait pas y avoir de cas d'éclampsie sans albuminurie, ce qui est encore faux, car Lever, Depaul, Trousseaux, P. Dubois, Mascarel, Imbert-Gourbeyre, Abeille, ont en effet constaté des cas d'éclampsie sans albumine dans les urines ; cet argument nous suffit amplement pour admettre que l'albuminurie n'est pas la cause de l'éclampsie.

Quoiqu'il en soit, il est admis aujourd'hui par tout le monde que l'albumine se rencontre chez presque toutes les femmes éclamptiques ; mais heureusement la réciproque n'est pas vraie, car on ne compte que 1 éclamptique sur 5 albuminuriques. Comme l'albumine se montre ordinairement un temps plus ou moins long avant l'apparition des convulsions, c'est pour l'accoucheur un précieux élément de pronostic au point de vue du traitement préventif. Aussi ne pouvons-nous pas trouver là encore une nouvelle preuve des rapports entre l'albuminurie et l'éclampsie. M. Tarnier, en effet, a cru pouvoir démontrer que guérir l'albuminurie, c'est prévenir l'éclampsie. Frappé de l'utilité du régime lacté dans les maladies de Bright, il avait pensé que son emploi pourrait être efficace dans l'albuminurie de la grossesse, et depuis plusieurs années il y avait soumis à la Maternité les femmes enceintes qui présentaient de l'albumine dans les urines. Sous l'influence du régime lacté, dont il a su poser les règles, l'albuminurie a toujours été rapidement amendée ou guérie avant l'accouchement. Une seule fois il a vu persister l'albuminurie, sans amélioration, chez une femme qui mourut quelque temps après son accouchement et chez laquelle on trouva les lésions d'une maladie de Bright avancée. Aussi cette inefficacité du traitement, employé suivant les règles posées par cet éminent accoucheur, ne serait-elle pas un moyen pour reconnaître s'il y a, oui ou non, lésion rénale avancée dans tel ou tel cas. Pour appliquer ce régime lacté en temps opportun, il faut examiner les urines de toutes les femmes enceintes, infiltrées ou non, et, dès que l'on constate de l'albuminurie, il est indispensable d'employer ce traitement immédiatement et de le continuer jusqu'à la disparition de l'albumine. C'est d'après cette manière de voir qu'il n'a jamais agi trop tard et ne s'est pas laissé surprendre par l'éclampsie. Il a pu rassembler ainsi un certain nombre d'observations, et voici ses convictions qu'il formule de la manière suivante (1) :

« La guérison possible de l'albuminurie pendant la grossesse, dit-il, me fait espérer que dans bon nombre de cas on pourra prévenir l'éclampsie par le même moyen. En effet, il est admis par la plupart des accoucheurs que l'éclampsie ne se montre guère que chez les femmes atteintes d'albuminurie. Pour mon compte personnel, j'ai remarqué que, chez les albuminuriques, l'éclampsie éclate très-souvent avant le début du travail, et celui-ci ne se manifeste qu'après l'invasion des accès convulsifs, mais si près d'eux que le médecin, qui est appelé en toute hâte, constate en même temps les signes de l'éclampsie et les phénomènes du travail de l'accouchement. On s'explique donc comment s'est accréditée l'opinion regrettable qui veut que l'éclampsie soit habituellement engendrée par les douleurs de l'accouchement, tandis qu'en réalité le travail se déclare le plus souvent après le début des accès convulsifs. Quelquefois, il est vrai, l'éclampsie n'apparaît qu'au milieu de l'accouchement ou même après la délivrance, mais ici encore, elle a été précédée par l'albuminurie et j'insiste sur ce point.

------

(1) Tarnier. — *Loc. cit.*, p. 7.

On m'objectera sans doute qu'il y a des observations d'é-
clampsie sans albuminurie : je le sais, mais se sont là des
effets extrêmement rares. Presque toujours, la cause de l'é-
clampsie se trouve dans les modifications produites sur l'organisme par une albuminurie préexistante : encore faut-il
que cette dernière maladie ait duré un certain temps. Si on
avait la possibilité de guérir l'albuminurie de la grossesse, on
aurait trouvé du même coup le moyen de prévenir l'é-
clampsie..

Je me contenterai donc de dire ce que j'ai vu ; chez les
malades que j'ai soumises au régime lacté, l'albuminurie a
disparu ou diminué rapidement' et jamais il n'y a eu d'é-
clampsie..... »

Nous ajouterons que les insuccès du régime lacté, constatés
par certains accoucheurs, comme M. Charles (de Liège), sont
dus à ce que l'on n'a pas employé ce traitement *à temps*, ou
bien s uivant les lois posées par M. Tarnier.

Nous terminerons en disant que la coïncidence de l'albuminurie et de l'éclampsie est un fait incontesté. Aussi l'albuminurie doit-elle faire craindre des convulsions, et ces craintes
seront plus fondées quand avec l'albuminurie coïncideront
de la céphalalgîe, des troubles de la vue, des bourdonnements
d'oreilles, l'infiltration des membres inférieurs, de la face, etc.
L'albuminurie et l'éclampsie sont deux états marchant sous
l'influence de la même cause. On serait plutôt porté à croire
que l'albuminurie est sous l'influence de l'éclampsie, puisque, quand l'attaque arrive, la quantité d'albumine augmente, pour diminuer quand les convulsions cessent. Aussi
s'est-on posé la question suivante :

2° L'ÉCLAMPSIE PEUT-ELLE PRODUIRE L'ALBUMINURIE ?

Ce n'est pas une vue hypothétique de l'esprit, et on avait

été conduit à se poser cette question par suite de l'observation clinique, avant même que la théorie ne soit intervenue. En effet, certains accoucheurs, et surtout MM. Depaul et Blot, constatèrent fréquemment une augmentation énorme dans la quantité de l'albumine excrétée, chez les albuminuriques pendant les attaques d'éclampsie. Souvent aussi l'albuminurie, qui n'existait pas avant les convulsions, s'est montrée avec elles et avec elles a disparu. Ces faits se renouvelèrent plusieurs fois, et amenèrent les cliniciens à se demander s'il ne serait point vrai que l'éclampsie puisse être la cause de l'albuminurie. On consulta alors les ressources fournies par la physiologie. Cl. Bernard avait par ses belles expériences démontré l'influence du système nerveux sur les glandes (glandes salivaires surtout). Voyant alors la salive couler en abondance, la peau se couvrir de sueurs pendant les attaques d'éclampsie, on se demanda si les dilatations des capillaires, par suite de la paralysie des vaso-moteurs, ne pourraient pas expliquer, pour les reins comme pour ces glandes salivaires, etc., l'augmentation de l'activité fonctionnelle, en un mot une irritation sécrétoire, et partant le passage de l'albumine dans les urines. Cette vue de l'esprit était en effet appuyée par des expériences physiologiques. L'interprétation erronée de quelques expériences de Schiff et de Ludwig avait donné lieu à une théorie prématurée, qui assignait à l'albuminurie nerveuse trois origines possibles : la lésion des nerfs rénaux, celle des nerfs splanchniques et la piqûre du quatrième ventricule. Les expériences ultérieures n'ont pas confirmé l'exactitude des deux premières assertions, et de Wittich (1) a démontré que les lésions des nerfs splanchniques et celles des nerfs du rein proprement dits n'avaient pas

____

(1) De Wittich. — *Uber die Abhængigkeit der Harnsekretion von den Nerven* (Konigsb. med. Jahrb., III, 1861).

sur la sécrétion urinaire l'influence qu'on lui avait attribuée.

Deux années après de Wittich, c'est-à-dire en 1864, Hermann (1) et Ludwig (2), étudiant à leur tour les effets de la section du plexus rénal, confirmaient la plupart des faits observés par cet expérimentateur, et de son côté Stokwis (3) arrivait à refuser au système nerveux périphérique toute influence directe sur la production de l'albuminurie. Les expériences de Cl. Bernard sur la piqûre du quatrième ventricule, grâce à leur précision, sont les seules que l'on doive considérer comme exactes, et démontrent quels rapports intimes unissent, dans certains cas, l'albuminurie à l'irritation nerveuse, ainsi que cela s'observe pour la glycosurie. Cet éminent physiologiste ne tarda pas à constater l'albuminurie chez les animaux à la suite des convulsions. L'instigation aux recherches dans ce genre était donnée, et aussi amena-t-elle certains cliniciens à constater l'albuminurie dans les névroses. Trousseau, s'emparant de ces faits expérimentaux et cliniques, se posa immédiatement cette question : « Peut-on supposer que la même modalité nerveuse (irritation du 4e ventricule), qui causerait chez la femme l'albuminurie, disposerait aux convulsions éclamptiques ? »

« Depuis que, disait P. Dubois (4) dans ses leçons cliniques, de nombreuses expériences ont établi que la lésion de certaines parties du système nerveux détermine subitement les troubles les plus variés de la sécrétion urinaire, il n'y aurait rien d'impossible que l'albuminurie fût non la cause de l'é-

(1) Hermann. — *Ueber den Einfluss des Blutdruckes auf die Sekretion des Harns* (Zeitschrift f. rat. mediz. XVII, 1863).

(2) Ludwig. — *Ueber die Bezichungen Zwischer dem Bau und den Leistungen der Niere* Wiener med. Wochensch., 1864).

(3) Stokvis. — *Bijdragen tot de Kentniss von het albuminurie* (Nederl. Tijdschr.,1862. — Arch. f. die holl. Beitr. 1863).

(4) P. Dubois. — *Leçons sur l'éclampsie* (Gaz. des Hôpitaux), 1838 a 1842.

clampsie, mais le résultat de la même lésion, qui cause la maladie nerveuse. »

Nous admettons qu'on doive tirer des conclusions d'un fait physiologique, mais il n'en faut pas trop. Si en effet on admettait cette théorie, on serait par le fait même conduit à rapporter à la même cause toutes les albuminuries sans lésions rénales évidentes, ce qui serait évidemment une erreur.

Hamon (1) a fait de l'albuminurie une névrose du système nerveux central, cérébro-spinal et ganglionnaire, névrose démontrée d'une part par l'expérience de Cl. Bernard (piqûre du 4e ventricule), et d'autre part sur ses expériences « albuminométriques » qu'il a effectuées lui-même sur des sujets « impressionnables aux divers agents albuminogéniques, » et enfin sur la symptomatologie même de cette affection. Nous voyons par là que c'est tout à fait la théorie de P. Dubois, dont nous venons de citer les propres paroles.

Enfin M. Teissier dans ces derniers temps, a voulu aussi établir une albuminurie d'origine nerveuse : il prétend qu'aux deux facteurs connus de l'albuminurie, c'est-à-dire les altérations rénales et celles de l'albumine du sang, il soit nécessaire d'en ajouter un troisième, c'est-à-dire l'influence du système nerveux central, ou des nerfs qui président à la sécrétion urinaire. Se basant sur l'autorité de Monneret et de M. Gubler, qui auraient vu des cas d'albuminurie produite par lésions de l'isthme encéphalique, il va jusqu'à dire que ces troubles nerveux sont la cause des néphrites interstitielles. « Des observations déjà nombreuses, dit-il, m'ont conduit à penser que les troubles nerveux, qu'on observe si fréquemment au début des néphrites interstitielles, peuvent en être la cause et non l'effet. »

____

(1) Hamon. — *Loc. cit.*, p. 29.

Nous avons observé cette année, dans le service de notre maître, M. Bernheim, un cas qui semblerait être en opposition avec les idées de M. Teissier (1). Cette observation recueillie par nous a été consignée dans la Thèse de notre ami, le Dr Marchal (2). Il s'agissait d'un homme, âgé de 74 ans, qui aurait eu depuis 3 ans environ des attaques épileptiformes bien nettes, précédées et suivies chacune d'idées délirantes, et aurait succombé à la suite d'une bronchite simple généralisée, accompagnée de néphrite épithéliale, d'où œdème considérable, ascite et albuminurie, survenus rapidement 16 jours avant la mort. A l'autopsie on trouva une néphrite interstitielle déjà ancienne, confirmée par l'examen microscopique, de sorte qu'on pourrait se demander si cette affection rénale n'était pas antérieure aux accidents nerveux et n'en était pas la véritable cause.

Nous ajouterons que si ces influences nerveuses signalées par ce professeur peuvent faire apparaître momentanément l'albumine dans l'urine, il n'est pas démontré que cette albuminurie soit persistante, qu'elle soit brightique; on ne trouve du reste dans aucune des observations de M. Teissier, ni l'évolution d'une vraie maladie de Bright, ni les lésions anatomiques du gros rein blanc. Enfin il est un dernier argument que nous invoquerons, c'est qu'on ne peut considérer l'albuminurie comme conséquence possible des attaques épileptiques, contrairement à l'opinion de deux auteurs anglais cités par M. Hubert (3), qui prétendent que l'influence des maladies mentales est elle-même démontrée.

Vu ces faits hypothétiques ou négatifs, tirés soit de la clinique, soit de la physiologie expérimentale, nous croyons

---

(1) Teissier. — *Loc. cit.*, p. 615,
(2) Marchal L. — *Loc. cit.*, p. 41-44.
(3) Hubert. — Thèse de Paris, 1864.

donc téméraire de la part de MM. Teissier et Hamon de vouloir asseoir sur une base aussi peu sûre une théorie générale de l'albuminurie. Nous ajouterons enfin un dernier argument qui a plus de valeur, d'autant plus que nous nous appuyons sur des faits cliniques observés sur l'homme par d'autres et par nous, en dehors de toute idée de système. C'est que les névroses sont, de toutes les maladies, celles qui sont le plus rarement accompagnées d'albuminurie. « Ce fait est particulièrement vrai, dit Jaccoud (1), pour l'épilepsie (Sailly, Moreau (de Tours), Reynolds, Sieveking) qui présente par là un caractère diagnostique important avec l'éclampsie puerpérale.» Nous avons observé plusieurs cas d'épilepsie et nous avons analysé les urines avant, pendant et après les attaques sans trouver jamais d'albumine. Nous avons eu soin aussi de nous assurer que les sujets n'étaient pas albuminuriques dans les intervalles des accès. D'ailleurs, notre excellent ami, le docteur Mabille, a bien voulu, sur notre demande, continuer ces recherches pendant qu'il était interne à l'Asile d'aliénés de Maréville et à celui de Blois, où il a été appelé comme médecin-adjoint. Il a suivi notre méthode pour cette analyse clinique des urines chez les épileptiques. Grâce à ces patientes et nombreuses recherches, nous pouvons dire que l'albumine survient bien rarement dans les attaques épileptiques, à moins qu'il n'y eût lésion rénale. Ainsi chez 38 aliénés (20 femmes et 18 hommes), il n'a trouvé qu'une fois de l'albumine dans les urines, mais en quantité notable avant et après les accès. Cette albuminurie a continué dans l'intervalle de ces accès et on a pu démontrer, grâce à l'autopsie, qu'elle était due à une néphrite parenchymateuse avancée. Ce fait vient d'être confirmé par Otto qui conclut que l'albuminurie

______

(1) Jaccoud. — Art. ALBUMINURIE (in Dict. de méd. et chir. pratiques, p. 526).

épileptique est un symptôme trop inconstant et trop fugace
pour avoir une grande importance pratique (1). Blot a observé
4 femmes épileptiques devenues enceintes qui eurent des attaques pendant la gestation, mais sans albuminurie. Enfin
on a voulu admettre les convulsions éclamptiques comme
cause possible et même probable de l'albuminurie d'après un
autre ordre de faits.

Voici comment on a essayé de corroborer cette manière de
voir et appuyer cette doctrine. On connaît les troubles pro-
fonds de la respiration, la circulation et de l'hématose chez les
éclamptiques, or l'albuminurie dans ces maladies dyspnéi-
ques est bien connue. « Les travaux de M. Edouard Robin,
préparés par ceux du docteur Proust et de MM. Dumas et Liebig, ajoute Maugenest (2), ont mis en lumière l'influence des
troubles de l'hématose sur la leucomurie. » Jaccoud (3) a cherché à nous l'expliquer en nous donnant les deux conditions
pathogéniques qui sont : d'une part la diminution matérielle
du champ de l'hématose pulmonaire (phtisie pulmonaire,
bronchite capillaire, croup, asphyxie, etc.), qui a pour effet
d'entraver les transformations des albuminuoïdes ; d'autre
part la dyspnée qui agit en modifiant mécaniquement la circulation et en amenant des congestions passives dans les viscères principaux.

D'après ce qui précède, l'éclampsie pourrait donc de deux
façons différentes, amener l'albuminurie : d'abord par les
troubles nerveux qui sont de son essence même, en agissant
directement sur les reins ; ensuite par les troubles de l'hé-

---

(1) Otto. — *Albuminurie dans l'épilepsie* (Berlin, *Klin Wochensch.*, n° 42 p. 609,
1876, *Revue des Sc. méd.* 1877, t. X, p, 601).

(2) Maugenest. — *Loc. cit.*, p. 52.

(3) Jaccoud. — Art, ALBUMINURIE etc., p. 540.

matose et la quasi-asphyxie qui leur succède fatalement, en empêchant les combustions intra-capillaires d'avoir lieu.

Ce problème est trop complexe, et nous ne chercherons pas à le résoudre et nous dirons seulement qu'il faut, pour y arriver, tenir compte, sous peine de tomber dans l'exclusivisme, de toutes les conditions du phénomène albuminurie.

CHAPITRE V.

MODE DE PRODUCTION DES ACCÈS CONVULSIFS

Chez les albuminuriques. -- Théories pathogéniques.

Grâce aux progrès des sciences physico-chimiques, dont on voit aujourd'hui l'heureuse application journalière, on crut pouvoir résoudre le grand problème de la pathogénie de l'éclampsie par l'étude du sang et des divers produits d'excrétion qui demeuraient des inconnues autrefois.

On avait pratiqué en effet des analyses de sang chez les albuminuriques aux premiers moments de la découverte du mal de Bright. D'autre part on avait constaté que la présence de l'albumine dans l'urine coïncide presque toujours avec un amoindrissement dans la quantité d'urée, qui incomplétement éliminée par le rein s'accumule dans le sang. Cette substance fut en effet trouvée en quantité considérable, et atteignant jusqu'à 1/2 et 1 pour 1000. Aussi vint-on dire que le sang contenait en moins ce que l'urine rejette en plus et *vice versâ*.

Enfin on avait remarqué souvent que pendant la crise éclamptique ou à son début les hydropisies diminuaient d'une façon notable, puis, les accidents cérébraux disparus, il se faisait un retour rapide de l'infiltration. Pour juger de l'importance clinique que l'on donnait à l'anasarque, il nous suffit de rappeler ce que le savant professeur Schutzemberger (1), de Strasbourg, écrivait en 1856 : « Les infiltrations, dit-il, et les épanchements séreux, qui contiennent de grandes quantités d'urée, ne pourraient-ils pas être considé-

---

(1) Schutzemberger. — *Gaz. méd. de Strasbourg*, 1856.

rés, jusqu'à un certain point, comme des sécrétions supplémentaires qui empêchent ou du moins retardent l'accumulation des principes de l'urine dans le sang, et diminuent les dangers de leur influence toxique ? »

Aussi l'insuffisance de la dépuration rénale, la rétention de matériaux, qui devraient être normalement éliminés par les urines, ne furent-elles pas admises par les cliniciens et ne donnèrent-elles pas naissance à toute une classe de théories qui rapportent les convulsions éclamptiques à une véritable intoxication, mais quel est le principe toxique ? C'est ici que commence la divergence d'opinion.

1° Est-ce l'urée ? 2° Est-ce une modification de l'urée, c'est-à-dire sa transformation en carbonate d'ammoniaque ? 3° Sont-ce les matières extractives ou les matières colorantes de l'urine qui sont l'agent toxique ? Chacune de ces opinions a trouvé des défenseurs.

I. — Eclampsie par intoxication due a l'accumulation de l'urée dans le sang.

URÉMIE.

La théorie de l'urémie remonte réellement à 1827, quoique, dès les temps hippocratiques, les différents symptômes cérébraux produits par des troubles de la sécrétion urinaire aient été signalés et même décrits par les auteurs. Pour s'en convaincre il suffit de lire ce que dit Hippocrate dans les Prorrhétiques, p. 120. Morgagni (1), nous rapporte plusieurs exemples de maladies des reins ou de suppressions d'urines suivies de convulsions. Dans sa 11ᵉ

______

(1) Morgagni. — *Recherches sur la cause et la nature des maladies.*

lettre il dit : « Concreto autem jam renibus calculo, sicuti
« haud raro inde obstaculum fit lotio, minusque propterea
« serum inutile e sanguine eliminatur, ita hoc redundare in
« cerebrum potest. » Ainsi Morgagni ne se contente pas
d'indiquer que la rétention d'urine a une influence sur le
cerveau ; il place dans le sang lui-même la cause délétère.

En 1827, Bright (1) avait signalé les troubles nerveux survenant dans la maladie qui porte son nom, mais sans en indiquer la cause directe, de sorte que Bostock (2) est le premier,
qui ait signalé dans l'éclampsie la présence d'un excès d'urée
dans le sang. Christison (3) en 1829 et Gregory (4) vérifièrent
le fait et en 1833 Wilson (5) créa le mot et l'entité morbide
d'urémie. A partir de 1839, la France, à l'exemple de l'Angleterre, s'occupait de cette grave question, l'urémie. Rayer
en 1839, publiait son grand *Traité des maladies des reins*, et
décrivait les accidents cérébraux qu'il avait vu survenir dans
l'albuminurie.

Après lui d'autres auteurs, tant en France qu'en Angleterre
et en Allemagne, montrèrent les liaisons de l'éclampsie avec
l'albuminurie puerpérale et ont traité de l'urémie. Ce sont
Golding-Bird (6), Lever (7), Caleb-Rose (8), Cahen (9), Devilliers et Regnauld (10), Braun, de Vienne (11), Blot, Depaul,

---

(1) Bright. — *Report of medical Cases*, London 1827-31. — *London, Gaz. med.*,
1833. — *Guy's hosp. Reports, etc.*, 1836.

(2) Bostock. — Cité in Th. Pélissier, p. 25. Paris, 1878.

(3) Christison. — *Loc. cit.*

(4) Gregory. — *London, Med. gaz.*, 1830.

(5) Wilson. — *Loc. cit.*

(6) Golding-Bing. — *London gaz. med.*, 1840.

(7) Lever. — *Guy's hosp. reports*, 1843.

(8) Caleb-Rose. — *Prov. Journ.*, 1844.

(9) Cahen. — *Loc. cit.*

(10) Devilliers et Regnauld. — *Loc. cit.*

(11) Braun. — *Loc. cit.*

Leudet, Churchill, Imbert-Gourbeyre (1). En 1847, deux savants français, Cl. Bernard et Bareswill (2), publièrent un important mémoire sur les voies d'élimination de l'urée après l'extirpation du rein, et firent des recherches dont profita Frerichs pour étayer sa théorie de l'ammoniémie.

Pour ne pas prolonger cet historique, nous ne ferons que mentionner les principaux travaux relatifs à l'urémie. En 1872, M. Lasègue (3), dans un important mémoire, résume les travaux de ses devanciers et donne une description des plus complètes et des plus exactes des symptômes cérébraux qui nous occupent.

En 1853, Cahen (4) et Rilliet (5) ont fait des recherches sur l'éclampsie des enfants et montré ses rapports avec la néphrite albumineuse. M. Wieger (6), en 1854, publiait son mémoire sur l'éclampsie uroémique. En 1856, M. Picard (7) soutenait à Strasbourg une thèse remarquable sur la présence de l'urée dans le sang ; Piberet à Paris (1855), la sienne sur l'urémie, ainsi que M. Teissier (1856), En 1860 paraît la thèse d'agrégation de M. Lorain sur l'albuminurie, et en 1863 celle de M. Fournier sur l'urémie.

Nous citerons enfin les articles *albuminurie* de M. Gubler dans le *Dict. encycl. des sc. méd.*, et celui de M. Jaccoud dans le *Dict. de méd. et chir. pratiques*, les *Traités des maladies des reins*, par MM. Rosenstein et Lecorché. Mentionnons aussi les travaux de nos savants maîtres, MM. Feltz et Ritter (8).

---

(1) Blot, Depaul, etc. — *Loc. cit.*

(2) Cl. Bernard et Bareswill. — *Sur les voies d'élimination de l'urée après l'extirpation des reins (Arch. gen. med.)*, 1847.

(3) Lasègue. — *Arch. de méd.*, 1852.

(4) Cahen. — *Un. méd.*, 1853.

(5) Rilliet. — *Rec. de la Soc. de méd. de Genève*, 1853.

(6) Wieger. — *Loc. cit.*

(7) Picard. — *Loc. cit.*

(8) Feltz et Ritter. — *Expériences démontrant que l'urée peut ne déterminer jamais d'accidents convulsifs* (note du 15 avril 1878).

Donc Wilson, Rayer, Christison, Rose Cormack (1), les premiers et plusieurs auteurs après eux ont attribué les phénomènes encéphalopatiques à l'excès d'urée dans le sang : d'où le nom d'urémie donné à cette intoxication. Mais cette théorie devait crouler en face des expériences physiologiques et des recherches chimiques.

En effet diverses objections ne tardèrent pas à se présenter : voici les principales que l'on peut faire :

1° *L'urée est-elle toxique ?* En 1836, Babington (2) publia des faits où l'intégrité la plus absolue des fonctions cérébrales coïncide avec la présence d'une forte proportion d'urée dans le sang.

Bright, O. Rees, Christison, Frerichs, Schottin réunirent des observations confirmatives de celles de Babington.

M. Picard démontra que l'accumulation de l'urée dans le sang est la règle dans la maladie de Brigt (*Loc. cit.*). L'expérimentation physiologique apporta aussi son contingent de preuves pour, mais surtout contre l'intoxication par l'urée. Pour Hammond (3), l'expérimentation démontre les propriétés toxiques de l'urée.

Segalas (4), Stamnius (5), Frerichs, Hoppe (6), Gallois (7), Brown–Sequard, Ch. Bernard, Pétroff (8), Oppolzer (9) prouvèrent que l'urée est inoffensive.

---

(1) Rose Cormack. — *London méd. journal*, 1849.

(2) Babington. — *Guy's Hosp. Rep.*, p. 360, 1836.

(3) Hammond. — *American journal of med. sciences*, 1861.

(4) Segalas. — *Journal de Magendie*, tome II, p. 354, 1822.

(5) Stannius. — *Vierordt's Archiv.*, 1858.

(6) Hoppe. — *Bericht über das Arbeithaus im Jahre*, 1853. Berlin 1854.

(7) Gallois. — *Essai physiolog. sur l'urée et les urates*, th. Paris, 1857.

(8) Petroff. — *Zur Lehre von der Urœmie* (Virchow's Archiv. 1862).

(9) Oppolzer. — *Beitræge zur Lehre von der Urœmie* (id., 1862).

Pour Treitz (1), Zalesky (2), l'expérimentation sur les animaux démontre aussi les propriétés toxiques de l'urée.

Rommelaëre (3), Behier et Liouville (4) ne sont arrivés aussi dans leurs expériences, qu'à des résultats négatifs. Enfin Cl. Bernard et Bareswill avaient voulu savoir ce qu'il adviendrait après l'ablation des reins et avaient pu démontrer que cette opération, c'est-à-dire le défaut de rejet de l'urée par cette voie rénale, fait éliminer immédiatement l'urée du sang par l'estomac, l'intestin, la sueur, la salive, sous forme de sels ammoniacaux. Cette transformation de l'urée est forcée par son contact avec la muqueuse digestive.

Il n'y a pas dans le sang normal de ferments qui convertissent l'urée en sels ammoniacaux : la rapidité de l'élimination ne peut être invoquée comme cause de cette non-conversion, car on peut, par la suppression de la sécrétion rénale, retarder l'élimination de l'urée, sans hâter la survenance de l'éclampsie. « Les urées qui, à haute dose, déterminent des convulsions, sont toujours des urées impures qui renferment des sels ammoniacaux, dont la présence est facilement constatable par le réactif de Nessler. » (Feltz et Ritter).

2° Chez les éclamptiques y a-t-il vraiment rétention de l'urée dans le sang? Le fait lui-même de l'excès d'urée dans le sang pendant les attaques éclamptiques a été infirmé par les analyses de MM. Devilliers et Regnauld, Wurtz et Berthelot (5). M. Gubler, qui relate les analyses de ces chimistes, va plus loin et nie la présence de l'urée dans le sang des éclamptiques : car il prétend posséder 3 faits négatifs. Le

(1) Treitz. — *Ueber die uræmischen affectionen des Darms* (Prager Viertelj, 1859).

(2) Zalesky. — *Untersunchungen über den uræmischen Process, etc.* Tubingen, 1865.

(3) Rommelaëre. — *De la Pathogenie des symptômes urémiques.* Bruxelles, 1867.

(4) Behier. — *Etude de quelques points de l'urémie* (clinique, théories, expériences) leçons recueillies par MM. Liouville et Strauss, Paris, 1873.

(5) Wurtz et Berthelot. — *Dict. Encycl.*, art. ALBUMINURIE, cités par M. Gubler.

sang d'éclamptique tiré pendant le coma n'aurait contenu que
$0^g,0001$ à $0^g,0002$ d'urée. Pour lui il est donc très naturel que
l'urée ne s'accumule pas dans le sang : « Si, dit–il, l'urée est
amoindrie dans l'urine, c'est tout simplement parce que l'albumine s'y montrent en nature ne saurait s'y montrer en
même temps sous une autre forme. Mais cela ne prouve pas
que le premier principe soit retenu dans le sang où d'ailleurs
MM. Devilliers et Regnauld ne l'ont jamais constaté. » Il s'appuie encore sur un fait clinique, c'est qu'on n'observe jamais
de convulsions éclamptiques chez des malades qui ont le choléra ou la fièvre jaune et qui ont, par conséquent, une accumulation considérable d'urée dans le sang. Dans la première
période du choléra M. Chalvet (1) a en effet trouvé que le
chiffre de l'urée pouvait atteindre 4^g pour 1000.

Disons tout de suite que le chiffre de l'urée à l'état normal
varie dans le sang pour 1000 entre 0,142 et 0,177. M. le professeur Ritter a bien voulu faire l'analyse du sang retiré chez
une de nos éclamptiques (obs. I). Voici ce que cette analyse
lui a révélé au point de vue de l'urée :

Urée par le procédé Yvon..... $0^g,463$

—   Liebig.... $0^g,210$

pour 1000. Pour cet éminent chimiste le premier chiffre mérite plus de confiance.

Chez une femme grosse, infiltrée et albuminurique, qui présentait tous les phénomènes précurseurs de l'éclampsie, on
fit une saignée : voici les résultats de l'analyse :

Matières extractives pour 1000. $2^g,0810$

    sur lesquelles..... Urée.... $0^g,85$ (procédé Yvon) ;

Cholestérine et corps gras... $3^g,12$ $\left\{ \begin{array}{l} \text{Cholestérine. } 1^g,28 \\ \text{Graisse..... } 1^g,84 \end{array} \right.$

----

(1) Chalvet. — *Note sur les altérations des humeurs par les matières dites extractives*
(Mem. Soc. Biol., 1867, p. 160).

Dans une autre analyse de sang retiré chez une éclampti-que, le 7 juillet 1875, ce même savant a trouvé que les proportions de l'urée contenue dans ce sang était la même qu'à l'état normal : il y avait en outre un peu d'ammoniaque libre. Sur 470^g d'urine rouge, sanguinolente, il y avait urée $= 3^g,27$ et albumine $0^g,94$.

Spiegelberg (1) a trouvé $0^g,55$ d'urée pour 100, c'est-à-dire $5^g,5$ pour 1000 d'urée dans une analyse de sang chez une éclamptique.

Une analyse de MM. Hepp et Fritz sur le sang recueilli par une saignée chez une éclamptique avait donné $0^g,0519$ pour 100 d'urée, c'est-à-dire plus du triple de la moyenne physiologique.

Onze expériences appartenant à M. Picard ont fourni au minimum $0^g,028$ pour 100 d'urée et $0^g,15$ au maximum.

« Ces chiffres, dit M. Millet (2), sont plus éloquents que bien des raisonnements. Au reste Lehmann, Frerichs, Litzmann, Heller, Kletzinsky, Oppolzer, Gegenbauer et autres, ont démontré qu'on trouve généralement dans le sang fraîchement extrait des vaisseaux des quantités considérables d'urée et de carbonate d'ammoniaque, et qu'on peut même, d'après la présence de ces matières dans le sang, pronostiquer l'arrivée de l'éclampsie urémique. » Mais si nous comparons le chiffre de l'urée contenu dans le sang pendant les attaques d'urémie et celles d'éclampsie, nous verrons que les chiffres varient et suivant les chimistes et suivant les cas ou les périodes d'attaques urémiques.

M. Ritter a bien voulu nous communiquer les analyses de sang dans l'urémie. Voici ses résultats :

---

(1) Spiegelberg. — *Ein Beitræg zur Lehre von der Eklampsie, Ammoniak im Blute* (Arch. für Gynækologie, 1870, I Band, p. 383).

(2) Millet. — *Loc. cit.*, p. 39.

	Urée	0ᵍ,836		
1ʳᵉ Analyse...	«	0ᵍ,718	Procédé Millon	par 1.000
	«	0ᵍ,820		
	«	1ᵍ,311		
2ᵉ Analyse...	«	0ᵍ,890	Procédé Liebig	—
	«	2ᵍ,015	Procédé Millon	
3ᵒ Analyse...	«	1ᵍ,418	Procédé Liebig	—
	«	0ᵍ,712	Procédé Millon	
4ᵒ Analyse...	«	2ᵍ,12	Procédé Liébig	—
	«	0ᵍ,90	— Yvon	
	«	0ᵍ,86	— Bouchard	

Parkers, Schottin, Mosler, au dire de Jaccoud (1), ont observé chez des albuminuriques atteints d'accidents cérébraux une élimination d'urée égale ou supérieure à la moyenne.

Chalvet prétend que l'accumulation de l'urée dans le sang chez les urémiques est tout au plus une exception fort rare, puisque dans une dizaine d'analyses, il a constamment trouvé l'urée diminuée dans le sang et les urines. Aussi pour lui les observations de Parkers, Schottin, Mosler, cités ci-dessus, dans lesquelles l'encéphalopathie urémique coïncidait avec un excés d'urée dans le sang (27 ; 26 ; 40,2 grammes en 24ʰ) ne peuvent être interprétées que par une complication ou une augmentation proportionnelle des matières extractives, ce qui n'est pas indiqué. Nos tableaux montrent aussi que les chiffres de l'urée varient suivant les procédés de dosage, et il résulte par conséquent qu'aujourd'hui il existe trop peu d'analyses complètes et décisives pour trancher cette question que nous avons soulevée : « Y a-t-il excès d'urée dans l'éclampsie ? »

On ne pourrait donc, pour réfuter cette théorie de l'urémie, qu'invoquer l'autorité d'hommes éminents, tels que MM. Regnault et Devilliers, Blot, Pajot, Depaul, et des médecins

(1) Jaccoud. — Clinique de la Charité.

anglais, Tweedie, Marshall Hall, Tyler Smith, cités dans le livre de Churchill, qui n'admettent pas que les convulsions puerpérales soient liées à l'intoxication urémique, si nous n'avions pas un argument clinique d'une grande valeur, nous voulons parler de la marche de la température. En effet, comme il sera établi plus loin, la température dans l'urémie « s'abaisse notablement et progressivement » d'autant plus que la maladie approche d'une terminaison fatale ; dans l'éclampsie puerpérale, au contraire, elle « s'élève d'une manière continue. » Cette divergence absolue dans la marche de la température est donc une preuve de plus en faveur de l'opinion que l'éclampsie n'est pas purement et simplement une attaque d'urémie. Nous pourrions même ajouter, en employant l'expression de M. Gubler : «Le fantôme de l'urémie » a disparu, nous ne pouvons plus croire à son action, car le défaut de coïncidence fréquente et l'absence presque constante de lésions rénales, les caractères de l'urine, l'état du sang, les symptômes cérébraux toujours les mêmes, et se succédant avec cet ordre invariable et caractéristique, la marche de la température si opposée dans les deux affections, sont autant de preuves contre l'opinion qui rattache à l'urémie les accidents convulsifs de l'état puerpéral. Enfin nous dirons qu'il est bon de remarquer qu'une accumulation énorme d'urée dans le sang des cholériques est une expérience naturelle qui prouve qu'un excès d'urée dans le sang ne détermine pas l'éclampsie, et que d'autre part dans tous les vomissements ou à peu près il existe une certaine quantité d'urée. C'est donc là un fait important, car on ne peut désormais déduire de la présence de cette substance dans les vomissements qu'il y a intoxication urémique. Cette vérité vient d'être mise en relief par M. Juventin (*De l'urée dans les vomissements*. Thèse, Paris, 1874, n° 61).

II. AMMONIÉMIE.

Frappé de l'insuffisance de la doctrine de l'urémie, Frerichs (1) voulut y substituer la théorie de l'intoxication par le carbonate d'ammoniaque. L'urée éprouverait, d'après lui, dans le sang sous l'influence d'un ferment particulier, la transformation qu'on lui voit subir quelquefois dans la vessie ou à l'air libre, c'est-à-dire que l'oxydation de ce produit, sous l'influence de ce ferment, donne naissance à un corps délétère, le carbonate d'ammoniaque, et c'est à ce principe que doivent être rapportés les accidents nerveux. Frerichs démontrait sa théorie en soutenant que la chimie décèle la présence de ce sel ammoniacal dans le sang et l'air expiré par les malades, et que l'injection d'une solution de ce même sel dans les veines des animaux est promptement suivie de phénomènes convulsifs identiques à ceux de l'urémie.

Les partisans de cette théorie furent au début très-nombreux, mais aujourd'hui ils sont rares : nous allons voir comment on a essayé de consolider cette théorie en en réédifiant d'autres. L'urate d'ammoniaque a été ensuite proposé pour résoudre le problème. Mercier (2), son défenseur, explique ainsi sa formation. « Il y a, dit-il, désaglobulie dans la grossesse, et alors l'oxygène étant apporté au sang en quantité insuffisante, au lieu d'urée il se forme de l'acide urique, produit peu soluble, qui s'unit à l'ammoniaque provenant de la décomposition de l'urée. » Pour réfuter cette théorie, nous n'avons qu'à lui opposer que dans la goutte, alors que l'acide urique est en abondance dans le sang, où à l'état normal on trouve de l'ammoniaque, il ne se produit pas de convulsions, ce qui, d'après cette doctrine, devrait certainement arriver.

----

(1) Frerichs. — *Vierordt's, Arch. für phys. Heilk.* tom X, p. 399, 1851.

(2) Mercier. — *Cité in Th. Millet* (Th. Strasbourg 1867), p. 36.

Enfin Treitz a voulu consolider la théorie de Frerichs tout en la modifiant, et en plaçant ailleurs que dans le sang le point de départ de cette transformation de l'urée en carbonate d'ammoniaque. Il se base sur des faits observés par lui et même avant lui. En effet des accidents gastro-intestinaux (depuis la rougeur de la muqueuse jusqu'à la formation de plaques gangreneuses, surtout près de l'S iliaque, présence de l'urée, du carbonate d'ammoniaque dans le suc gastrique, liquides intestinaux ou matières vomies), déjà entrevus par Bright, furent signalés par Malmsten, Gregory, Christison, Rayer, et bien étudiés par Cl. Bernard et Bareswill (1) puis constatés depuis, par Bourneville, Treitz (2), Wilks (3), Munck (4) chez des animaux néphrotomisés et chez des malades albuminuriques. Nous avons eu, nous-même, l'occasion de constater ces lésions intestinales cette année chez une femme morte d'urémie (forme comateuse) à la suite de néphrite mixte, à l'hôpital St-Charles dans le service de M. le professeur Bernheim. Pour Treitz donc le carbonate d'ammoniaque serait encore l'agent toxique, et, partant, cause des accidents nerveux ; seulement au lieu de prendre directement naissance dans le sang, comme le pense Frerichs, le sel ammoniacal, procédant toujours d'une transformation chimique de l'urée, se développerait dans l'intérieur du conduit intestinal, d'où l'absorption le ferait pénétrer secondairement dans le torrent circulatoire. Nous dirons donc avec Bailly que Treitz n'a fait que déplacer le lieu, le laboratoire chimique où s'élabore ce produit ammoniacal, lequel serait la surface intestinale suivant

---

(1) Cl. Bernard et Bareswill. — *Loc. cit.*

(2) Treitz. — *Des affections urémiques de l'intestin* (Prager Vierteljahrsschrift, Band IV, 1859).

(3) Wilks. — *Guy's Hosp. Reports,* 1852.

(4) Munk. — *Berlin, Klin. Wochens.* 1864.

lui, et le système circulatoire lui–même d'après Frerichs.

Nous pouvons donc confondre toutes ces théories énoncées plus haut sous le nom commun d'ammoniémie. Malheureusement pour ces différentes théories, ou plutôt pour cette théorie générale, on peut faire de nombreuses objections, dont voici les principales :

1° Il y a du carbonate d'ammoniaque à l'état normal dans le sang, Richardson (1), Dumas, Picard, Cl. Bernard, Zalesky (2) ;

2° Cl. Bernard et Rosenstein (3) ont injecté ce sel dans le sang et n'ont pas provoqué les accidents propres à l'urémie, encore moins propres à l'éclampsie puerpérale. Frerichs prétend bien avoir trouvé du carbonate d'ammoniaque dans le sang d'animaux néphrotomisés, et dans celui des urémiques, soit pendant la vie, soit après mort. Hoppe et Oppler (3) contestent l'existence de ce sel dans le sang des animaux néphrotomisés : il n'est pas d'ailleurs étonnant que Frerichs l'ait trouvé dans le sang sortant d'une veine d'un urémique, puisque Picard, dans sa Thèse, attaque le procédé d'analyse de Frerichs, et que depuis Cl. Bernard, Richardson, etc., en ont reconnu la présence normale dans le sang. Frerichs dit en outre l'avoir trouvé après la mort, et pour le prouver il nous rapporte une observation, où l'autopsie fut faite 18 h. après la mort ! Des décompositions de cette nature et bien d'autres ont ainsi le temps de se produire.

Spiegelberg (5) en 1870 a voulu reprendre ces recherches sur l'action du carbonate d'ammoniaque dans le sang, et a

(1) Richardson. — *The Lancet*, 1860.
(2) Zalesky. — *Loc. cit.*
(3) Rosenstein. — *Virchow's Archiv.* LVI, et *Gaz. méd.*, Paris 1873, p. 90.
(4) Oppler, — *Loc. cit.*, p. 260.
(5) Spiegelberg. — *Loc. cit.*

retrouvé comme Frerichs, Petroff, les convulsions et le coma, que ni Cl. Bernard, ni Hoppe et Oppler, n'avaient jamais obtenus. Aussi cet accoucheur considère-t-il l'éclampsie comme liée à la présence dans le sang du carbonate d'ammoniaque, en s'appuyant sur les résultats dé ces expériences et sur l'analyse du sang d'une malade atteinte d'éclampsie puerpérale, dans laquelle il constata de l'ammoniaque libre, et où il vit que la quantité d'urée contenue dans le sang était environ 5 fois plus considérable qu'à l'état normal. Mais en 1873 Rosenstein (1), ne tarda pas à restreindre la prétention de Spiegelberg, et tentant aussi de nouvelles expériences sur les animaux, il arriva aux convictions suivantes : C'est que le carbonate d'ammoniaque ne produit guère que le complexus symptomatique de l'épilepsie, tandis que dans l'urémie on voit non-seulement des convulsions, mais encore le coma, les convulsions ou le délire. Dans les cas où les symptômes de l'urémie chez l'homme présentent de l'analogie avec ceux de l'empoisonnement par le carbonate d'ammoniaque il ne faut pas se presser de l'admettre, car il pouvait exister sans qu'on eût pu trouver d'ammoniaque dans le sang, Il faut encore noter que l'éclampsie des femmes en couches est heureusement influencée par les narcotiques, qui sont sans action sur les manifestations de l'intoxication par le carbonate d'ammoniaque. En outre, Rosenstein a vu que les fibres lisses ne participent jamais aux convulsions, et montra que la gestation n'est pas troublée chez les femelles pleines, si la vie de leurs petits n'est pas compromise. En est-il de même pour les convulsions éclamptiques ? Non, la persistance de la grossesse chez une éclamptique est un fait exceptionnel, on ne l'observe que chez les femmes où l'albu-

---

(1) Rosenstein. — *Loc. cit.*

minurie est d'intensité contraire et les accès rares. Sont-ils
au contraire repétés et violents ils ont pour conséquence véritable d'interrompre la gestation. Le travail se manifeste bientôt
comme une conséquence des troubles de l'hématose que produisent les convulsions (CO_2 accumulé en trop grande quantité dans le sang, Brown-Sequard). Donc nous pouvons dire
que les accidents urémiques ne peuvent être rapportés ni à la
rétention de l'urée, ni au carbonate d'ammoniaque qui pro-
viendrait de la décomposition de l'urée ; car la première de
ces substances est inoffensive, et la seconde ne produit d'accidents convulsifs qu'à des doses tellement concentrées qu'il
est difficile d'admettre qu'elles puissent se produire dans le
sang.

3° Il n'est pas prouvé que l'urée du sang se transforme en
carbonate d'ammoniaque (Chalvet, Stokvis (1), Ritter et Feltz.
Car d'une part Gallois ayant empoisonné des lapins avec de
l'urée n'a pas trouvé trace d'ammoniaque dans leur haleine,
et d'autre part MM. Feltz et Ritter (2) ayant trouvé que cette
décomposition de l'urée ne se fait que sous l'influence d'un
ferment ou d'agents chimiques n'ont pas pu provoquer d'accidents urémiques par des injections d'urée et de ce ferment.
Ces savants ont pu montrer aussi que ce n'est qu'en forçant la
proportion de ferment qu'ils ont vu se produire des accidents susceptibles, d'après eux, d'être rapportés seulement à la
septicémie. Admettant même cette transformation de l'urée il
faudrait savoir : « Que les sels ammoniacaux suivants, disent MM. Feltz et Ritter, chlorures, sulfates, phosphates,
tartrates, benzoates et hippurates, injectés en solutions suffisamment concentrées dans le sang, déterminent au point de

(1) Stokwis. — *Ned. Tydsch. vor geneesk*, 1860, t. IV, p. 517.

(2) Feltz et Ritter. — *Etude expérimentale sur l'alcalinité des urines et sur l'ammoniémie*, Extr. du *Journal d'anatomie et de physiologie*, de M. Charles Robin. Mai, 1874.

vue physiologique des accidents semblables à ceux du carbonate d'ammoniaque. Ces sels sont éliminés rapidement par les urines et par la bave : le tartrate et le benzoate ne subissent pas leur transformation habituelle. Les urines ne deviennent jamais ammoniacles : l'haleine est exempte d'ammoniaque. »

4° L'ammoniaque existe dans l'air expiré chez beaucoup d'individus ayant l'haleine mauvaise, chargée de gaz provenant de digestions mal faites, chez ceux qui ont négligé les soins de propreté de la bouche où ont les dents cariées, ainsi que chez des malades qui respirent la bouche longtemps ouverte, comme nous l'avons constaté dans les hôpitaux. Nous avons vu aussi que le moyen vanté pour rechercher l'ammoniaque au lit des malades, c'est-à-dire une baguette de verre imprégnée d'acide chlorhydrique, ne pouvait donner aucun résultat probant. En effet, aussitôt qu'une salle renfermant un trop grand nombre de malades n'est pas suffisamment ventilée, et nous le constatons souvent dans la clinique, il se forme spontanément un léger nuage à l'extrêmité de la baguette de verre trempée dans l'acide chlorhydrique.

5° L'ammoniaque ne se trouve pas dans l'air expiré par les éclamptiques, ni même chez toutes les urémiques ; ainsi M. le professeur Ritter, dans 5 analyses de sang retiré chez des urémiques, et examiné au point de vue unique de l'ammoniaque, n'a trouvé que des traces très-faibles d'ammoniaque, et 1 fois seulement il trouva un peu d'ammoniaque dans l'air expiré (toutes précautions prises, comme nettoyage de la bouche, etc.) Nous avons vainement cherché, comme Béhier, à la constater dans cet air expiré, soit à l'acide de la baguette de verre mouillée d'acide chlorhydrique, soit à l'aide du papier d'hématoxyline que l'ammoniaque fait bleuir. Du reste, nous venons de montrer que ces réactions, quand elles se manifestent, peuvent servir à des produits ammoniacaux provenant de la bouche, de l'estomac, ausssi bien que des bronches ; enfin il est une autre cause d'erreur que l'on peut avoir avec l'acide chlorhydrique, c'est que la condensation des vapeurs de cet acide se voit au contact d'un air simplement humide.

6° L'accumulation de l'urée dans le sang (Chalvet) est un phénomène très-rare, ne s'observant bien que chez les cholériques, tant que dure la suppression de l'urine.

7° L'ammoniaque ne se trouve pas dans l'urine des éclamptiques. Cependant Spiegelberg prétend en avoir constaté quelquefois la présence. En eût-on trouvé, d'ailleurs, plus souvent, que cette rencontre ne pourrait pas être considérée comme une preuve de la transformation de l'urée en carbonate d'ammoniaque, attendu que la présence de l'albumine dans l'urine des urémiques ou éclamptiques, et celle du mucus, suffisent pour expliquer cette transformation « dans l'intérieur de la vessie. » (Schottin, Ritter et Feltz.) N'avons-nous pas plus haut signalé les affections de l'appareil génito-urinaire de la femme pendant l'accouchement et le travail. Enfin on peut accuser, dans l'immense majorité des cas d'alcalescence des urines (urines ammoniacales), le défaut de propreté des vases, ou le mélange des urines avec des substances albuminoïdes plus ou moins altérées. Enfin on pourrait ajouter que, d'après Andrews, Clark, Neubauer, Vogel, cités par Meymott, Ticly et W. Bathurst Woodman, la présence de l'ammoniaque serait un élément constant de l'urine dans la santé et les maladies (Sur l'ammoniaque de l'urine dans la santé et la maladie, *in Prov. roy. Soc.*, t. XX, p. 362, et *Journ. of the Chemical Society*, série 2, t. II, p. 516. *Revue des Sc. méd*, t. II, 1873, p. 592).

« Falok, Zimmermann et Reuling en Allemagne ; Bence Jones en Angleterre, dit M. Gubler, ont combattu l'idée de Frerichs qui est généralement abandonnée. »

Cependant, devant toutes ces considérations cliniques et expérimentales, on n'a pas voulu délaisser complétement cette théorie : M. Jaccoud, qui s'est fait chez nous l'importateur des doctrines allemandes, a-t-il voulu s'en rapporter à la foi des observateurs et expérimentateurs de l'Allemagne, et s'est posé la question suivante : *L'ammoniémie est-elle une variété d'intoxication urémique cliniquement démontrée ?* Dans ses cliniques de l'hôpital Lariboisière (1), il cherche à donner les caractères cliniques de cette intoxication :

1° Absence ou peu de développement de l'œdème.

2° Existence de la diarrhée et des vomissements.

3° Sécheresse de la muqueuse, de la langue et de la bouche.

4° Densité de l'urine diminuée. La pesanteur spécifique de ce liquide est au minimum lorsque les accidents éclamptiques éclatent. Ce produit perd toute signification au point de vue de la dépuration organique : ce n'est plus que de l'eau, à peu de chose près.

Pour juger une pareille théorie, ce ne sont point des raisonnements qu'il faut, ce sont des faits, et ceux que l'on connaît plaident contre cette théorie.

Est-ce à dire maintenant que le carbonate d'ammoniaque ne puisse exister dans le sang sans déterminer aucun accident ? Non, nous ne le croyons pas, mais nous le répétons encore, ce sel ne produit d'accidents convulsifs qu'à des doses si concentrées, qu'il est difficile d'admettre qu'elles puissent se produire dans le sang : cela ne peut survenir que rarement,

____

(1) Jaccoud. — Clin. méd. de l'hôpital Lariboisière. Paris 1872.

par exemple, dans un cas de tentative de suicide; aussi avons-nous cherché s'il n'en existait pas dans les annales de la science et avons-nous trouvé (1) un cas d'empoisonnement par l'ammoniaque chez une femme enceinte, que nous ne ferons que relater ici :

« Femme de 25 ans, enceinte de 7 mois, entre à l'hôpital 2 heures après avoir ingéré 90 gr. d'ammoniaque dans un but de suicide. La douleur lui fit pousser des cris : un voisin accourut et lui fit prendre aussitôt du lait et de l'eau vinaigrée, qui provoquèrent des vomissements à odeur fortement ammoniacale. A son entrée à l'hôpital, prostration considérable, algidité, sensation de brûlures dans la gorge et au niveau de l'estomac. La langue est d'un rouge intense, dépouillée de son épithélium. Dans la nuit vomissements de sang et selles sanguinolentes, secousses convulsives à plusieurs reprises.

Le 2° jour accouchement normal d'un fœtus mort-né à 7 mois, les symptômes des douleurs diminuèrent un peu de violence, mais le soir survint de la fièvre et la température monta à 40°,5. Le 5 mars diarrhée abondante, enduit grisâtre, pultacé sur la langue, urine fortement albumineuse.

Le 6 déglutition extrêmement difficile, points de côté, persistance de la fièvre, aggravation progressive des symptômes.

Mort le 9 mars.

A l'autopsie on trouva sur la langue et l'œsophage cet enduit pultacé grisâtre : de plus l'œsophage présente quatre ulcérations oblongues de 3 cm. n'intéressant que la tunique muqueuse. La muqueuse de l'estomac est d'un rouge vineux ; sur la grande courbure on trouve en trois points de larges plaques gangréneuses. Près du cardia l'eschare est sur le point de se détacher, et l'on peut constater que toutes les tuniques sont sphacélées. Dans l'épaisseur de l'épiploon gastro-hépatique existent trois petits abcès enkystés, correspondant au siège des eschares. Toute la portion de la rate contiguë à l'estomac est sphacélée, ramollie, formant une boue noirâtre : pas de sillon d'élimination entre cette partie et le reste de l'organe. Pas de péritonite. L'intestin ne présente rien d'anormal, sauf dans la partie du duodenum, où la muqueuse offre une coloration rouge assez intense. Le foie offre une légère régression graisseuse : les reins présentent une congestion intense.

Pleurésie purulente droite. Rien de particulier du côté de l'utérus. Le cerveau n'a pu être examiné. »

____

(1) *Lyon médical*, 29 avril 1877.

L'auteur signale comme particularité rare cette gangrène de la rate qu'il explique par une introduction du liquide, soit à travers les tuniques stomacales détruites, soit par les vaisseaux courts de l'épiploon gastro-hépatique.

III. URINÉMIE.

L'urée et le carbonate d'ammoniaque n'étant pas les agents toxiques, quels autres principes peuvent nous rendre compte des accidents observés ? Schottin (1) fit remarquer que l'urée n'est pas le seul produit de dénutrition que doive renfermer le sang chez les albuminuriques, car « les reins, dit-il, ne sécrètent pas seulement de l'urée, mais aussi une assez grande quantité d'autres principes, comme, par exemple, des acides et des matières extractives, il faut remarquer que ces matières peuvent jouer un rôle dans la production des symptômes de l'urémie.

Tandis, en effet, que dans le sérum du sang normal, le rapport de l'albumine aux matières extractives est : : 100 : 5, il m'est arrivé de trouver, dans un cas de dégénérescence graisseuse du rein, à laquelle succomba la malade, le rapport : : 100 : 40.

Dans les divers épanchements de sérosité, je pus constater chez ce malade un rapport semblable entre l'albuminurie et les matières extractives, il m'arriva même de trouver sur un point que la quantité des matières extractives surpassait celle de l'albumine. Les matières extractives constituent donc un principe important dans le sang des urémiques et dans leurs épanchements séreux (plèvres, péritoine, péricarde, etc.). »

Après Schottin (1853), d'autres auteurs, Reuling (2) (1854),

---

(1) Schottin. — *Vierordt's Arch.*, 1853, p. 170 et gaz. hebdom. Wield, 1853, p. 30.
(2) Reuling. — *Thèse inaugurale*, 1854, Giessen.

Hoppe (1) (1854), Oppler (2) (1861), Perls (3) et Zalesky, etc., dont les travaux ont été vulgarisés en France par les publications de M. Jaccoud, édifièrent aussi une nouvelle théorie de l'urémie basée sur la rétention dans le sang et les tissus de produits azotés insuffisamment éliminés par les reins, dont les principaux étaient la créatine et créatinine. Oppler avait constaté l'accumulation de leucine et de créatinine, et Perls avait trouvé de la créatine et créatinine dans les muscles des urémiques. Schottin et Hoppe, qui furent les premiers défenseurs de cette théorie, lui donnèrent le nom de *créatinémie*.

Une théorie nouvelle prenait rang dans la science, et MM. Chalvet et Gubler vinrent bientôt lui prêter l'appui de leur autorité. Urinémie fut le nom qu'elle reçut. Mais avant ces auteurs, d'autres en avaient fait mention. En effet en 1863 Fabriès (4) soutenait, à Strasbourg, sa thèse inaugurale « Sur l'urémie » et s'exprimait ainsi sur ce sujet : « Dans la majorité des cas d'urémie, dit-il, c'est la rétention de tous les principes de l'urine qui exerce une action fâcheuse sur l'organisme, lorsque leur élimination n'a pas lieu par une voie supplémentaire de celle des reins » et M. Fournier (5), en 1863, était plus explicite : « On ne saurait plus aujourd'hui soutenir, dit ce savant, que l'urémie provient de la rétention d'un produit unique. Il y a plus, évidemment, qu'un seul produit anormal dans le sang de l'urémie, non-seulement l'urée y existe en excès, mais, de plus, d'autres éléments, dont on n'avait tenu que peu de compte, y sont également accumulés.... et peut-être ont quelque part à la production du phénomène.

---

(1) Hoppe. — *Dritter œrtzlicher berich,* etc. Berlin, 1854.
(2) Oppler. — *Loc, cit.*
(3) Perls. — *Kœnigsberg méd. Jahrb.*
(4) Fabries. — *Sur l'urémie,* th. Strasbourg, 1863.
(5) A Fournier. — *De l'urémie,* th. de concours pour l'agrég. de méd., Paris, 1863.

Hoppe, en effet, a trouvé dans 1,000 parties de sérum de sang chez un anémique, 1 gr. 27 d'urée, et 8 gr. 06 de matière extractives, c'est-à-dire 3 fois plus que dans le sérum normal : 1,970 gr. de chair musculaire contenaient 0 gr. 408 de créatine, c'est-à-dire 5 fois plus que la moyenne ordinaire d'après Schlossberger. » Virchow (1), Hammond aussi accordent à ces matières extractives, à côté de l'urée, un rôle important dans la pathogénie des phénomènes éclamptiques. Les opinions du dernier sont nées à la suite d'expériences sur les animaux, chez lesquels des injections d'urines fraîches et exactement filtrées produisaient des accidents beaucoup plus intenses que l'injection d'une quantité d'urée bien supérieure à celle contenue dans l'urine expérimentée. Johnson, Richardson et bien d'autres savants d'alors partagèrent son opinion. Quelques années plus tard, c'est-à-dire en 1865, Challan (2) soutenait sa thèse inaugurale à la Faculté de Strasbourg, et avait cherché à juger le rôle des matières extractives dans l'urine. Dirigé à bien par MM. Feltz et Ritter, il fit des injections sous-cutanées et intra-veineuses d'urines normales, mais condensées par congélation, puis d'urine concentrée, dépouillée d'urée et, par conséquent, pourvue seulement de matières extractives et de traces de sels morganiques. Il put donc ainsi établir d'abord une première série de conclusions, dont voici le résumé :

1º L'urée n'est pas le principal agent toxique contenu dans l'urine.

Les matières dites extractives contribuent très-probablement aussi à l'intoxication.

Poursuivant alors ses recherches il voulut savoir quels sont

---

(1) Virchow. — *Manuel de path. et thérapeutique*, 1863.

(2) Challan. — *Nouvelle recherche sur l'urémie. Du rôle des matières extractives de l'urine dans la Pathogénie de cet état morbide.* Thèse. Strasbourg, 1865, p. 76.

dans les matières extractives les principes qui paraissent surtout exercer un effet fâcheux sur l'organisme, ou bien si toutes ces substances agissaient en bloc, et enfin si parmi elles quelques-unes seulement possèdent des propriétés toxiques. Aussi expérimenta-t-il sur les animaux avec chaque substance isolée, puis avec le mélange de ces substances dites matières extractives, et se crut, sans avoir fait l'étude peut-être aussi importante des matières colorantes de l'urine en droit d'émettre les conclusions suivantes (p. 76) :

« Lorsque, pour une cause quelconque, les reins ne suffisent pas à l'élimination de l'urine, les principes organiques qui se rencontrent habituellement dans ce liquide s'accumulent dans le sang.

» 2° Cette accumulation donne lieu à des accidents graves décrits sous le nom d'accidents urémiques, qu'il faut attribuer non-seulement à l'urée ou à ses transformations, mais aux matières dites extractives de l'urine.

» 3° La chimie a découvert parmi ces matières extractives un grand nombre de principes. L'un d'entre eux, la créatinine, nous paraît jouir de propriétés suspectes. »

Nous objecterons à M. Challan qu'il faudrait, pour conclure, agir avec des substances provenant de sources différentes, car certaines de ces substances dites extractives, qui se trouvent dans l'urine normale en quantité si faible qu'on ne peut les doser, présentent au contraire un grand développement dans certains états pathologiques.

Il faudrait aussi voir si, en s'opposant à l'élimination par l'opération préalable de la néphrotomie, les résultats obtenus même avec de très-petites quantités de chacune de ces substances extractives, expérimentées isolément d'abord, puis réunies en bloc, ne seraient pas identiques à ceux obtenus dans les expériences de Challan.

M. Gubler se rattache aussi à sa manière de voir, et pour lui l'urémie est un état complexe dû non pas à la rétention de l'urée, mais probablement à la rétention de tous les matériaux urinaires dans le sang.

Il y aurait pour lui une très-grande analogie de cause entre les accidents dits urémiques et la cholémie (ictère grave). Aussi désigna-t-il cette nouvelle théorie sous le nom d'*Urinémie*, quoique ce ne soit pas l'urine en nature qui puisse se trouver dans le sang, mais les principes destinés à la constituer. Chalvet (1) vint encore appuyer cette théorie de son autorité : « Cette doctrine, dit-il, aura toujours sur la précédente l'avantage de reposer sur un fait incontestable. L'excès des matières extractives dans le sang, dont parle Schottin, est un fait constant non-seulement dans l'albuminurie, mais dans toutes les maladies qui retentissent sur l'organisme entier ; tandis que l'accumulation de l'urée dans cette humeur chez les urémiques, est tout au plus une exception fort rare, puisque, dans une dizaine d'analyses, j'ai constamment trouvé l'urée diminuée dans le sang et dans les urines. »

Aujourd'hui MM. Peter (2) et son élève M. Pélissier (3) partagent cette manière de voir : le premier s'appuie sur ses propres recherches et sur les expériences ou analyses de M. Quinquaud, qui a fourni à ce clinicien les résultats suivants : Sur 3 analyses du sang des éclamptiques, M. Quinquand a trouvé, au lieu de 6 parties sur 100 de matières extractives, ce qui est le chiffre normal, une première fois 21 pour 100, 19,2 une seconde fois, et 18,3 une troisième fois. Par quel mécanisme se produit la rétention des matières extractives ? Comment s'opère l'empoisonnement ?

---

(1) Chalvet. — *Loc. cit.*, p. 158.
(2) Peter. — *Archiv. de Tocologie*, 1875, p. 222.
(3) Pélissier. — Thèse de Paris, 1878, n° 43, p. 31.

Nous ne pourrions mieux faire que de rapporter les paroles de M. Pélissier qui a résumé la théorie de M. Peter.

« La femme grosse, comme elle fait de l'hématopoièse pour deux, fait aussi de l'uropoièse pour deux. Elle excrète une plus grande quantité d'urée par jour.

Si donc elle fait plus d'urée, elle doit aussi avoir un travail sécrétoire plus considérable, c'est-à-dire, que plus de sang traverse le filtre rénal et qu'il y a hypérémie fonctionnelle exagérée. Or qui dit plus de sang dans l'organe, dit plus de pression vasculaire, qui dit plus de pression vasculaire, dit filtration possible du sérum du sang, et quelquefois même du sang en nature. D'autre part, dans la grossesse, en raison des liaisons anatomiques des artères rénales, comme il y a hypérémie rénale, comme il y a hypérémie utérine............

Plus l'urine contient d'albumine, plus le rein est malade, plus il est frappé d'inertie. : le microscope alors découvre dans l'urine la présence d'épitheliums, de cylindres granuleux, de cylindres hyalins. Les points, qui sont desquamés, ne fonctionnent plus et laissent filtrer le sérum, ils sont perdus pour la sécrétion urinaire.

La femme grosse, dans ces conditions, ne fait plus d'urine, ne sélecte plus les éléments décomposés qui seront l'urine ; ils restent et s'accumulent dans son sang, et voilà pourquoi elle est malade, voilà pourquoi elle est sous le coup d'un empoisonnement, d'une *typhisation urinémique*, d'une *auto-typhisation* même, puisque les matériaux, qui produisent ce typhus, préexistent en dedans ; en un mot, voilà les causes et le mécanisme de l'éclampsie puerpérale. »

Que dire de cette théorie ? Ce que nous avons déjà dit de l'ammoniémie. Ce n'est que par les faits qu'elle peut être jugée et non par des raisonnements. En effet, nous avons essayé d'en rassembler le plus possible, et nous objecterons d'abord à M. Peter qu'il n'est pas prouvé, par nos analyses d'urines, que la femme grosse fasse de l'uropoïèse pour deux. Il a beau se baser sur les résultats de M. Quinquaud. Ce dernier, en effet, dans une étude insérée dans sa thèse (1), a dosé l'urée de la femme grosse et de la nouvelle accouchée. Il a trouvé que, pendant les derniers mois de la grossesse, la quantité d'urée excrétée en 24 heures, dépasse beaucoup la moyenne physiologique ; chez les enceintes, l'urée varie de 30-38 gr. en 24 heures, puis, dans les 24 heures qui suivent l'accouchement, l'urée baisse, tombe à 20 ou 22 gr. Mais le second ou le troisième jour, au moment dit de la fièvre de lait, l'urée augmente, par conséquent le jour même où la glycosurie, d'après M. de Sinety (2), serait un fait constant. Sans urée, cette glycosurie passagère des femmes en couches signalée, avant de Sinety, par M. Blot (3), nous dirons que nous n'avons jamais pu en constater la présence, et que, contrairement à M. Quinquaud, nous n'avons pas trouvé une augmentation d'urée chez les femmes grosses, mais plutôt une diminution. Nous ferons remarquer que cet auteur ne nous indique pas son procédé de dosage, ce qui serait important à savoir, puisque le résultat est bien différent suivant le procédé employé. Enfin, le chiffre qu'il signale comme très-élevé (34 d'urée), ne doit pas être considéré comme tel, puisque l'émission des urines en 24 heures, oscillant entre 1600 et 1800 gr., la quantité d'urée à l'état normal varie entre 28 et 33, et l'acide urique entre 0,5 et 0,8, et qu'avec des différents procédés de dosage, on a des écarts de 1-5 gr. quelquefois. Quant à l'augmentation de l'urée au 3e jour de couches, cela a été vérifié par nous.

____

(1) Quinquaud. — Thèse de Paris 1872, n° 211.

(2) De Sinety, — Comptes rendus de la Soc. de Biologie 1873, p. 93.

(3) Blot. — Comptes rendus de l'Acad. des Sciences 1856.

D'après les tableaux d'analyses d'urine, qui suivent, la quantité d'urée a plutôt baissé qu'augmenté pendant la grossesse. Cette diminution de l'urée ne pourrait-elle pas s'expliquer, si l'on tient compte des variations de la quantité de l'urée éliminée dans les maladies du foie. M. Brouardel (1) a, en effet, essayé de montrer que, sous l'influence des lésions hépatiques, l'urée varie suivant des lois déterminables : dans les unes (dégénérescence graisseuse du foie, etc.), l'urée diminue ; dans d'autres (congestion du foie, diabète, etc.), l'urée, au contraire, atteint parfois un chiffre élevé. Or, M. de Sinety (2), en particulier, et nous l'avons constaté nous-même, grâce aux instigations de notre savant chef de clinique obstétricale, a montré que, pendant les derniers mois de la grossesse, les lobules du foie se chargent de gouttelettes graisseuses siégeant surtout au centre de l'îlot.

Nous demanderons à M. Peter pourquoi il n'y a pas urinémie, chez certains malades atteints d'oligurie ou anurie, comme dans certains cas d'hystérie, où nous n'avons vu aucun organe succédané du rein entrer en jeu, vu qu'il n'y a eu ni sueurs abondantes, ni excrétion anormale de salive, ni flux diarrhéique, ni enfin aucune transsudation dans les séreuses ; tout en admettant l'élimination de l'urée par ces voies indirectes, il faudrait, dans ce cas, un flux compensateur par les organes vicariants des reins. Pourquoi n'y a-t-il pas urinémie dans les cas de rétroversion de l'utérus gravide avec compression de la vessie et oligurie ? Dans la grossesse, la quantité d'urine rendue dans les 24 heures n'est jamais au-dessous du chiffre physiologique : y eût-il anurie, elle ne serait jamais complète, dans tous ces cas, pendant un nombre

---

(1) Brouardel. — *L'urée et le foie* (Archiv. de physiol. normale et pathologique 1876, p. 620.

(2) De Sinety. — *De l'état du foie chez les femelles en lactation.* Paris 1873.

de jours prolongé, car il y a toujours évacuation d'une certaine quantité d'urine. Or, l'on sait que dans les cas d'oblitération des uretères, quand il s'écoule une certaine quantité d'urine, si petite qu'elle soit, il y a toujours dans l'état général un amendement momentané.

Tout en adoptant cette doctrine de l'autotyphisation, comment admettre sa disparition, ou plutôt celle des accidents convulsifs, qui en sont l'effet, immédiatement après l'accouchement et souvent même, aussi subitement qu'ils ont apparu ? Pourrait-on supposer que la saignée, que l'on aura pu faire avant l'accouchement, ainsi que la saignée naturelle, utérine, qui suit la parturition, aient suffi pour épurer le sang ? Evidemment non. Car il faudrait saigner à blanc les malades, et les reins ne pourraient se décongestionner, encore moins arriver à la guérison en si peu de temps, puisqu'il y aurait néphrite même avancée dans ces cas. Au reste, les analyses du sang des éclamptiques ne permettent pas encore d'adopter cette manière de voir qui est ingénieuse et rend, jusqu'à un certain point, compte des phénomènes observés, c'est-à-dire de l'éclampsie, mais est complétement en défaut pour en faire comprendre le mécanisme au début de la grossesse. Comment expliquer ces modifications si curieuses de la température dans les accidents convulsifs, et leur existence éphémère ? Si nous avions, en effet, affaire à un empoisonnement, à une typhisation, analogue « à la typhisation par la bouillie athéromateuse (endocardite ulcéreuse des auteurs, pour moi, dit-il, typhus athéromique), au typhus des camps, à la fièvre typhoïde, etc., comme il le prétend, ne devrions-nous pas avoir un état fébrile plus régulier et plus marqué, et d'autres symptômes généraux, comme délire, état adynamique ou ataxique particulier, etc., qui manquent au contraire, ou du moins sont moins marqués dans l'éclampsie. Cet état fébrile existe en effet dans le cas d'injection intra-veineuse de matières extractives (Challan). « L'influence de ces matières, assurément possible, est tout au moins douteuse, dit Bailly, et peut-être ne résisterait-elle pas au contrôle d'expériences, comme celles qu'a instituées Cl. Bernard pour juger les précédents, c'est-à-dire l'urémie et l'ammoniémie. Aussi avons-nous voulu recourir à la méthode expérimentale; nous avons eu la bonne fortune d'être aidé par notre savant maître, M. le professeur Feltz, qui a bien voulu nous donner son généreux concours et les résultats de ses expériences relatives aux injections d'urine dans le sang chez les animaux. Nous nous empressons donc de lui témoigner ici toute notre gratitude.

Nous aurions bien aimé de pouvoir faire ces expériences sur des animaux pendant la gestation et en dehors de cet état physiologique, mais l'occasion nous en a échappé.

I. INJECTIONS INTRA-VEINEUSES D'URINE.

Première expérience.

Résumé. — Injection dans la veine brachiale, le 1er juin de 140 gr. d'abord, puis de 300 gr. d'urine le deuxième jour. — Absence de convulsions. — Polyurie, sans albuminurie.

Un chien mouton, bien portant et robuste, de 12 kil. 500, est attaché sur la planche d'opération. On a constaté au préalable qu'il émet par 24 heures environ 450 cmc. d'urine.

On a pris aussi la densité des urines avant l'opération ; elle est de 1013 : ces urines renferment 10 gr. 5 d'urée pour 1000.

Le 5 janvier 1877, à 2 h. du soir, on constate que la température est à 40°,1, le pouls à 120 et la respiration à 20. On injecte dans la veine brachiale à ce moment, 140 cmc. de son urine du matin, à la température de son corps, bien filtrée, presque neutre, car le papier bleu de tournesol ne rougit que très légèrement sur les bords.

Le lendemain, 6 janvier, on constate que le chien a très bien mangé hier et a uriné 300 cmc. depuis l'opération d'hier soir. Cette urine n'est pas albumineuse, est légèrement alcaline.

Le chien ne montre aucun signe de maladie ou de malaise.

Poids ; 13,000 gr. T. 40°, P. 120, R. 20.

On lui réinjecte dans la veine de l'autre patte son urine de la nuit, c'est-à-dire 300 cmc. dans les mêmes conditions que la veille. L'injection ne provoque aucune espèce d'accidents nerveux. L'animal détaché de la planche marche très bien et peut retourner à son chenil ; il est enfermé immédiatement pour que l'on puisse recueillir ses urines. Une demi-heure après le chien urine environ 300 gr. Ces urines sont alcalines, ayant une densité de 1008, et renfermant 5 gr. 66 pour 1000 d'urée.

7 janvier, 9 heures matin. — L'animal se porte bien, il mange comme à l'ordinaire ; il n'a pas de fièvre. Depuis l'émission d'urine, constatée la veille, jusqu'à ce maîin, il a rendu 750 ^{cmc} d'urine, ce qui, avec les 300 gr. recueillis la veille donne 1050 gr. d'urine dans les 24 heures. D. 1009. — Urée 9,46. Cette urine est toujours alcaline et non albumineuse. Cet animal a donc eu de la polyurie.

8 janvier. — Le chien est toujours bien portant et ne présente pas de fièvre.

Deuxième expérience.

Résumé. — Injection dans la veine crurale de 350 gr. de l'urine de l'animal. — Absence de convulsions. — Polyurie, sans albuminurie.

Chien très robuste, blanc noir, pesant 12,850gr., émettant 550^{cmc} d'urine par jour.

Température, 40°,1. Pouls, 118. Respiration, 20.

Aujourd'hui ; Urée, 400 gr. D. 1010. Urine, 6 gr. 10, réaction acide.

7 janvier. — On lui injecte dans la veine crurale 350 ^{cmc} de cette urine. L'opération est faite avec la pompe Moncoq (pompe aspirante et foulante) et est bien supportée. On ne constate en effet aucun accident convulsif. Les urines rejetées après l'opération ne renferment pas d'albumine.

8 janvier.. — Poids de l'animal ; 12,500 gr. T. 40°,2. P. 130, R. 24.

Le chien va bien, a mangé et bu comme à l'ordinaire.

La patte est un peu enflée au niveau du point où a été faite l'injection. — Urines, 750 gr., neutres, D. 1011. Urée. 9 gr. 91. Ces 750 grammes d'urine ont été rendus depuis l'injection jusqu'à ce matin, et ne renfermant pas d'albumine.

10 janvier. — Cet animal continue de bien aller et mange comme à l'ordinaire. Le gonflement de la patte a presque disparu.

Troisième expérience.

Résumé. — Ligature des vaisseaux rénaux (artères et veines). — Injection de 300 gr. d'urine dans la veine crurale. — Absence d'accidents nerveux. — Vomissements séreux, verdâtres. — Diarrhée. — Quelques mouvements convulsifs généralisés avant la mort surviennent 19 heures après l'injection. — Un peu de péritonite au nouveau des régions rénales. — Pas de lésions intestinales.

Chien blanc et jaune, très fort et se nourrissant bien.

10 janvier, 2 heures soir. — Poids, 1100 gr. T. 40°,2. P. 133. R. 20.

On pratique la ligature des vaisseaux rénaux (artères et veines). Cette opération terminée, on referme le ventre et on fait une nouvelle injection dans la veine crurale suivant le procédé habituel.

L'urine de l'animal rendue pendant la nuit, c'est-à-dire 300 gr., est neutre, 1012 de densité, et renferme 9 gr. 46 d'urée pour 1000. (Les urines émises en 24 heures, sont de 520 gr.)

Le chien supporte bien l'opération. Quelques minutes après, l'animal ne fait que vomir des matières séreuses et légèrement colorées par de la bile ; le premier vomissement a été très-abondant. On ne constate aucun mouvement convulsif : ces vomissements continuent a être incessants jusqu'au soir. Le chien ne gémit pas et boit beaucoup.

11 janvier, 8 h. matin. — L'animal est affaissé, couché sur le flanc. Il n'a pas présenté de convulsions et ne boit plus.

T. 39°. R. 24.

Il n'y a plus eu de vomissement, mais il s'écoule par le rectum des matières diarrhéiques et muqueuses en grande abondance.

Entre 8 et 9 heures du matin, il y a eu quelques convulsions générales, et à 9 heures 1/2, l'animal est pris d'une raideur tétanique et meurt.

L'autopsie pratiquée presque immédiatement après la mort révèle un commencement de péritonite au niveau des reins, dont la ligature des vaisseaux a été complète. La vessie est vide. On ne constate aucune lésion dans l'estomac, ni dans l'intestin, qui sont à peu près vides.

Quatrième Expérience.

Résumé. — Isolement de l'artère crurale d'un côté pour prendre la tension, et injection d'urine dans la veine crurale du côté opposé. Quelques mouvements convulsifs quand l'injection arrive à être faite à la dose de 1/11 du poids du corps de l'animal. Mort quand la dose d'urine arrive au 1/10 du poids de cet animal. — Aucun épanchement, ni dans les séreuses, ni dans le tissu cellulaire sous-cutané. — Sang très-fluide et très-abondant dans les cavités du cœur.

Chien levrier bien portant et robuste, pesant 13,500 grammes, et ayant 39°,8 comme température. Urine environ par jour 550 grammes.

Le 7 février 1877, on isole l'artère crurale du côté gauche, et on prend la tension qui oscille entre 16 et 17 centim. de mercure, et monte à 17 et 18 pendant les efforts de l'animal. On maintient l'appareil en place, espérant étudier toute l'échelle de tension artérielle pendant tout le cours de l'expérience.

On injecte alors dans la veine crurale du côté droit, d'une manière continue, 1,400 cmc. d'urine à 38° de température, acide, et présentant 1020 de densité. On emploie pour cela la pompe de Moncoq.

La tension artérielle cesse de pouvoir être observée par suite de la formation d'un caillot qui s'établit dans la canule, d'où force est de renoncer à une partie de l'expérience. On continue néanmoins l'injection de l'urine, et on constate successivement que la respiration se précipite, le cœur bat d'une façon de plus en plus irrégulière, quand on est arrivé à injecter 1,200 cmc. d'urine (c'est-à-dire 1/11 du poids du corps de l'animal). Celui-ci présente quelques mouvements convulsifs, fait de très-profondes respirations qui deviennent de plus en plus rares, et meurt quand l'injection des 1,400 cmc. d'urine a été terminée. Ce qui fait qu'on a injecté un peu plus du 1/10 du poids du corps de l'animal.

On pratique l'autopsie immédiatement après la mort et on constate que toutes les cavités séreuses ne renferment pas plus de liquide qu'à l'état normal : il n'existe aucun foyer hémorrhagique dans les poumons, ni dans aucun autre organe. La vessie est vide, la vésicule bilieuse est très-distendue, et le liquide biliaire est très-aqueux. On soulève le corps de l'animal et on laisse le cœur suspendu dans la cavité thoracique : à l'ouverture des ventricules gauche et droit, le sang s'écoule très-facilement et en grande abondance, ce qui indique bien qu'il y a eu distension forcée du cœur par le liquide. Le sang est très-fluide, et pour cette raison, moins coagulable qu'à l'état normal. Cependant, en ouvrant largement les ventricules, on trouve quelques caillots diffluents derrière les orifices auriculo-ventriculaires. Le sérum est teinté de rose.

II. — INJECTIONS D'EAU DISTILLÉE DANS LES VEINES.

M. le professeur Feltz a voulu aussi se rendre compte des effets de l'injection de l'eau dans les veines, surtout au point de vue des symptômes urémiques, et comparer ainsi ces effets avec ceux de l'injection de l'urine dans les veines. Aussi a-t-il institué une deuxième série d'expériences avec de l'eau distillée, expériences dont nous avons pu constater les résultats, et dont nous croyons pouvoir tirer les conclusions suivantes :

1º Les doses d'eau allant jusqu'au 1/7 et au 1/8 du poids des corps injectées dans les veines crurales, ne tuent pas les chiens : au 1/5, la mort est survenue par rupture hémorrhagique, mais chez tous les animaux en expérience, lorsque la mort s'est produite, on n'a rien constaté de semblable aux phénomènes dits de l'urémie.

2º L'eau injectée dans le sang, comme l'avait déjà observé Richardson, et comme M. Picot (1) vient de le constater, porte son action sur les globules rouges qu'elle atteint dans leur structure, et rend selon toute probabilité impropres aux échanges gazeux. Ces globules rouges paraissent au microscope être vésiculeux. Gonflés comme hydropiques et le sérum est teinté de rose. L'absence de lésions encéphaliques fait repousser l'idée de la mort par le système nerveux.

3º Ii est probable que chez les animaux soumis aux injections d'eau dans les veines crurales et surtout jugulaires, la mort survient par le fait d'une gêne profonde dans la respiration (inspiration profonde, fréquente, puis rare) occasionnée par l'arrivée brusque et prolongée dans le système pulmonaire de sang chargé de trop fortes proportions d'eau.

4º Si on songe en effet qu'un chien, en 24 heures, n'excrète que 22 cmc. d'urine par kilog de son poids, et que, dans ces expériences, il a été injecté jusqu'à 100 et 125 cmc. d'eau par kilog, on comprend combien il est difficile

(1) Picot. — *Recherches expérimentales sur l'action de l'eau injectée dans les veines, au point de vue de la pathogénie de l'urémie.* (Acad. des Sc. 29 juiu 1874, et *in Gaz. méd.* de Paris 1874, p. 367).

d'admettre comme cause pathogénique de l'urémie ou de l'éclampsie, en admettant l'identité de ces deux affections (ce qui n'est pas) l'exaltation de la pression intravasculaire sous l'influence de la suppression des urines, entraînant à sa suite l'œdème et l'anémie du cerveau.

5° La doctrine de Traube, exposée plus haut, ne paraît donc pas, d'après ces faits, être l'expression de phénomènes physiologico-pathologiques.

6° Nous ajouterons que par suite de ces injections intra-veineuses d'eau les urines ont été souvent sanguinolentes et albumineuses (albumine dont une partie était soluble dans un excès d'acide acétique).

Si au contraire nous considérons les expériences d'injections d'urine dans les veines, rapportées plus haut, nous croyons que l'on pourrait tirer les conclusions suivantes :

1° Des doses d'urine, allant jusqu'au $\frac{1}{13}$ du poids du corps injectées dans les veines crurales ne tuent pas les chiens ; au $\frac{1}{11}$ il y a eu quelques convulsions générales préagoniques, et au $\frac{1}{10}$ la mort est survenue sans qu'aucune rupture hémorrhagique ait été constatée quelque part, et au milieu de quelques convulsions, mais non semblables à celles de l'éclampsie.

2° Si on pratique la ligature des vaisseaux rénaux, la mort a été précédée, comme l'avait signalé Cl. Bernard, par l'apparition de vomissements et de selles diarrhéiques (sans ulcérations intestinales) et est survenue, alors qu'on avait injecté dans la veine crurale une dose d'urine allant jusqu'au $\frac{1}{36}$ du poids du corps de l'animal.

3° L'urine injectée dans le sang semble porter son action snr les globules rouges, qu'elle atteint dans leur structure, et semble les rendre impropres aussi aux échanges gazeux.

4° La température cependant s'est abaissée avant la mort, et peut-être aurait-elle continué à baisser, si l'animal eût pu vivre plus longtemps, de sorte que l'on pourrait peut-être, en diminuant la dose d'urine et en pratiquant la ligature des vaisseaux rénaux (artères et veines), reproduire cet abaissement progressif de la température caractéristique de l'urémie, ainsi que les ulcérations intestinales par suite de la durée plus longue des selles diarrhéiques.

5° C'est donc encore une nouvelle preuve en défaveur contre l'opinion de M. Peter qui semble identifier l'éclampsie et l'urémie, et n'y voir qu'une simple typhisation urinémique.

6° En outre ces injections d'urine ont paru amener une polyurie, et une diminution de l'élimination de l'urée ; dans les cas où on n'avait pas injecté des doses trop fortes d'urine, et où partant la mort n'est pas survenue, cette polyurie a disparu 3 jours après l'expérience, et l'élimination de l'urée est revenue alors à son taux normal.

A côté de ces expérimentations physiologico-pathologiques, nous pouvons placer les résultats encore plus probants donnés par les analyses d'urines chez les femmes grosses, et venant encore démontrer combien est erronée l'opinion de M. Peter, à savoir « que la femme grosse fait de l'uropoièse pour deux ».

Avant de réunir toutes ces analyses d'urines en un seul tableau, nous en donnerons d'abord un premier qui indiquera la composition normale des urines de 24 heures chez une femme adulte en dehors de l'état de gesta-tion, nous ne rapporterons ici que les chiffres représentant le volume de l'u-rine, le poids de l'urée et de l'acide urique.

Composition normale de l'urine de 24 heures.

Température axillaire.	Volume des urines.	Urée.	Acide urique.
36°6 à 37°	1600 à 1800^{cc}	28^g à 33	0^g,5 à 0,8

Composition des urines de 24 heures chez les femmes grosses.

OBSERVA-TIONS.	AGE DE LA GROSSESSE.	TEMPÉRATURE axillaire.	VOLUME des urines.	URÉE. Procédé Yvon.	URÉE. Procédé Liebig.	ACIDE URIQUE.
	5° mois.....	36°8-37°	900^{cc}	12^g,97	18^g,0	»
	6° —	—	1000	4 ,96	»	0^g,314
	7° —	37°-38°2	1360	16 ,53	»	0 ,8544
Femme	—	—	980	14 ,12	»	3 ,078
atteinte	—	—	940	12 ,78	»	5 ,315
de rhu-matisme	8° mois.....	—	1920	14 ,74	»	1 ,207
sub-aigu.	—	—	1070	16 ,87	»	»
	7° mois.....	36°6-37°	1060	11 ,94	17 ,81	»
	—	—	740	13 ,00	19 ,24	»
	—	—	500	1 ,57	»	0 ,625
	—	—	470	8 ,26	»	0 ,31
	9° mois.....	36°5-37°	1000	4 ,04	»	0 ,628
	—	—	1030	8 ,82	»	0 ,647
	—	—	1100	9 ,009	»	0 ,659
	—	—	2010	9 ,05	15 ,60	»
	—	—	870	7 ,84	8 ,53	0 ,23

OBSERVA-TIONS.	AGE DE LA GROSSESSE.	TEMPÉRATURE axillaire.	VOLUME des urines.	URÉE.		ACIDE URIQUE.
				Procédé Yvon.	Procédé Liebig.	
	8ᵉ mois (22-23 nov.)...	36°5-37°	1910	11 ,05	13 ,12	»
	8ᵉ mois (27-28 nov.)...	—	1300	12 ,50	7 ,4	»
Chez la même femme enceinte.	8ᵉ mois (29-30 nov.)...	—	1390	16 ,07	15 ,03	»
	9ᵉ mois (13-14 déc.)....	—	1780	10 ,2	12 ,67	»
	9ᵉ mois (20-21 déc.)...	—	1310	14 ,15	9 ,82	»
	9ᵉ mois (27-28 déc.)...	—	1300	7 ,4	12 ,5	»
	9ᵉ mois.....	—	1560	9 ,15	6 ,78	»
	—	—	1430	12 ,87	11 ,01	0 ,406
	—	—	1280	6 ,8	10 ,9	»
	—	—	720	9 ,48	7 ,20	»
	—	—	890	7 ,26	12 ,01	»
	—	—	625	9 ,25	12 ,85	»
	—	—	1590	7 ,15	8 ,85	»
	—	—	1370	7 ,9	10 ,41	»
	—	—	780	5 ,99	6 ,31	»
	—	—	965	6 ,92	8 ,53	»
	—	—	770	3 ,25	25 ,5	»
	—	—	480	9 ,30	10 ,17	»
	—	—	760	8 ,21	10 ,67	»
	—	—	505	6 ,83	10 ,38	»
	—	36°7-37°	1240	8 ,09	12 ,13	»
	—	—	640	4 ,61	5 ,44	»
	—	—	650	5 ,13	5 ,200	»
	—	—	840	6 ,82	8 ,32	»
	—	—	1410	4 ,1	6 ,3	»
	—	—	1020	11 ,2	8 ,0	»
	—	—	960	Proc. Millᵒⁿ { 10ᵍ,0	12 ,4	»
	—	—	650	{ 10 ,0	8 ,4	»

Nous regrettons de ne pas avoir beaucoup d'analyses d'urines de femmes éclamptiques. Voici celles que nous avons pu recueillir :

28 jours avant l'accouchement	»	870^{cc}	7^g,26	12^g,01	Albumine
Au moment du travail et pendant une éclampsie	»	470	3 ,27	»	0^g,94
Éclampsie pendant le travail.	T = 39°6 le soir. T = 39° le matin.	1510	25 ,85	»	Traces notables

Il résulte donc de ce tableau que l'urée est plutôt diminuée qu'augmentée pendant la grossesse, et varie suivant les procédés de dosage employés ; ainsi, entre le procédé Yvon et le procédé Liebig, il peut y avoir une différence oscillant entre 1 gr. et 5 gr.

Il est donc parfaitement démontré par ces faits cliniques et expérimentaux, que la théorie de M. Peter ne peut être admise. Nous ne mentionnerons que pour mémoire la théorie de Bence Jones (1); elle est abandonnée par son auteur luimême. Pour Bence Jones, l'urée se transforme en acide oxalique. L'acide oxalique est l'agent toxique, et par conséquent la cause de l'éclampsie. Celle de Thudichum (2), qui *a priori* a fait l'urochrome l'auteur de tous les accidents nerveux, est probablement destinée à avoir le même sort.

Nous voyons donc par l'exposé des doctrines et les discussions qui précèdent, que les auteurs, surtout ceux de nos jours, d'accord sur le fait probable d'une intoxication du sang dans l'éclampsie, s'entendent moins sur la nature de l'agent toxique qui peut vicier ce liquide et troubler les propriétés excitomotrices du système nerveux.

---

(1) Bence Jones. — *Med. Times and gaz*, p. 701, 1865.

(2) Thudichum. — *Cité par Monod*, th. Paris, 1868, n° 144, p. 126.

Aussi voulut-on dans ces derniers temps essayer de mieux pénétrer la pathogénie de l'urémie, surtout, et s'aider des précieuses données de l'hématologie. Jusqu'en 1878, malgré les nombreux travaux des auteurs qui ont écrit sur cette urémie, on ne trouve pas de renseignements sur l'état des globules sanguins, non plus que sur la propriété d'absorption du sang pour l'oxygène dans le cours du mal de Bright. Ces deux points parurent à MM. Cuffer et Regnard (1), de la plus haute importance et même absolument indispensable, quand on veut pénétrer plus avant dans l'étude pathogénique de certains accidents dits urémiques. Nulle part, en effet, on n'avait signalé l'interprétation de ces accidents, basée sur l'état des globules sanguins, et leurs propriétés à l'état morbide dans le mal de Bright. Ils firent donc des recherches cliniques sur l'altération du sang dans l'urémie, et à côté de résultats cliniques obtenus par ces recherches, ils voulurent placer ceux donnés par l'expérimentation, et reproduire surtout les troubles respiratoires, si bien étudiés aujourd'hui, c'est-à-dire la respiration de Cheyne-Stockes. Ils essayèrent de reproduire ces résultats cliniques, et leurs expériences furent d'accord avec eux. Ils firent des injections d'urée, de carbonate d'ammoniaque et de créatine dans les veines d'animaux, et examinèrent le sang à plusieurs points de vue, c'est-à-dire au point de vue du nombre des globules sanguins, de leurs formes, de leur consistance et de leur capacité d'absorption pour l'oxygène ; rapprochant leurs données expérimentales de ce fait clinique qu'ils ont observé, à savoir : que dans la néphrite interstitielle, le nombre des globules sanguins est très-notablement diminué, et que les globules sanguins sont

---

(1) Cuffer et Regnard. — *Action des matières extractives de l'urine sur le nombre, la forme, et la capacité respiratoire des globules sanguins* (Gaz. méd. Paris, 30 juin 1877, p. 319, 320).

beaucoup plus pâles et plus résistants qu'à l'état normal, ils se sont crus en droit d'admettre que cette altération du sang reconnaît pour cause la rétention dans le torrent circulatoire de matières extractives dont l'élimination n'est plus possible par le rein, et parmi ces matières extractives, celles qui agissent avec le plus d'énergie sur le sang étaient la créatine, et non l'urée, ou le carbonate d'ammoniaque, ce dernier ayant une action plus vive et plus rapide.

M. Cuffer (1), dans sa thèse inaugurale a continué ses recherches cliniques et expérimentales sur les altérations du sang dans l'urémie, et a essayé de pouvoir établir la Pathogénie des accidents urémiques. Nous ferons remarquer qu'avant MM. Cuffer et Regnard, c'est-à-dire, en 1873, nos savants maîtres, MM. Feltz et Ritter (2) avaient montré l'action des sels ammoniacaux sur les globules sanguins; en effet, voici leurs propres paroles, qui forment les 11e et 12e conclusions de leur travail :

« 11° Ces sels ammoniacaux, en solution assez étendue pour ne pas dissoudre le globule sanguin, modifient néanmoins les propriétés de ce dernier. Ce fait est démontré par l'examen au microscope et par l'analyse des gaz retirés du sang. La capacité d'absorption du globule sanguin pour l'oxygène est notablement diminuée; la résistance du globule sanguin à l'eau et à l'acide acétique est au contraire augmentée.

» 12° Ne pourrait-on pas attribuer une partie des accidents urémiques à la simple rétention dans l'économie, des sels ammoniacaux normalement éliminés par l'urine sans invoquer la transformation préalable de l'urée en carbonate d'ammoniaque. »

____

(1) Cuffer. — Thèse de Paris, 1878.

(2) *Etude expérimentale sur l'alcalinité des urines et sur l'ammoniémie,* par MM. Feltz et E. Ritter (Acad. des sciences, 23 mars 1873).

Que devons-nous donc penser de toutes ces doctrines? C'est qu'elles ne peuvent être jugées que par les faits. Il faut, si on veut espérer la solution de ce grand problème de la Pathogénie de l'éclampsie puerpérale, observer mieux que jamais et les symptômes cliniques et les altérations des divers liquides de l'organisme, notamment de l'urine et du sang; au moyen des autopsies faites sans parti pris, et complétées par l'examen microscopiqne et l'analyse chimique, on pourra à la longue peut-être rassembler assez de faits certains, et montrer le point de départ de cette redoutable affection. Quand on aura bien réuni tous les documents cliniques que l'on pourra posséder, on devra avoir recours à l'expérimentation, en cherchant à reproduire les altérations que l'on aura constatées cliniquement soit avant, soit après la mort. On pourrait par exemple rendre évidents, par la méthode graphique, les accidents convulsifs des femmes éclamptiques, bien prendre la température, etc., et constater après la mort les altérations des organes et des liquides (sang surtout) qui pourraient être incriminés comme causes du *Deleterium quid?*

Grâce à cette méthode et aux connaissances ainsi acquises, on pourrait tenter des expériences chez les animaux dans un double but : le premier, de reproduire les accidents convulsifs avec leurs tracés graphiques, thermométriques, etc. ; le second, de voir la nature des altérations du sang ou des organes qui auraient produit ces accidents.

On pourrait ainsi tenir compte de cette multiplicité de causes, qui viennent altérer la nutrition et les fonctions de tous les éléments anatomiques qui constituent l'organisme humain et si au milieu du grand nombre de ces causes on veut seulement chercher les symptômes d'un empoisonnement simple, c'est courir, pensons-nous, à un but chimérique. En effet, la plupart des observations d'éclampsie nous présentent une complexité telle dans leur évolution, qu'on peut retrouver dans chacune d'elles quelques-uns des éléments cliniques, soit de l'hydrémie, soit de l'ammoniémie, soit de l'intoxication par les matières extractives. Aussi, pouvons-nous dire avec le Dr Monod (1) : « Ces théories exclusives, dont le point de départ paraît juste et irréfutable, pêchent toutes par leur point d'arrivée. Dans le sang, que l'insuffisance rénale, nous ajouterons que les cachexies attirent d'une façon si complexe, elles ne cherchent qu'un élément nuisible, dans l'apparition des accidents cérébraux qui se manifestent au sein d'un organisme malade, et à la production desquels tant de causes diverses doivent nécessairement concourir, elles ne voient que les symptômes d'un empoisonnement simple, analogue à celui qui résulterait de l'absorption de telle ou telle substance toxique par un organisme sain. Nous croyons que cette interprétation est erronée. »

CONCLUSIONS

Arrivé au terme de cette discussion nous devons donc avouer que la science n'est pas encore éclairée sur la pathogénie de l'éclampsie puerpérale, qu'elle n'a pas encore dit son dernier mot. Toutefois aujourd'hui nous possédons des symptômes importants tant au point de vue pathogénique qu'au point de vue diagnostique, pronostique et thérapeutique, nous voulons parler de la marche de la température dans l'éclampsie. Cette connaissance est importante, car déjà elle nous permet de dire que l'éclampsie n'est pas de l'urémie, et si la terminaison en sera heureuse ou malheureuse. Nous ajouterons que l'éclampsie puerpérale n'est qu'une manifes-

---

(1) Monod. — Thèse de Paris, 1868, n° 144, p. 127.

tation morbide, comme l'albuminurie puerpérale, et nécessite pour son apparition un ensemble de causes qui paraissent siéger notamment dans les altérations du sang, l'augmentation de la tension intra-vasculaire, signalée aujourd'hui par le sphygmographe, et les excitations réflexes émanant du système utérin et aboutissant aux centres nerveux, qu'une nutrition imparfaite par un sang diversement vicié rend beaucoup plus irritable, comme cela ne se manifeste que trop souvent dans cet état physiologique, appelé la grossesse. Enfin nous terminerons en disant que les *accès convulsifs chez les brightiques ne sont pas les mêmes que chez les éclamptiques.* L'étude de la marche de la température dans l'éclampsie puerpérale va nous en donner une preuve importante à connaître.

TROISIÈME PARTIE

ÉTUDE DES

MODIFICATIONS DE LA TEMPÉRATURE

DANS L'ÉCLAMPSIE PUERPÉRALE

CHAPITRE I

CONSIDÉRATIONS GÉNÉRALES. — HISTORIQUE

« L'antiquité, avec son génie d'observation, écrivait M. Lépine (1), reconnut que l'augmentation de la chaleur (*calor præter naturam*) est l'élément essentiel de la fièvre, et si la découverte de la circulation fit, pour un temps, donner aux troubles du mouvement la première place dans les théories médicales, et en particulier dans celle de la fièvre, si Boerhaave y vit seulement l'augmentation de l'énergie du cœur jointe à la résistance des capillaires, la tradition ne fut pas cependant complétement rompue, et encore sous le joug des doctrines iatro-mécaniciennes, les disciples de Boerhaave s'appliquèrent à mesurer avec le thermomètre la chaleur morbide. »

Aujourd'hui on n'a en effet qu'à se louer de cet usage du thermomètre. Nous ne raconterons pas ici les débuts de la thermométrie, mais nous dirons que, bien qu'elle se recommandât par l'exactitude des notions qu'elle fournissait, son

---

(1) Lépine. — *Gaz. méd. de Paris,* 1872, p. 332.

importance ne fut généralement pas comprise : aussi ne con-
tribua-t-elle, en somme, que peu au progrès. Mais bientôt
les travaux de Currie, Hunter, et dans notre siècle ceux de
Brodie, Chossat, Breschet et Becquerel, John Davy, etc., en-
richirent la science d'observations du plus haut intérêt sur la
température physiologique et pathologique du corps de
l'homme. Malheureusement la pratique médicale n'en profita
point. Les recherches entreprises à l'instigation de MM. Bouillaud et Andral, n'eurent pas une plus grande influence.

La thermométrie ne devait donner la mesure de sa valeur
pratique, que le jour où l'on aurait la constance de multiplier
les mensurations plusieurs fois par jour et avec un instrument de précision pendant le cours d'une même maladie. On
reconnut, grâce à de laborieuses recherches faites avec la
précision, que les physiciens apportent dans leurs travaux,
que dans certaines maladies aiguës la température suit une
marche tout à fait spéciale pour chacune d'elles, si bien que
la *courbe thermométrique* est aujourd'hui *un signe* de cette
maladie aussi important et aussi fidèle que beaucoup de ceux
auxquels on a généralement recours.

Ainsi, par exemple, aujourd'hui la courbe d'une fièvre
typhoïde a, pour le diagnostic, au moins la valeur des taches
rosées.

La connaissance exacte et approfondie de la marche des
maladies cycliques, immense progrès de ces vingt dernières
années, et dû aux travaux d'Auguste Spielmann (1), élève de
M. Schützenberger, de Traube, Barensprung, Wunderlich,
Hirtz, Lorain, etc., devait encore étendre le domaine de la
thermométrie. Aussi voyons-nous aujourd'hui cette étude de
la chaleur être une mine presque inépuisable, et presque

____

(1) Spielmann (Aug.). — *Modifications de la température animale dans les maladies
aiguës et fébriles* (Thèse Strasbourg n° 373, 1856).

chaque mois des travaux importants voient le jour. Tels sont
les travaux récents d'une grande valeur, ceux de M. Charcot,
sur la température des apoplectiques, qui nous permettent de
distinguer dans un cas donné une attaque apoplectiforme d'une
hémorrhagie cérébrale ; tels sont les travaux de M. Bourneville sur les études thermométriques des maladies du système
nerveux, notamment de l'éclampsie puerpérale. M. Bourneville avait été précédé dans cette voie, et sans s'en douter
d'abord, par Quincke (1), qui en Allemagne avait pris en
1869 la température d'une façon minutieuse dans l'éclampsie
puerpérale. Mais c'est surtout à la Faculté de Strasbourg que
revient l'honneur de l'emploi du thermomètre dans les affections convulsives. En effet, M. Kien (2), élève de M. Hirtz,
a publié en 1865 une observation d'urémie, dans laquelle on
trouve deux indications thermométriques. Quelques années
plus tard, c'est-à-dire en 1869, M. Hirtz (3) montra encore
l'importance du thermométre en clinique. Dans son article
Chaleur, cet éminent professeur, parlant des maladies qui
s'accompagnent d'*un abaissement de la température*, signalait certains états toxiques du sang, entravant l'oxydation
chez les ivrognes, et surtout l'*urémie chronique* dans laquelle
il a une fois constaté une descente de $34°.4$. L'horizon de la
thermométrie était dès lors agrandi, et de nouvelles recherches s'imposaient pour l'étude de la température, notamment
dans les maladies du système nerveux. Aussi en 1869 M. Bourneville, à l'instigation de M. Charcot, entreprit-il l'étude
comparative de la marche de la température dans ces maladies du système nerveux. L'étude de la température dans

---

(1) Quincke. — *Loc. cit.*

(2) Kien. — *Gaz. méd. de Strasbourg* 1865, p. 12.

(3) Hirtz. — Art. Chaleur, in Dict. de médecine et de chirurgie pratiques (1869
t.VI, p. 794).

l'éclampsie puerpérale lui permit de poser des conclusions, à l'aide desquelles il put différencier, d'une façon positive, l'éclampsie de l'urémie, et de plusieurs autres affections, telles que l'épilepsie, l'hystéro-épilepsie.

Au nombre de trois, ces conclusions ont trait : 1° à la marche de la température dans la maladie à un point de vue général ; 2° à sa manière d'être au moment de l'accès ; 3° à sa marche, quand la maladie doit se terminer par la guérison ; 4° à sa marche, quand elle se termine par la mort. Elles sont déduites rigoureusement des observations citées dans l'ouvrage (1). Le nombre de ces observations, en 1872, était restreint (9 observations), mais depuis lors il s'est accru. Aussi pouvons-nous dire aujourd'hui que, si l'éclampsie puerpérale est une affection inconnue dans sa nature, et si autrefois d'un diagnostic parfois difficile, elle a été et est encore soumise aux traitements les plus opposés par le fait même de l'ignorance de la pathogénie et de l'incertitude du diagnostic, les indications au point de vue du diagnostic et du pronostic ne sont plus aussi maigres pour le médecin ; nous le devons à M. Bourneville (2) qui a, le premier, établi l'étude attentive de la température dans l'éclampsie puerpérale, et en a fait le sujet de plusieurs travaux ou communications. En effet, l'ouvrage de Wunderlich qui, en 1871, réunissait, croyons-nous,

---

(1) Bourneville. — *Recherches cliniques et therm. sur les maladies du système nerveux.* Paris, 1872.

(2) Bourneville. — *Température dans l'éclampsie puerpérale* (Soc. de biologie, p. 71 à 77, 1871 : (Revue photographique des hôpitaux, p. 85 à 94, 1871 mêmes observations).

Urémie et éclampsie puerpérale (Mouvement médical, p. 14, 15, 40, 63, 1872 : p. 15, 67, 93, 119, 142, 170, 1873).

Etudes cliniques et thermométriques sur les maladies du système nerveux. Hémorrhagie et ramollissement du cerveau, urémie et éclampsie puerpérale, épilepsie et hystérie (Paris, 1872, 1873).

Eclampsie (quatre nouvelles observations) (Archives de Tocologie, p. 192 à 206, avril 1875).

les connaissances thermométriques acquises à la médecine, ne contient aucune donnée sur la marche de la température dans l'éclampsie puerpérale. A ce moment, la question se résumait presque en une observation isolée, appartenant à Quincke, observation qui, malgré son importance, n'avait suscité aucune recherche de la part de son auteur. Mais, en France, on imita l'exemple de M. Bourneville et grâce aux recherches de MM. Budin (1), Pinard (2), on put rassembler un assez grand nombre d'observations thermométriques dans l'éclampsie puerpérale, et entrevoir l'importance de la marche de la température au point de vue du pronostic et du traitement; car la valeur diagnostique de ce signe clinique avait été établie par Bourneville. Les conclusions de ce dernier ne tardèrent pas à être confirmées par les nouvelles observations de MM. Herbart (3) et Dieudé (4). Deux faits exceptionnels, rapportés par M. Dieudé, semblent cependant montrer que le nombre des accès est peut-être moins important pour le pronostic que ne l'avait établi Bourneville. « Au point de vue de la gravité du mal, dit M. Dieudé, p. 49, l'accès n'est que peu de chose, la température est tout. » MM. Herbart et Dieudé appuyaient, par leurs travaux et les faits observés par eux, les idées émises par MM. Budin en 1873, idées depuis acceptées et exposées par M. Bourneville, relativement à la valeur diagnostique, pronostique et thérapeutique de la température dans l'éclampsie puerpérale. En

---

(1) Budin, 1872. — *Gaz. des hôpitaux*, n° 110, p. 873-874 — n° 145, p. 1153-1154. *Des anesthésiques en obstétrique* (1874 Progrès médical, p. 226 et suivantes).

(2) Pinard. — *Archives de Tocologie*, 1875, p. 361.

(3) Herbart. — Thèse inaug. Paris, 1875 (*Contributions à l'étude clinique de la température dans l'éclampsie.*
(4) Dieudé. — — — — 1875 (

1877, MM. Buffet (1) et Lorain (2) continuèrent les mêmes recherches. Le dernier a employé uniquement la saignée contre les convulsions éclamptiques, en a observé l'influence sur le pouls et la température, et a essayé d'établir une théorie thérapeutique.

Voyant l'intérêt de ces recherches cliniques, nous n'avons manqué aucune occasion de les faire, et après avoir commencé pendant notre externat à la Maternité, nous avons continué cette étude avec plus de fruit pendant notre internat. A l'exemple de Lorain, nous avons employé les graphiques : les péripéties de la maladie s'y peignent d'une façon saisissante. Aucune tentative de langage parlé ou écrit n'équivaut à ces signes, qui agissent si fortement sur l'esprit. Comment rendre par la parole écrite les modifications successives, physiologiques et morbides, dont nous avons donné la représentation graphique pour le pouls et la température ? Nous eussions voulu prendre aussi les graphiques que les mouvements convulsifs pourraient donner dans l'éclampsie et les comparer à ceux de l'épilepsie ou hystéro-épilepsie, mais nous n'avons pas eu le temps de le faire. Nous avons pu ainsi rassembler six observations, dont trois ont été déjà relatées dans la thèse de notre ami, M. Deubel (3), et nous forcent à apporter des restrictions aux lois trop absolues formulées par M. Bourneville. Nous insisterons encore plus loin sur l'importance de la marche de la température de la mère sur la vitalité du fœtus, importance déjà signalée dans le cas d'autres maladies fébriles autres que l'éclampsie. La découverte de M. Bourne-

---

(1) Buffet. — *De la thermométrie et du pouls chez les femmes en couches*, th. Paris, 27 avril, 1877.

(2) Lorain. — *Etudes de médecine clinique faites avec l'aide de la méthode graphique et des appareils enregistreurs*, t. II, p. 216, 462, 464, 1877.

(3) Deubel. — *Loc. cit.*

ville, appuyée aujourd'hui sur trente observations, peut donc, au lit du malade, rendre de très-grands services au médecin qui prendra avec soin la température toutes les heures ou au moins toutes les deux heures.

CHAPITRE II

MARCHE DE LA TEMPÉRATURE

DANS L'ÉCLAMPSIE PUERPÉRALE

Nous examinerons : 1° d'abord la marche de la température à un point de vue général : 2° sa manière d'être au moment de l'accès : 3° sa marche, quand la maladie doit se terminer par la guérison — sa marche quand elle se termine par la mort.

§ 1. MARCHE DE LA TEMPÉRATURE A UN POINT DE VUE GÉNÉRAL

M. Bourneville a posé en principe que « *dans l'éclampsie puerpérale la température monte depuis le début jusqu'à la fin.* » Cette proposition est vraie dans la majorité des cas, mais elle se trouve en contradiction avec deux de nos observations. Voici les faits :

Une femme primipare (voir observation I), âgée de 17 ans, est atteinte d'éclampsie puerpérale au 9e mois de sa grossesse. La première attaque a eu lieu à 4 heures du matin, et est suivie par sept autres jusqu'à 6 heures du matin. A ce moment la température axillaire, prise pour la première fois, était tombée au chiffre hyponormal, *35°,8*, pour monter ensuite et successivement à 36°,4, 38°,4, 39°, etc., après d'autres attaques.

Dans l'observation V, nous voyons que la température après plusieurs attaques s'est élevée d'abord progressivement de 37°,5 à 37°,9, puis s'est abaissée successivement à 37°,8, 37°, 37°,2, malgré que deux nouvelles attaques (10e et 11e) aient éclaté.

Quelquefois la température *baisse encore davantage quoique des accès subsistent*. Il suffit de jeter les yeux sur le résumé suivant de l'observation I prise dans la thèse de M. Dieudé :

M. B. primipare âgée de 20 ans, grosse de 6 mois, 15 attaques avant son entrée à l'hôpital. Saignée de 500 gr. à 9 h. Malgré la saignée et l'accouchement naturel qui a lieu à 11 heures 55, les accès continuent jusqu'à 4 heures 45.

La température a suivi la marche suivante :

> T. A. avant la saignée : 39°,2.
> 9 heures. — Saignée de 500 gr.
> 9 heures 10. — 1re attaque (à l'hôpital).
> 9 heures 45. — 2e   —
> 10 heures 30. — 3e   —   T. A. 39°,4.
> 11 heures 55. — 4e   —   T. A. 39°,6.
> 12 heures 30. — 5e   —   T. A. 39°,8.
> 2 heures 40. — 6c   —   T. A. 38°,3.
> 4 heures 45. — 7e   —   T. A. 38°.4.

Si la température ne baisse pas, quand les accès persistent, elle peut du moins rester parfois *stationnaire*. En voici un cas consigné dans l'observation II (Thèse de M. Dieudé).

Une femme primipare, âgée de 20 ans, est atteinte d'éclampsie puerpérale au 5e mois de sa grossesse. La première attaque a lieu à 5 h .du matin : les attaques se succèdent au nombre de 9 jusqu'à 5 h. du soir le même jour.

Depuis midi la température a été prise régulièrement, toutes les demi-heures, à 39° à midi, *elle se maintient exactement au même chiffre, malgré 9 accès jusqu'à 5 h. du soir.*

Ainsi, dans ce cas, nous constatons qu'après s'être élevée au chiffre de 39°, la température reste stationnaire et présente, pendant cinq heures consécutives, un plateau uniforme, malgré la persistance des attaques éclamptiques, et leur nombre considérable (une attaque toutes les demi-heures environ). Donc la première proposition de M. Bourneville est trop absolue, quant à la marche générale de la température dans l'éclampsie puerpérale ; aussi doit-on se poser la question suivante :

Est-ce sous l'influence du traitement que se sont produites les anomalies signalées dans la marche de la température ?

Nous ferons remarquer, en effet, que les malades, qui font le sujet de nos observations, ont guéri, que toutes ont été soumises à un traitement qui a été différent. Ainsi la première a été soumise d'abord à des inhalations de chloroforme, puis a subi une saignée de 250 gr. et a été de nouveau soumise à ces inhalations de chloroforme ; la seconde a été soumise à des injections hypodermiques de morphine. Toutes les autres ont été traitées par une anesthésie simple ou combinée à l'emploi de sangsues (aux apophyses mastoïdes), ou bien uniquement par la saignée, le chloral. Nous diviserons ces observations en deux séries : d'un côté celles terminées par la mort, de l'autre celles terminées par la guérison. Voici les résultats que l'on obtient :

1° Saignée (sangsues). — Lavements avec hydrate de chloral, 4 gr. — Après l'application des sangsues derrière les oreilles seulement la température *baisse de 1° 3/10 de degré* pour *remonter*, cinq heures après, à 40°,6 (40°,9 avant l'application des sangsues), puis à 41°,2 et 41°,8.— Mort (Voir obs. VIII).

2° Température, 40°,3. — Saignée. — La température tombe à 39°,3. — Puis la température remonte, 39°,8, 40°,1, etc. et s'élève jusqu'à la mort (42°,6) (Voir obs. XIX, in thèse de M. Dieudé).

3° Dans deux cas saignée. — Chloroforme. — *Abaissement faible ou nul de température.* — Mort (Obs. VII, XX, de M. Dieudé).

Ainsi dans deux cas, abaissement notable de 1° ou 1°,3 environ, et dans les deux autres, abaissement faible ou nul. On voit encore que le traitement n'a nullement entravé la marche de la maladie. En est–il ainsi quand la maladie doit avoir une issue heureuse ?

1° Inhalations de chloroforme. — La température monte de 35°,8 à 6 h. matin, après les huit premières attaques, pour arriver à 36°,4 le soir à 6 h., c'est-à-dire que pendant 12 heures, où la chloroformisation a eu lieu, il y a eu une élévation de 6/10 de degré, bien qu'il n'y ait pas eu d'attaques. Saignée le lendemain 27 novembre, à 8 h. du matin (elle n'est faite que quatre heures après la réapparition des accès, le chloroforme ayant été suspendu la veille à 6 h. soir (chloroforme repris à 8 h. 10). La température s'abaisse de 39° (8 h. matin) à 38°,6 (8 h. 3/4 matin) puis remonte à 39°,2, 39°,6, 39°,7. — *Nouvel abaissement* à 4 h. s. T. = 38°,4, à 6 h. du soir T. = 37°,8). — On cesse le chloroforme. — Nouvel accès à 7 h. 1/2 soir (27 nov.) et la température *remonte à 39°* — On redonne le chloroforme jusqu'au lendemain à 9 h. matin (28 nov.) Nouvel *abaissement*, mais *graduel* de la température de 39°, à 37°,6. Cessation de l'anesthésie. Guérison (Voir obs. I).

2° Injections hypodermiques de chlorhydrate de morphine. — *Point d'abaissement.* — Guérison (Voir obs. II).

3° Température 58°,4. — Inhalations de chloroforme. — *Élévation* de la température à 38°,8, par suite d'explosion de prodromes d'attaques que le chloroforme enraie ; puis *abaissement* successif, graduel de la température avant et après la cessation de l'anesthésie. — Guérison (Voir obs. III et obs. IV).

4° Température 37°,8. — Chloroforme. — Chloral. — *Abaissement* d'abord, puis *élévation* de la température. — Suspension du chloroforme. — *Hémorrhagie.* — *Abaissement graduel* de la température. — Guérison. —Voir obs. V.).

Température 38,°6. -- Large saignée. — *Diminution de 3/10 de degré* (la saignée, a été faite bien après le début des accidents, et après l'accouchement. P. = 136). — *Accélération notable du pouls,* qui après la saignée bat 160 pulsations. Guérison. — (Voir obs. CLIII) (1).

6° Éclampsie datant de 24 h.. — Temp. rectale, 39°,6, P. = 128. — *Saignée de 1200*ᵍ (véritable hémorrhagie). Élévation de 2/10 de degré de la température, puis immédiatement après cette saignée, puis du soir au lendemain matin *abaissement de 3°,2 de la température. — Ralentissement* du pouls depuis la saignée jusqu'au lendemain (Le pouls est tombé de 128 à 76, c'est-à-dire a été diminué de 52 pulsations, ou 2/3 au moins de fréquence). Guérison (Voir observ. CLIV) (2). Quelle qu'ait été la thérapeutique employée, on peut voir que la température en présence des accès monte le plus souvent, et que, quand la chute du thermomètre commence et se continue d'une façon graduelle, c'est que les attaques ont cessé. Il est curieux de constater que, dans les cas

---

(1) Lorain. — *Loc. cit.,* p. 462.
(2) —   —   p. 464.

mortels, la défervescence de la température, sous l'influence du traitement, bien que de courte durée, n'en a pas été parfois notable, tandis que, dans les cas de guérison, le thermomètre a subi une élévation, ou du moins est resté fixe. Dans un cas seulement le thermomètre a subi un abaissement considérable (3°,2), mais au préalable il s'était élevé de 2/10 de degré. Nous nous bornons à constater ces résultats cliniques. Ne peut-on pas avancer que si le traitement (chloroforme, saignée, etc.) a une action efficace sur la maladie, *le plus souvent il n'entrave au moins en rien son évolution thermométrique?* Car cette évolution ne paraît entravée qu'au moment où la maladie a cessé, et par conséquent au moment où elle ne peut plus exister elle-même.

§ 2. MANIÈRE D'ÊTRE DE LA TEMPÉRATURE AU MOMENT DES ACCÈS

Si la première proposition de M. Bourneville est en défaut, quant à la marche générale de la température dans l'éclampsie, elle l'est aussi, quant à la marche spéciale pendant l'attaque éclamptique elle-même. En effet celle-ci se compose surtout de trois périodes, qui sont celle des convulsions toniques, celle des convulsions cloniques, et celle du coma. Nous avons pris la température immédiatement *avant l'attaque,* c'est-à-dire au moment, où en apparaissent les prodromes (agitation, respirations plus fréquentes, etc.) et nous avons voulu voir si les convulsions toniques ou cloniques avaient la même influence sur la marche de la température. En effet la contraction musculaire étant considérée comme une source de chaleur, il était intéressant de rechercher, si dans les maladies, qui s'accompagnent de contractions musculaires exagérées et variées (toniques et cloniques), la température du corps est modifié. Nous avons pu voir que la température était à son maximum pendant les contractions (convulsions) toniques (*contractions statiques* de M. Beclard) et baissait de 2/10 à 3/10 de degré au maximum pendant les convulsions cloniques (*contractions dynamiques* de M. Beclard). Nous n'avons jamais vu la différence de température pendant ces deux sortes de convulsions arriver à être de 1/2 ou 1 degré, comme M. Charcot (1) l'a constaté chez des animaux, en leur donnant à volonté des contractions toniques ou cloniques.

Nous avons déjà vu, du reste, dans plusieurs cas de tétanos, où la contraction musculaire se rapporte à un type spécial, la *convulsion tonique*, que la théorie n'était pas en défaut, c'est-à-dire que la température s'élevait, tandis que dans la chorée survenant dans l'état puerpéral ou non, il y a très-peu d'élévation de la température chez la malade qui en est atteinte, malgré les mouvements incessants, auxquels elle est soumise; or il s'agit ici de mouvements choréiques, c'est-à-dire *cloniques*. (Voir le tracé thermométrique d'une chorée survenant dans les jours de couches, fig. 123, p. 320, tome II de la *Médec. Clinique*, etc., par Lorain).

Dailleurs, la température dans le tétanos a été signalée par Wunderlich, Billroth, Fick. Cette légère variation thermométrique dans l'accès éclamptique n'est pas toujours absolue, surtout si les attaques convulsives sont subintrantes; M. Bourneville d'abord, et nous ensuite l'avons observé : en effet dans son observation XXXI (2) M. Bourneville nous dit : « Le thermomètre n'a pas bougé. »

---

(1) Charcot. — *Mém. de la Soc. de Biologie*, 1866, p. 112.
(2) Bourneville. — *Loc. cit.*, p. 210.

§ 3. MARCHE DE LA TEMPÉRATURE

A) QUAND LA MALADIE DOIT SE TERMINER PAR LA GUÉRISON. — D'après l'ensemble des tracés thermométriques on voit que l'état du mal éclamptique (ces mots désignent à la fois et les convulsions, et le coma qui leur succède) a pour effet de produire une élévation de la température. Dans le premier tracé (Planche I) on voit même que la température monte même avant le vrai début des convulsions, comme agitation, respirations plus fréquentes, etc.: ainsi dans l'observation I, à 8 heures du matin, le 27, ces prodromes se déclarent, et la température s'élève à 38° — on fait une saignée de 250 gr. et on chloroformise la malade : à 8 h. 3/4 la température est descendue à 38°,6 : à 11 h. 20 mêmes prodromes, T. 39°,8. On pousse la chloroformisation et la température tombe à 39°.

Mais ce n'est pas tout. Toutes nos observations, et surtout les observations II, III, IV, V, etc., nous permettent encore d'apprécier l'influence de l'attaque elle-même sur la température. Qu'y voyons-nous, en effet ? Prenons seulement l'observation I comme type. Au moment des attaques, la température était à 37°,4, 37°,8. Dans un instant de répit la température était tombée à 37°, 37°,2 pour remonter à 37°,8 au moment des prodromes, et à 38° au moment d'une attaque.

Dans l'observation I la température était tombée le 27 à 39°, à 11ʰ,40 et à 12ʰ,40 la température était remontée à 39°,8 au moment d'une attaque : à 3ʰ,25 soir prodromes d'attaques. T. 39°,9. On pousse à ce moment la chloroformisation qu'on maintient jusqu'à 6ʰ soir. A ce moment la température est à 37°,3. On cesse l'anesthésie, et à 7ʰ,45 soir apparaît une nouvelle attaque pendant laquelle la température monte à 39°. Cette même observation nous renseigne encore sur la marche de la température au moment où la maladie convulsive est terminée, car *elle nous montre que la température s'est abaissée successivement après les attaques*, pour remonter, il est vrai, les jours suivants, à cause d'accidents survenus dans les jours de couches, mais cette *chute progressive de la température dans le cas de guérison* est bien démontrée dans les tracés suivants (Voir Pl. II, III, IV).

B) QUAND LA MALADIE DOIT RE TERMINER PAR LA MORT — Nous venons donc de voir que le nombre, la fréquence et même l'intensité des accès convulsifs ont une grande influence sur la marche de la température. Aussi pouvons-nous dire qu'en général, plus il y a d'accès, plus ils sont rapprochés, plus la température monte rapidement et se maintient élevée, surtout si la maladie doit se terminer par la mort.

Pour en être convaincu, il suffit de jeter les yeux sur les tracés thermométriques de la planche VII. Voici le résumé de l'observation VIII, dont le tracé thermométrique est représenté dans cette planche à la fig. II :

Primipare enceinte de 7 à 8 mois. Plusieurs attaques avant son entrée à l'hôpital. Trois accès depuis l'entrée jusqu'à midi. Malgré la saignée et l'accouchement, les accès continuent et la malade meurt.

La température a suivi la marche suivante :

12 janvier. — T. vaginale avant la saignée, 38°,2.

        Midi, saignée de 400 grammes.

        1 h. soir, accès. T. v. 38°,4.

        4 h.,   —

        4 h. 45,   accès nouveaux. T. v. 39°,6.

        5 h.,   accès.

        5 h. 20,   —

        5 h. 40,   —

        6 h.,   —

6 h. 45, 7 h. 30, 7 h. 45, accès.

9 h., accouchement terminé.

9 h. 20, stertor. T. v. 40°.

10 h.,   accès.

10 h. 30,   —   T. v. 39°,6.

11 h. 5,   —

13 janvier.—12 h. 35, coma, stertor. T. v.   39°,6.

9 h. matin,   »   40°,9. Sangsues.

10 h., même état.   »   39°,6.

11 h.   »   3°,4.

3 h. soir.   »   40°,6.

4 h. 35.   »   41°,2.

8 h. 15.   »   41°,2.

10 h. 30.   »   41°,5.

Minuit 25.   »   41°,8.

14 janvier. — 5 h. 30 matin, *mort*.

9 h. matin (3 h. 1/2 après la mort) T. v. 42°,1.

On voit donc par là que la température s'est élevée presque régulièrement jusqu'à la mort, et même après la mort.

Quelquefois, la température s'élève encore beaucoup plus après la mort. Ainsi dans l'observation IX (voir Pl. VIII, fig. II), la température était, à 7 h. 45, à 41°,8 ; la mort survint à 9 h. 40, et la température monte successivement de 42°,9, dix minutes après la mort, jusqu'à 43°,1 à 11 h. 25, c'est-à-dire 1 h. 85 minutes après la mort.

C) COMMENT EXPLIQUER L'ÉLÉVATION DE LA TEMPÉRATURE DANS L'ÉCLAMPSIE. — THÉORIES. — Nous allons montrer que cette élévation de la température *post mortem* n'est pas spéciale à l'éclampsie, et s'observe aussi parfois dans le cas de tétanos. M. Peter l'avait déjà signalé à la Société de médecine des hôpitaux en 1868, et avait combattu la théorie de Leyden.

I. *Théorie de Leyden*. — Ce dernier avait expliqué, par le principe de la transmutation des forces, l'accroissement de température dû aux convulsions toniques. Toute contraction musculaire se transforme en chaleur ou en mouvement ; ces deux résultats sont complémentaires l'un de l'autre, de telle sorte qu'au plus petit mouvement produit correspond la chaleur la plus grande. Dans les convulsions toniques, le mouvement étant nul, la chaleur est maxima : de là une élévation de température.

Cette explication ne rendait compte que d'une partie du phénomène : elle ne montrait pas, en effet, comment la température croît jusqu'au moment de la mort, et même après que tout signe de vie a disparu.

II. *Théorie de M. Peter*. — M. Peter (1) partant de ce point que, dans le cas dont il s'agit, la mort a lieu par asphyxie, fait intervenir une autre cause qui trouve sa raison d'être, comme la précédente, dans les données de la physiologie.

D'une manière générale, l'élévation de la température peut tenir, ou à une production plus grande de calorique, ou à une déperdition moins considérable du calorique produit. Or, un être vivant perd de sa chaleur par le rayonnement, par le contact, par la transpiration, par la respiration, etc.

Pour ce qui concerne la respiration, la cause du refroidissement est double : d'abord l'introduction dans les poumons d'un air dont la température est inférieure à celle du corps, ensuite l'évaporation qui se produit à la surface pulmonaire. Cette cause de refroidissement est très-considérable : si elle est diminuée ou supprimée, et que les actions nutritives interstitielles persistent au même degré qu'auparavant, il est évident que la température générale devra s'élever. Or, c'est ce

---

(1) Peter. — *Leçons sur l'éclampsie puerpérale, etc.* (Arch, de Tocol., 1875, p. 97.

qui arrive dans l'asphyxie : *moins de calorique perdu*, partant augmentation du calorique produit dans les capillaires généraux, c'est-à-dire élévation de la température.

Il y a dans cette interprétation des faits observés deux termes à considérer : d'abord la diminution ou la disparition d'une cause de refroidissement, tout le monde accordera ce premier point, ensuite la persistance des actions ou des combustions moléculaires à l'aide de l'oxygène précédemment emmagasiné : ceci a besoin d'une démonstration, d'autant mieux que jusqu'à présent le refroidissement du corps a été regardé comme un des symptômes ou plutôt un des résultats de l'asphyxie. Ainsi Cl. Bernard (1) a montré, que lorsqu'on lie la trachée à un animal, on voit la température s'élever de 2-4 degrés, pendant les 4 ou 5 minutes qui suivent l'opération, ensuite la température baisse. Cl. Bernard a démontré aussi chez les animaux cet abaissement de la température dans le cas d'asphyxie par le charbon, tandis que Portal a signalé une élévation considérable dans ce même cas, et dit mieux, que les cadavres conservent leur chaleur pendant un temps assez long. Voici ce qu'a écrit et professé M. Tardieu :

« Si l'asphyxie est opérée très-lentement, on voit survenir dans la nutrition de l'animal tous les troubles, qu'amènent les dépressions organiques quelconques : refroidissement, suppression de sucre du foie, etc. »

Ainsi donc tout le monde sait qu'à l'état physiologique, l'arrêt de la respiration augmente la température du sang, tandis qu'une accélération dans les mouvements respiratoires la diminue. En est-il de même à l'état Pathologique, et dans cette période ultime, où tous les actes nutritifs paraissent frappés d'anéantissement ? Là est le nœud de la question. Enfin n'y

-----

(1) Cl. Bernard. — *Calorification dans l'asphyxie* (Gaz. méd. de Paris, 1873, p. 490).

a-t-il pas après la mort un travail chimique assez rapide : car MM. Vulpian et Carville, après la mort d'animaux par l'oxyde de carbone, ont constaté la coloration rouge-cerise du cœur, muscles, etc. ; les animaux restèrent ouverts et exposés à l'air, et au bout de 1 heure, la coloration était devenue plus sombre.

CONCLUSIONS

De ce qui précéde, il résulte que nous pourrons reproduire les conclusions de M. Dieudé, mais nous y apporterons ici des restrictions et là des additions.

I. — Dans la grande majorité des cas, la température monte depuis le début des accès jusqu'à la fin, mais il peut se faire aussi, beaucoup plus rarement, il est vrai, qu'elle reste stationnaire ou baisse malgré les accès.

La température monte le plus souvent à son maximum pendant les convulsions toniques pour diminuer légèrement (2/10 à 3/10 de degré) pendant les convulsions cloniques.

II. — Dans l'intervalle des accès la température se maintient à un chiffre élevé, et au moment des convulsions on enregistre une légère ascension de la colonne mercurielle.

On rencontre quelquefois après plusieurs attaques une température normale ou hyponormale (35°,6) ; mais la température ne se maintient pas à ce niveau, avec les attaques suivantes ou plutôt dans l'intervalle qui sépare quelques attaques, elle atteint les chiffres élevés que l'on observe habituellement.

III. — Enfin si l'état de mal éclamptique doit se terminer par la mort, la température continue d'augmenter, et parvient à un chiffre très-élevé : si au contraire les accès disparaissent, et si le coma diminue ou cesse d'une manière définitive, la température s'abaisse progressivement et revient à un chiffre normal. Il peut arriver aussi cependant que la température commence à baisser avant la cessation des accès.

Dans l'état de mal éclamptique, la température se maintient le plus souvent entre 37°,8 et 40°, et peut même dépasser 41° après la mort pour atteindre 42° ou 43°.

Le pouls suit assez exactement la marche de la température : sa fréquence ordinaire est de 100 à 140 pulsations et quelquefois de 160 pulsations.

CHAPITRE III

VALEUR DE LA THERMOMÉTRIE

AU POINT DE VUE DU

DIAGNOSTIC DIFFÉRENTIEL

de l'éclampsie puerpérale

Avant de formuler les conclusions auxquelles ont conduit les recherches thermométriques, nous croyons intéressant de signaler l'appoint fourni au diagnostic par les résultats de la thermométrie.

« Reconnaître l'urémie est un problème tantôt facile, tantôt difficile, quelquefois même impossible », écrit M. Al. Fournier (1). Cependant nous pensons que M. Bourneville est parvenu à faire voir, non pas que le diagnostic est toujours aisé, mais qu'il est au moins singulièrement facilité par l'étude de la température. Nous n'avons pas pour cela la prétention de rejeter les autres signes, qui concourent en pareille circonstance à poser un diagnostic. Évidemment non : seulement nous voulons prouver que les hydropisies, l'examen des urines, sur lesquels on base d'habitude le diagnostic, sont loin d'offrir le même degré de certitude que la température. Pour rendre cette démonstration plus frappante, supposons le *cas idéal*, mais qui peut se rencontrer dans la clinique, d'une femme atteinte d'une maladie de Bright, et qui devient enceinte. Elle a de l'œdème des jambes, ses urines sont plus ou moins albumineuses. Tout à coup, vers la fin de sa grossesse,

---

(1) Fournier. — *Loc. cit.*, p. 88.

elle est prise soit d'une attaque apoplectique, soit d'une attaque convulsive, puis elle tombe dans le coma.

La présence de l'albumine dans les urines, l'existence de
l'œdème des membres inférieurs, porteront à croire que l'on a
affaire à de l'urémie. Or cette maladie peut aussi bien être
une *hémorrhagie cérébrale* qu'une *éclampsie puerpérale*, etc.

Que nous apprend la *température?* Dans le cas où la malade
serait affectée d'urémie, la température descendrait au-dessous des chiffres physiologiques et baisserait de plus en plus.
Dans le cas d'une *hémorrhagie cérébrale*, au contraire, après
être tombée momentanément au-dessous du taux normal, la
température remonterait au-dessus et atteindrait, dans un
temps variable, un degré même hyperpyrétique. On peut
s'en convaincre en se rapportant aux nombreux travaux d'aujourd'hui qui le démontrent surabondamment (notamment
ceux de MM. Bourneville, Charcot). Est-ce enfin une *éclampsie
puerpérale* qu'on a sous les yeux ? La température ne baissera
pas d'une manière continue, comme dans l'urémie, elle ne
descendra pas non plus (c'est rare) momentanément pour s'é-
lever ensuite comme dans l'hémorrhagie cérébrale : mais dès
le début, le plus souvent elle sera au-dessus de la température
normale et elle continuera de monter jusqu'à la terminaison
des accidents, c'est-à-dire qu'il y aura une augmentation
notable de la température, contrairement à l'opinion de
M. Jaccoud (1), qui veut qu'il *y ait absence de fièvre* dans l'é-
clampsie.

D'un autre côté, il faut savoir que l'examen des urines est
sujet à caution. « L'urine, il faut se rappeler, a fort bien dit
M. Fournier, a aussi ses anomalies dans la maladie de
Bright. L'albumine, par exemple, peut faire défaut à des ins-

---

(1) Jaccoud. — *Traité de Pathologie interne*, t. II, p. 603, Paris, 1871.

tants donnés.... » Nous ajouterons qu'il en est de méme parfois dans l'éclampsie puerpérale. A cet égard, la température
ne nous trompe pas, et nous présente des garanties meilleures.
Nous établirons le diagnostic différentiel de l'éclampsie.

A. DANS LA PÉRIODE CONVULSIVE, c'est-à-dire avec les affections convulsives, comme l'urémie, l'épilepsie, l'état de mal
épileptique, l'hystérie, l'hystéro-épilepsie.

URÉMIE. — Au début, on note un abaissement de température dans l'urémie, et une élévation de température dans
l'éclampsie puerpérale. Dans le cours de l'urémie, la température baisse progressivement, tandis que dans le cours de l'état
de mal éclamptique, elle s'élève de plus en plus, à partir de
l'éclosion des accès et cela avec une grande rapidité. Ces différences s'accentuent aux approches et au moment de la mort ;
dans l'urémie (voir notre Pl. IX, fig. I, tracé qui se trouve
donné *in Arch. Tocol.* 1875, p. 205), la température descend
très-bas, bien au-dessous du chiffre normal (32°,2 et quelquefois à 28°,1) : dans l'éclampsie puerpérale elle arrive au
contraire à un chiffre très-élevé, même après la mort (43°).

Ce sont là à peu près les conclusions à M. Bourneville :
mais elles sont trop absolues pour la marche de la température de l'urémie, notamment si on considère la première, où
il est dit : « au début on note un *abaissement* de la température dans *l'urémie*, et une *élévation* de la température dans
l'éclampsie puerpérale (1). Nous l'avons montré pour l'éclampsie, et nous allons le faire pour l'urémie. Nous avons eu l'occasion en décembre 1878 dans le service de notre maître,
M. Bernheim, d'étudier la marche de la température dans
un cas d'urémie (forme comateuse) survenue à la suite
d'une néphrite mixte ancienne (voir Pl. IX, fig. II). Le pre-

____

(1) Bourneville. — *Loc. cit.*, p. 239.

mier jour les températures vaginale et axillaire ont oscillé entre 38° et 39°, tandis que le 2ᵉ jour et surtout le 3ᵉ jour la température axillaire seule s'est abaissée rapidement et régulièrement avant comme après la mort pour tomber à 34°,6 (on avait laissé le cadavre bien couvert dans un lit jusqu'à 5 heures après la mort pour éviter toute perte de calorique) ; la température vaginale s'est maintenue longtemps au même taux avant la mort qu'après ce moment fatal, c'est-à-dire à 38°,8 le 3ᵉ jour jusque 2 heures après la mort, pour descendre ensuite à 35°,8.

Donc *au début de l'urémie la température peut encore rester à un taux élevé*, et ne s'abaisser que les jours suivants. On n'eût point remarqué ce fait particulier si on n'avait eu soin de faire de nombreuses et non une ou deux mensurations thermométriques tous les jours.

ÉPILEPSIE ET ÉTAT DE MAL ÉPILEPTIQUE. — A l'exemple de M. Bourneville (1), nous ferons une distinction entre les mots *épilepsie* et *état de mal épileptique*. Nous dirons qu'un individu est en *état d'épilepsie* et non en *état de mal* épileptique, quand les accès se reproduisent toutes les semaines, tous les jours, ou même plusieurs fois par jour. Par *état de mal épileptique*, nous dirons que c'est cet état caractérisé par la répétition, pour ainsi dire, des accès qui souvent deviennent subintrants : par un collapsus variable en degré, pouvant arriver jusqu'au coma absolu sans retour de la lucidité ; par la fréquence du pouls et de la respiration, et par une élévation considérable de la température, élévation qui persiste dans les cas où il y a de brefs intervalles entre les accès convulsifs. Nous allons donc examiner la marche de la température dans l'épilepsie, puis dans l'état de mal épileptique.

____

(1) Bourneville. — *Loc. cit.,* p. 313.

I. *De la température dans les accès isolés d'épilepsie (épilepsie ordinaire)*. — De nombreux auteurs ont constaté les modifications de température dans l'épilepsie : les uns, comme Campton (1), Williams (2), Alvarengar (3), Gibson (4),

Charcot et Bourneville (5), Aug. Voisin (6), Wunderlich (7), ont rapporté de précieuses indications sur la température durant l'accès épileptique ; d'autres comme Clouston (8) se sont occupés de la température en dehors des accès. Malgré de légères dissidences entre ces auteurs, on peut néanmoins dire à M. Bourneville :

1° « *Sous l'influence des accès d'épilepsie la température s'élève légèrement*. » L'écart qu'elle subit, varie entre 0°,2 et 1 degré au plus. Nous avons vu un malade (température normale 36°,6) présenter pendant le cours d'une attaque épileptique 38°,6. C'est là le maximum le plus fréquent, car le plus souvent la température pendant les attaques ne dépasse guère 38°. Nous ajouterons encore :

2° « *L'accès terminé, la température baisse pour n'augmenter qu'au moment d'une nouvelle erise*. » — Ce point seul sert a différencier l'épilepsie de l'état du mal épileptique, et surtout de l'éclampsie puerpérale. Donc toutes les fois que l'on se trouvera en face d'un malade qui aura un accès convulsif d'un

---

(1) Campton. — *Température in acute Diseases, London, 1866.*

(2) Williams. — *Medical Times, 1867, n° 896.*

(3) Alvarenga. — *Précis de thermométrie générale, 1871, p. 117.*

(4) Gibson. — *Clinical cases illustrative of the value of the Thermometer as a means of Diagnosis in Diseases of the Nervans system* (The Journ. of mental science. Vol. XIII, p. 497.

(5) Charcot et Bourneville. — *Revue photographique des hôpitaux de Paris, 1869,* p. 165. — Bourneville. *Études de thermométrie clinique dans l'hémorrhagie cérébrale et dans quelques autres maladies de l'encéphale.* Paris, 1870.

(6) Aug. Voisin. — *Dict. de méd. et chir. pratiques,* t. XIII, p. 588.

(7) Wunderlich. — *Loc. cit.*

(8) Clouston. — *Observations on the temperature of the Body in the Insane* (The Journ. of mental science, vol. XIV, p. 34.)

diagnostic douteux, on aura avantage à recourir au thermomètre et si, après un accès isolé, la température baisse, pour revenir au chiffre physiologique on pourra supprimer des hypothèses possibles, celle d'une éclampsie puerpérale.

II. — *De la température dans l'état du mal épileptique.* — Nous nous hâtons de dire que l'utilité pratique du diagnostic différentiel de l'éclampsie puerpérale et de l'état du mal épileptique n'est pas bien réelle : en effet la grossesse suspend toujours ou presque toujours les attaques épileptiques, comme l'enseigne depuis longtemps M. Stoltz. Les médecins aliénistes sont du même avis, ainsi M. Laforgue (1) ajoute encore que les femmes épileptiques n'ont pas d'attaque d'éclampsie pendant l'accouchement ou que du moins le travail de l'accouchement ne provoque pas d'attaque.

L'éclampsie reconnaît au contraire pour causes déterminantes la grossesse et la parturition. D'un autre côté les éléments du diagnostic autres que ceux fournis par le thermomètre, ne font pas défaut, et sont importants à connaître. Ainsi dans l'état de mal épileptique il n'y a généralement ni albumine dans les urines, ni œdème des membres, ni bouffissure de la face. Si ces symptômes existaient c'est que cette épilepsie serait compliquée du mal de Bright.

M. Blot n'a pas trouvé d'albumine dans les urines de 4 femmes grosses et atteintes d'attaques épileptiques. Cette absence d'albumine pendant les attaques épileptiques, et en dehors de la grossesse a été bien démontrée par MM. Moreau (de Tours), Sailly, son élève (2), Otto (3). Notre ami, le Dr Mabille, médecin adjoint à l'asile d'aliénés de Blois, a bien voulu, à notre demande, répéter les mêmes recherches et est

(1) Laforgue. — *Annales medico psych*, 1869, 5e série.

(2) Sailly. — *Thèse de Paris*, 1869.

(3) Otto. — *Berlin. Klin. Wochens.*, n° 41, p. 609. 1876.

arrivé au même résultat. D'ailleurs ne pouvons-nous pas trouver dans les éléments de l'histoire des deux maladies (épilepsie et éclampsie), c'est-à-dire les antécédents, la durée, le pronostic et le traitement d'autres caractères particuliers à chacune d'elles qui nous permettent de faire le diagnostic différentiel.

En effet il sera souvent facile de se reporter aux antécédents, et l'on pourra noter alors l'absence ou l'existence d'accès épileptiques antérieurs. Au point de vue de la durée, on peut dire que l'éclampsie n'est qu'une affection passagère, naissant sous l'influence de causes assez appréciables, se dissipant quand l'action de ces causes (c'est-à-dire la principale cause, la grossesse) cesse, tandis que l'épilepsie ne guérit jamais.

Quant au pronostic, M. Aubenas, dans sa traduction de Nægele, assure que les attaques épileptiques survenant pendant la grossesse, l'accouchement et la puerpéralité ; ne sont, en général, préjudiciables ni à la mère, ni à l'enfant, et cependant il relate un cas de Kiwisch où un seul accès d'épilepsie pendant la parturition amena la mort.

Desormaux, Laforgue, John S. Parry (1) prétendent que les enfants des mères épileptiques sont généralement vivants, bien développés et bien portants au moment de leur naissance.

Il n'en est pas de même chez les éclamptiques. Les attaques qui surviennent pendant la grossesse sont souvent la cause de la mort des enfants. L'éclampsie, très-grave pour la mère, dont elle compromet l'existence à toutes les époques de la grossesse et de l'accouchement, est très-nuisible à l'enfant pendant tout le temps de la gestation. Enfin veut-on des différences tirées du traitement ? Elles sont encore plus frap-

---

(1) John S. Parry. — *American Jour.*, *of obtet.* VIII, p. 257, 1875. — Voir *Schmidt's Jahrbucher der in und auslœndischen gesammten Medicin*, 1875, p. 150.

pantes. On ne guérit pas l'épilepsie, quelque traitement que
l'on emploie, et par les émissions sanguines moins encore
que par toutes les autres médications. Tous les accoucheurs
s'accordent à reconnaître surtout, les uns, la saignée, les
autres, le chloroforme, dans l'éclampsie puerpérale, non pas
que nous voulions dire que dans les émissions sanguines où
l'anesthésie gise toute la thérapeutique de l'éclampsie. On
sait, en effet, depuis longtemps, que la première indication,
c'est de terminer le travail de l'accouchement et d'extraire
l'enfant. Baudelocque et Nægele vont même plus loin et prétendent qu'un traitement antiphlogistique très-énergique fait
avorter l'accès éclamptique pendant la grossesse.

D'un autre côté, Moreau (de Tours) a soumis ses malades de
Bicêtre aux inhalations de chloroforme et n'a pas réussi à
arrêter les attaques d'épilepsie ni à les faire avorter, tandis que
Simpson, et surtout MM. Stoltz, Aubenas, Herrgott, Braun,
Chavilly-Honoré, Fauque et Spire ont montré que l'on pouvait
suspendre, éloigner et faire avorter les attaques d'éclampsie
au moyen de chloroformisations données à dose élevée, et
patiemment continuées. Quant aux signes donnés par le pouls
chez les épileptiques, on peut dire aujourd'hui avec M. Magnan (1), que les tracés sphygmographiques du pouls radial,
recueillis sur plusieurs épileptiques immédiatement après les
attaques, ne présentent pas jusqu'aujourd'hui des caractères
suffisamment tranchés, pour permettre d'affirmer, d'après
ces signes, comme l'a fait M. Voisin (2), l'existence ou non
de l'épilepsie, notamment dans le cas de simulation. Le pouls
chez les épileptiques offre, après l'attaque, un peu plus de

---

(1) Magnan. — *Des rapports entre les convulsions et les troubles circulatoires et cardiaques dans l'attaque d'épilepsie* (Soc. de Biol. 14 avril, 1867.)

(2) A. Voisin. — *De l'épilepsie simulée, et de son diagnostic par des caractères sphygmographiques du pouls* (ann. méd. psych., 1869, 5e série, t. II, p. 105.)

fréquence et de force, mais le tracé sphygmographique présente les mêmes caractères chez des individus bien portants à la suite d'un exercice modéré (Magnan).

Donc, l'existence d'accès épileptiques antérieurs, l'absence d'albumine, la longue durée de l'épilepsie, les résultats nuls du traitement dans l'épilepsie quant à la saignée et au chloroforme, ce sont là les véritables éléments de diagnostic dans l'épilepsie, et les indications, données par la thermométrie, ne jetteront, le plus souvent, que peu de lumière sur la nature de la maladie, car la courbe de la température, dans l'état de mal épileptique, est la même que celle de l'éclampsie puerpérale ; elle monte progressivement, s'arrête et descend progressivement après la cessation des attaques. Cependant, il est un cas où le thermomètre peut permettre d'établir le diagnostic ; c'est lorsque l'état de mal épileptique présente les deux périodes *convulsive* et *méningitique* décrites par MM. Delasiauve (1) et Bourneville (2). La fig. I (pl. X) concernant une malade qui a eu un état de mal de moyenne intensité, se compose de deux segments bien distincts, ce qui justifie la division en périodes, désignées ci-dessus. Dans le premier segment, qui appartient à la période convulsive, la température s'élève à 38°, puis à 39°6, pour descendre ensuite à 37°,8. Le pic (39°,6) correspond au maximum des accès.

Dans le second segment du tracé, nous voyons la température monter, mais beaucoup plus lentement que dans le premier, de 37°,8 à 40°,4 et enfin retomber assez vite à 37°,2. Ce segment représente le tracé thermométrique de la période consécutive ou méningitique. (Voir obs. XXXIII) (3).

____

(1) Delasiauve. — *Traité de l'épilepsie.*
(2) Bourneville. — *Loc. cit.*, p. 313.
(3) Bourneville. — *Loc. cit.*, p. 285, 289.

Donc, dans la période convulsive, la température s'élève depuis le commencement des accès jusqu'à la fin, de 38° à 39°,6 (obs. XXXIII), par exemple. A ce moment, deux cas peuvent se présenter : la mort se produit ; elle a lieu alors à la fin de la période convulsive, *où la température baisse*. Si la température baisse, ou bien cette rémission sera vraie et le malade guérira, ou bien cette rémission sera fausse et servira d'intermédiaire entre la période convulsive et la période méningitique. Dans ce dernier cas, la température qui, partie de 37°,6, s'est élevée jusqu'à 40°, puis est redescendue au-dessous de son point de départ, pour tomber à 37° (période intermédiaire), s'élève d'abord graduellement par suite des accidents de *decubitus aigu*, pour redescendre jusqu'au moment du vrai début de la période méningitique ; alors, à ce moment, la température s'élève subitement de nouveau et atteint un fastigium égal et supérieur au premier (celui-ci était à 40°, et le second est d'abord à 40°4, puis finalement à 41°). (Voir obs. XXX, p. 264, fig. 31 (1), et notre planche 10, fig. 2). Dans cette élévation qui succède ainsi à cette chute de la température, n'y a-t-il pas une indication thermométrique d'une grande valeur diagnostique.

Donc, on pourrait dire : dans le cas où, chez une femme enceinte supposée en état de mal éclamptique, la température subirait d'abord une élévation propre à confirmer ce diagnostic, s'il se produisait ensuite une dépression suivie d'une élévation subite, rattacher les accidents à la période méningitique de l'état de mal épileptique.

HYSTÉRIE ET HYSTÉRO-ÉPILEPSIE. — Dans *l'hystérie ordinaire*, la température ne paraît pas subir de modifications pendant les attaques, si nous croyons M. Bourneville. Cepen-

---

(1) Bourneville. — *Loc. cit.*, p. 264-270.

dant nous avons vu cette année au n° 1, salle Sainte-Anne,
une jeune fille atteinte d'hystérie, où, le nombre des attaques
variant entre 20-30 par jour, la température a subi de légères
modifications sous l'influence de ces attaques. Ainsi avant
l'attaque, T. axillaire, 37°, et après l'attaque, 37°,6, 37°,8, 38°.

Dans *l'hystéro-épilepsie, la température s'élève pendant les
attaques plus ou moins haut*, mais une fois l'accès passé, elle
descend progressivement au chiffre physiologique.

Donc, il est facile de différencier l'éclampsie de l'hystérie,
car dans cette dernière maladie, il n'y a généralemant pas
d'augmentation de la température.

Quant à l'hystéro-épilepsie, nous dirons que si la température s'est élevée pendant l'accès, puis baissé pour revenir au
chiffre physiologique, il faut écarter l'hypothèse d'une éclampsie puerpérale.

Nous ne parlerons pas du diagnostic différentiel de la catalepsie avec l'éclampsie, car la première possède des caractères assez tranchés, qui suffisent pour établir le dsagnostic,
c'est-à-dire le corps entier placé dans la position précise où il
a été atteint dès le début de l'accès, ou bien encore dans celle
qu'on lui fait prendre. La durée de l'attaque peut être longue;
il n'y a pas de coma, ni de modifications de la température.
Quant au tétanos, le diagnostic est facile, car il ne présente que des convulsions toniques, et non cloniques, qui
se répètent à des intervalles plus ou moins rapprochés. Au
reste, la température s'élève pendant les attaques, comme
dans l'éclampsie, et s'élève même après la mort. Mais le thermomètre, tout en n'indiquant pas de marche spéciale de la
température, fournit de bons renseignements, car il nous permet de constater l'élévation considérable de la température.
Le pouls, au contraire, bat souvent avec lenteur et se trouve
ainsi en discordance avec la température.

INTOXICATION. ÉPILEPSIE SATURNINE. — Les empoisonnements donnent aussi lieu à des convulsions, que Braun a bien étudiées et bien différenciées de l'éclampsie. Le seul dont les convulsions paraissent se rapprocher de l'éclampsie, c'est *l'empoisonnement par le plomb*. M. Depaul cite dans sa clinique un cas où on ne put déterminer la nature des convulsions que par l'existence d'un liseré brunâtre sur les gencives, et par les antécédents de la malade qui était polisseuse en caractères. Dans un cas semblable, nous avons vu que la température présentait la même marche que dans l'épilepsie à accès isolés. Il est donc inutile de répéter ce que nous avons dit à propos du diagnostic différentiel de l'éclampsie avec l'épilepsie. Seulement nous ajouterons que dans l'empoisonnement par le plomb, il est un signe important à connaître, c'est le tracé sphygmographique du pouls qui est tricrote. Dans ce tracé, la montée est presque verticale, le sommet assez aigu et le polycrotisme est exagéré ; parfois le sommet est large, arrondi, et l'on peut rencontrer un tremblement spécial, une irrégularité qui démontre l'ataxie du cœur.

On peut encore rencontrer des accidents convulsifs, épileptiformes ou éclamptiformes, comme dans le cas de *tumeur cérébrale*. Si ces accidents surviennent chez une femme grosse, on peut se laisser induire en erreur et croire à une éclampsie, quand au contraire l'hypothèse de tumeur cérébrale devrait être acceptée.

TUMEUR CÉRÉBRALE. — M. Dieudé (1) rapporte dans sa thèse inaugurale un cas de tumeur cérébrale d'origine hémorrhagique chez une femme primipare, âgée de 22 ans et enceinte de sept mois.

Voici les renseignements fournis par le mari de cette femme :

____

(1) *Loc. cit.*, p. 42.

« Depuis un an, elle aurait dû cesser de faire des ménages, tant elle se trouvait faible, elle était devenue enceinte en mai et avait commencé, dès cette époque, à déraisonner par moments ; puis dès les premiers jours de novembre, elle dut rester au lit, car elle ne pouvait plus se tenir debout. A la fin du mois, elle eut de l'incontinence des urines et des matières fécales. Les premières convulsions se montrèrent le 2 décembre. Deux médecins appelés crurent à de l'éclampsie et conseillèrent à la famille de l'amener à la Maternité, où, dirent-ils, on l'accouchera et tous les accidents disparaîtront. Le mari nie la syphilis. Cette femme est apportée à l'hôpital le 4 décembre, dans un état de prostration profonde. Les urines ne sont pas albumineuses.

T. A. 37°,2. P. 80. Le lendemain seulement, 5 décembre, se déclarent des accès convulsifs, caractérisés par une période tonique de courte durée, et une période de coma.

La malade a de nombreuses attaques (6 au moins).

5 décembre soir. T. 37°,3. P. 84.

Un accès dans l'intervalle.

6 décembre soir. T. 37°,3. P. 80.

Dans la nuit, cinq attaques.

La malade meurt le 9 décembre, à 8 h. matin.

Pendant la nuit du 8 au 9 décembre, les attaques étaient devenues subintrantes, et la température était montée à 40°. On pratique l'opération césarienne cinq minutes après la mort, et on extrait un enfant en état de mort apparente, qui meurt deux heures après avoir été ranimé.

A l'autopsie, on trouva une tumeur centrale d'origine hémorrhagique, enveloppée de caillots et implantée sur la paroi latérale et supérieure du ventricule latéral droit. La nature hémorrhagique de cette tumeur a été confirmée par l'examen microscopique. »

Ch. Hypolitte.   23

Si on porte un coup d'œil sur la marche de la température, on voit qu'après de nombreuses attaques la température était de 37°,2 : si nous avions eu affaire à l'éclampsie, elle eût été beaucoup plus élevée. Du reste, les accès se reproduisent dans la nuit du 5 au 6 et la température ne monte pas davantage ou très peu, 1/10 de degré. Ce n'est qu'au moment où la malade approchait de sa fin que la température est montée.

On pouvait dès lors penser que cette femme n'était pas éclamptique. L'autopsie, en effet, démontra l'existence d'une tumeur cérébrale d'origine hémorrhagique.

MÉNINGITE CÉRÉBRO-SPINALE. — M. Dieudé (1) rapporte encore plus loin un cas où le thermomètre a pu rendre des services au point de vue du diagnostic. Il s'agissait d'un cas de *méningite cérébro-spinale* chez une femme grosse et à terme. Elle présentait tous les prodromes de l'éclampsie, c'est-à-dire de la céphalalgie, des vomissements, mais pas d'œdème, ni d'albuminurie. Au moment de son entrée à l'hôpital des cliniques le 26 mars 1875, on constate de la photophobie, un prolapsus de la paupière supérieure gauche, du strabisme, des mouvemeuts fibrillaires des muscles de la face, un tremblement de la langue, une contracture prononcée des muscles de la nuque, une hypéresthésie générale, surtout le long du rachis, la station debout impossible. La tête est fortement inclinée en arrière et enfoncée entre les épaules. Voici la marche de la température.

Le 26 au soir, T. axillaire, 41°   P = 84
Le 27 au matin, T. A.   39°,4
    —   soir, T. A.   41°,2
Le 28 au matin, T. A.   40°
    —   soir, T. A.   41°

----

(1) *Loc. cit.*, p. 46.

Accouchement naturel le 29 à minuit et demi — mort le 30 à 5 heures du matin — absence de mouvements convulsifs.

Certains symptômes, céphalalgie, etc., auraient pu faire croire que l'on avait affaire aux prodromes d'une éclampsie : aussi M. Depaul, émit-il, avec réserve, l'hypothèse d'une éclampsie puerpérale. Au reste la température vint démontrer qu'il n'en était rien.

Le 1er jour, malgré l'absence d'accès, la température était au soir à 41° : or on sait que la temperature peut monter avant le premier accès, mais pas à un chiffre aussi élevé. Aussi ce chiffre élevé de la température, joint *au peu de fréquence du pouls* (84 pulsations par minute), pouvaient faire rejeter le diagnostic éclampsie, car dans cette affection le pouls suit la marche de la température, comme le démontrent toutes nos planches. Enfin la rémission matinale le 27 et la recrudescence vespérale le 27 venaient encore plaider contre l'existence d'un cas d'éclampsie.

Après avoir établi le diagnostic différentiel de l'éclampsie dans la période convulsive, nous allons encore le faire dans la période comateuse.

B) DIAGNOSTIC DIFFÉRENTIEL DE L'ÉCLAMPSIE PENDANT LA PÉRIODE COMATEUSE.

Nous savons que les symptômes de l'éclampsie ont une physionomie et un entraînement qui permettent à un praticien instruit de caractériser la maladie qu'il a sous les yeux, mais nous savons aussi qu'il est des maladies qui lui empruntent quelques traits, et peuvent être confondues avec elle : nous venons de voir que les unes se rattachent à l'éclampsie par les convulsions, tandis que d'autres s'y rattachent par l'état comateux.

En effet le coma de l'éclampsie ressemble beaucoup au coma de l'hémorrhagie cérébrale, de la commotion cérébrale et de l'ivresse.

HÉMORRHAGIE CÉRÉBRALE. — Nous nous contenterons d'établir le diagnostic différentiel de l'hémorrhagie cérébrale avec l'éclampsie au moyen des indications thermométriques.

Quelles ressources pourrait-on tirer du thermomètre ? Au moyen des mensurations thermiques dans différents cas d'hémorrhagie cérébrale, M. Bourneville (1) est arrivé à classer les faits en trois groupes :

1° *Hémorrhagie cérébrale* foudroyante ou hémorrhagies multiples se succédant coup sur coup, conditions dans lesquelles on ne constate que l'*abaissement initial* de la température.

2° *Hémorrhagie cérébrale* se terminant par la mort en 10, 15, 20 heures, etc., circonstance dans laquelle on observe : a) *un abaissement initial* de la température : b) une *élévation rapide* et considérable de la température (voir notre planche XI, fig. I, c'est-à-dire fig. 2, p. 37 (Bourneville).

3° *Hémorrhagie cérébrale* aboutissant à la mort seulement au bout de quelques jours, cas dans lequel on note : a) *un abaissement initial* de la température : b) une période stationnaire caractérisée : α par une ascension légère et momentanée de la température : ϐ par des oscillations limitées de la température autour du chiffre physiologique : c) *une période ascendante* (méningitique) de la température (voir notre pl. XI, fig. II, c'est-à-dire fig. 3, p. 44 (Bourneville).

Donc on peut dire que dans l'hémorrhagie cérébrale il y a au début un abaissement de la température, mais suivi bien-

---

(1) Bourneville. — *Loc. cit.*, p. 116-117.

tôt d'une élévation considérable. Si par conséquent on a affaire au commencement d'un coma dû à l'hémorrhagie cérébrale, le diagnostic sera possible, puisque dans ce cas il y aura abaissement, tandis qu'il y aurait élévation considérable, si le coma était éclamptique. Cependant si le coma de l'hémorrhagie était plus ancien, le thermomètre ne pourrait donner aucun moyen de diagnostic.

COMMOTION CÉRÉBRALE. — Dans ce cas l'absence de convulsions antérieures, l'existence des traces d'une chute ou d'un coup porté sur la tête suffisent à établir le diagnostic. Outre ces signes souvent insuffisants, le thermomètre permet d'en donner d'autres qui sont plus faciles à obtenir. Car il y a *abaissement de la température* dans ce cas, comme cela arrive à la suite des grands traumatismes d'après Demarquay (1) et Redard (2). D'autre part M. Magnon (3) sur des chiens trépanés, a vu, malgré neuf attaques épileptiques déterminées par l'essence d'absinthe, la température, qui avant l'expérience présentait 39°, tomber à 37°,5 en 1 heure.

---

(1) Demarquay. — *Sur les modifications imprimées à la température animale dans les grands traumatismes* (Compte rend. des séances de l'Acad. des sciences, 14 août 1840.)

(2) Redard. — *De l'abaissement de la température dans les grands traumatismes par armes à feu* (Archiv. gén. de Méd., janvier, 1872.)

(3) Magnan. — Mém. Soc. Biol., 22 février, 1873.

CHAPITRE IV

VALEUR PRONOSTIQUE

DE LA THERMOMÉTRIE DANS L'ÉCLAMPSIE

a) VALEUR PRONOSTIQUE RELATIVEMENT A LA MÈRE. — Nous venons de voir que, lorsqu'on se trouve en présence de malades atteints de mouvements convulsifs, on peut être fort embarrassé pour faire le diagnostic, et nous avons montré la valeur des mensurations thermométriques à ce sujet. Mais quand on se trouve en présence de femmes atteintes d'éclampsie, on est encore plus embarrassé quand il s'agit de savoir quels sont les cas graves, quels sont au contraire les sujets dont on peut, avec assurance, annoncer la guérison. Où encore trouver ce moyen indispensable? C'est dans l'étude de la température qui nous permet, non–seulement de préciser le diagnostic, mais encore de faire mieux, c'est–à-dire de juger du pronostic et du moment où l'intervention devient nécessaire. Nous n'irons pas aussi loin que M. Dieudé (1) qui nous dit : « Le degré de gravité de la maladie ne sera plus regardé comme subordonné au nombre ou à la gravité des attaques éclamptiques, mais à l'élévation plus ou moins grande de la température, considéré jusqu'ici comme le point capital l'accès se réduira donc en une donnée minime, d'où cette conclusion : *Au point de vue de la gravité du mal, l'accès n'est que peu de chose, la température est tout.* »

Nous nous contenterons de rapporter ce que l'ensemble des faits recueillis par d'autres et par nous a permis d'observer.

----

(1) *Loc. cit.*, p. 49.

Si nous mettons en regard les uns des autres les tracés thermométriques obtenus dans les cas de guérison et dans les cas de mort, survenant dans l'éclampsie puerpérale, nous pouvons formuler les deux règles générales suivantes de pronostic, confirmées par les observations :

I. — *Toutes les fois que la température, après avoir suivi la marche caractéristique (c'est-à-dire s'*ÊTRE ÉLEVÉE*) qui lui est propre dans l'éclampsie puerpérale, s'*ABAISSE PROGRESSIVEMENT*, porter un pronostic favorable.*

II. — *Si au contraire la température continue et persiste d'augmenter graduellement, parvient à un chiffre très-élevé (40°,5 — 42°), porter un pronostic défavorable, car dans ce cas le mal éclamptique se termine souvent par la mort.*

(*b*) VALEUR PRONOSTIQUE DE LA THERMOMÉTRIE RELATIVEMENT AU FŒTUS. — Le danger n'est pas moindre pour le fœtus que pour la mère dans le cas de convulsions éclamptiques : car pendant la vie intra-utérine l'être humain est exposé plus qu'il ne le sera jamais à aucune autre époque de son existence. Pour le comprendre, il suffit de penser aux nombreuses causes de mort qui le menacent, depuis la maladie des éléments, qui lui ont donné naissance, jusqu'à celle des organes éphémères, qui normalement le protègent ou le nourrissent : enfin aux traumatismes accidentels ou opératoires.

Mais dans le cas d'éclampsie cet être humain est encore aussi menacé de périr immédiatement après que pendant la vie intra-utérine : car ces enfants nés de mères éclamptiques ne sont-ils pas exposés après leur naissance à mourir soit par suite de convulsious, soit par sclérème, etc. ? Les statistiques nous montrent en effet que la mortalité des enfants dépasse encore celle des mères éclamptiques. Ainsi Merriman, sur 51 enfants nés dans ces conditions, a vu 34 morts. Scanzoni, sur 25 enfants en a vu survivre 9 et 16 sont morts. Il estime que pour se rapprocher de la vérité on peut dire que la *moitié* des enfants succombe, M. Blot relate 37 morts sur 58 enfants, c'est-à-dire les 2/3. Champion (de Bar-le-Duc) a vu 5 morts sur 10 enfants. Enfin M. Depaul, sur 132 éclamptiques, a vu 64 enfants morts, soit avant l'accouchement, soit après la naissance, soit après quelques jours d'existence.

Où donc trouver les véritables causes de cette mortalité si grande des enfants dans l'éclampsie puerpérale ?

Pour cela il faut connaître dans la pathologie fœtale les deux points suivants : *1° l'influence de l'augmentation de température de la mère sur la vitalité du fœtus : 2° l'état du sang maternel sur la vitalité du fœtus* (anhématosie).

Or ne trouvons-nous pas ces deux états réunis dans le cas de mal éclamptique ? Nous n'insisterons que sur le premier point, le second étant connu depuis longtemps. Nous pouvons dénoncer avec le thermomètre seul l'élévation de la température chez la femme éclamptique et par conséquent en appécier les effets.

Voyons donc *quelle est en général l'influence de la température de la mère sur la vitalité du fœtus.*

Hippocrate déjà avait démontré que les fièvres intermittentes exercent une influence incontestable sur le produit de la conception. Divers auteurs après lui rapportèrent des faits, dans lesquelles le fœtus donnait des signes manifestes de souffrance (accélération, puis diminution, et affaiblissement très-notable des bruits du cœur) au moment de chaque accès fébrile ; sa mort peut en être la conséquence, lorsqu'on n'apporte pas au mal le remède le plus prompt et le plus efficace, le quinquina et le sulfate de quinine. L'administration de ce dernier alcaloïde, dont on redoute à tort les effets, diminue et arrête au contraire les accidents chez la mère et le fœtus avec rapidité ; lorsqu'il est donné en temps opportun. Depuis longtemps on avait remarqué que les fièvres éruptives (rougeole, scarlatine, variole, fièvre typhoïde), les maladies aiguës des viscères, et principalement de l'entérite aiguë, des affections cérébrales de la pneumonie, sont de nombreuses causes d'avortement. Grisolle a vu la pneumonie provoquer l'avortement sur 12 femmes enceintes. Nous voyons donc là une élévation considérable de la température et son influence malheureuse sur la vie du fœtus. Hohl dès 1833 (1) avait remarqué qu'une élévation de la température chez la mère rend le pouls du fœtus plus fréquent. Huter en 1861 put dans 6 cas constater le même fait. Les observations de Fiedler (2), Hecker et Buhl démontrèrent que l'on peut constater des rémissions ou des exacerbations du pouls fœtal en rapport avec le pouls maternel, que la maladie de la mère soit communiquée ou non au fœtus, mais ce fut Kaminski (3) qui en 1866 rassembla sur ce sujet le plus de matériaux, et commença à entrevoir, en dehors de l'action spéciale de la maladie, l'influence nocive des hautes températures maternelles sur le fœtus. Il observa 87 cas de typhus et de fièvres récurrentes pendant la grossesse, 55 de ces cas se rapportent à la première moitié de la grossesse, 32 à la seconde. Dès que la température d'une femme arrivée au dernier terme de sa grossesse atteignait 40°, Kaminski observait du côté de l'enfant les manifestations morbides suivantes :

1° Accélération des battements du cœur qui, dans la majo-

---

(1) Hohl. — *Geburtshüfliche Exploration,* t. I, p. 85-90, Halle, 1833. — Art. Fœtus *in Encycl. Worterb. de méd. Viss.,* Bd. XII, p, 389., 1835.

(2) Fiedler. — *Uber das Verhalten der Fœtalpulses zur Temperatur und zum Pulse der Mutter bei Typhus abdominalis in Arch. der Heilkunde,* 1862.

(3) Kaminski. — *Contrib. à l'étude de l'influence du typhus et de la fièvre récurrente, sur la marche de la grossesse.* Moscou, 1866, *et in Moskauer méd. zeit,* 1867. Anal. in Petersb. méd. zeitung, p. 117, 1868.

rité des cas, était proportionnelle à l'augmentation de la température de la mère ;

2° Mouvements répétés de l'enfant.

Il vit, en outre, qu'une température de 42° ou 43° d'une certaine durée était toujours mortelle pour les enfants. Pour lui, le danger commence à 40° ; les fœtus meurent et peuvent rester encore dans le sein de leur mère un certain temps avant d'être expulsés. Aussi pense-t-il que, dans les maladies inflammatoires contractées par la mère pendant la grossesse, ce n'est pas la maladie qui tue le fœtus, mais bien la température.

Nous pensons que c'est aller un peu loin et qu'il faut tenir compte, dans ce cas, et de la violence des troubles généraux que ces maladies graves concomitantes de la grossesse apportent dans l'économie maternelle et fœtale, et de l'élévation de la température, qui croît généralement parallélement avec ces troubles généraux. En 1869, Winckel (1) rassembla des observations qui confirmaient les vues de Kaminski. On alla plus loin, et on voulut contrôler les faits cliniques par les données de la physiologie expérimentale. Max Runge (2), d'après les conseils du professeur Leyden, entreprit des expériences sur les animaux, qui furent placés dans un appareil qui lui permettait d'élever à volonté la température.

Des conclusions de Runge, il résulte que, dans toutes ses expériences faites sur des lapines pleines, *les fœtus périssent, quand la température atteint 41°5, quelle que soit la durée de cette température.* La limite extrême de la température non mortelle pour le fœtus est 40°5.

---

(1) Winckel. *Infl. de la température maternelle sur le pouls fœtal.* (*In Pathologie des Geburt.* Berlin, 1869, p. 196).

(2) Max Runge. *Untersuchung uber den Einfluss der gesteigerten Mütterlichen Temperatur in der Schwangerschaft auf das Leben der Frucht.* (*In Arch. f. Gynaek.*, bd. XII, H. 1, p. 16, 1877).

A l'autopsie, des fœtus morts après ces hautes températures, on constate les mêmes lésions que celles trouvées chez les adultes morts d'insolation, c'est-à-dire des ecchymoses sous-pleurales, sous-péricardiques, et une fois un foyer hémorrhagique dans les membranes, une dégénérescence graisseuse du foie.

Aussi pense-t-il que chez les femmes mortes d'insolation, de même que dans les cas de température élevée, la *section césarienne post mortem* est inutile, puisque le fœtus meurt avant la mère. Pour le prouver, il cite le fait suivant :

Une femme de 17 ans, arrivée au terme de sa grossesse, présentait une hémiplégie croisée droite des membres, gauche de la face, causée par une tumeur de la moitié gauche du pont de varole, mourut sans être accouchée. Le jour de sa mort, alors qu'elle était dans le coma complet, que la respiration était stertoreuse, etc., la température prise à 8 h. matin, était de 40°.

A ce moment le fœtus était vivant, ses pulsations cardiaques faciles à entendre et son rythme était normal. A partir de ce moment, la température monte rapidement et 3 heures après elle s'élevait à 43°,5. Au bout d'un quart d'heure, elle baisse de quelques dizièmes. Zweifel pratiqua immédiatement l'opération césarienne avec la plus grande rapidité ; l'enfant, du sexe masculin, *était à terme, mais mort*. Un thermomètre engagé 5 ou 6 minutes après l'extraction, dans l'anus de l'enfant, donna une température de 41°. Ici, l'enfant mourut entre 8 heures et 11 heures, quand la température dépassa 40°. En raison de ces faits Runge, comme Rose et Spiegelberg, se montre-t-il partisan de l'opération césarienne pendant la période agonique, quand la température dépasse 40°.

Depuis longtemps déjà M. le professeur Herrgott a enseigné,

dans son cours d'embryologie à la Faculté de Strasbourg, en 1864, que lorsqu'il s'occupait d'embryologie, et devait, par conséquent, faire couver artificiellement des œufs de poule, il avait vu l'évolution embryonnaire s'arrêter définitivement dès que la température avait dépassé 39°.

Malgré tous ces travaux, la question de l'influence des hautes températures sur le fœtus humain est loin d'être tranchée, bien qu'elle le soit quand il s'agit d'animaux. Néanmoins, on peut dire que la connaissance de la température dans l'éclampsie est indispensable à avoir dans l'intérêt de la mère et du fœtus. Si, en effet, nous examinons l'ensemble des observations thermométriques faites dans l'éclampsie, nous voyons que la température s'élève assez souvent à un chiffre très-élevé (40°,2, 41°,3). Dans un cas (obs. XVII, appartenant à M. Dieudé), nous voyons la température se maintenir à 40° jusqu'à la mort, et la femme meurt sans être accouchée. Dans l'observation XIX (M. Dieudé), la température oscille entre 40°,1 et 40°,8, pendant 6 heures de durée, et on extrait au forceps un enfant de 7 mois, et mort depuis peu d'instants avant l'accouchement.

Dans l'observation XVI, nous voyons aussi un enfant *mort* être extrait au forceps (T. 40°); les accès d'éclampsie étaient subintrants. Guérison de la mère.

Dans l'obs. XV (M. Dieudé), nous voyons au contraire un enfant *mort*, alors que la température n'était pas trop élevée (T. 38°); mais ici les accès convulsifs avaient été subintrants. Guérison de la mère.

Dans l'obs. VII (Dieudé) nombreux accès, température très-élevée (39°,6 à 4ʰ45 soir. 7 accès depuis ce moment jusqu'à 8ʰ30 soir ; 9ʰ20, T. 40°). A 8ʰ30 du soir naissance d'un enfant en *état d'asphyxie*, et bien vite ranimé. Mort de la mère.

Ainsi nous voyons 3 enfants venir *morts* alors que la température est restée élevée (T. 40-40°,9) et *un*, alors que la température était peu élevée (38°), mais que les accès étaient subintrants. Enfin un enfant est né dans un *état d'asphyxie*, alors que la température était entre 39°,8 et 40°, et que les accès étaient encore répétés.

Nous voyons donc que la connaissance de la température est importante à posséder dans l'éclampsie relativement au pronostic de la vitalité du fœtus; mais, outre cette élévation de température constatée si souvent en pareil cas, il faut encore, pour bien connaître ce pronostic, tenir compte de la violence des troubles généraux que la fréquence et l'intensité des accès convulsifs apportent dans l'économie maternelle et fœtale.

CHAPITRE V

VALEUR THERAPEUTIQUE

DE LA THERMOMÉTRIE DANS L'ÉCLAMPSIE PUERPÉRALE

Nous avons dit que la thermométrie pouvait donner de grands renseignements quand il s'agissait de porter le pronostic dans l'éclampsie puerpérale. Mais comme le traitement est étroitement lié à ce pronostic, il s'ensuit que l'étude de la température dans le cas de convulsions puerpérales, doive nous être encore utile pour savoir quand et comment intervenir. En effet si le pronostic est défavorable, il faut se hâter d'intervenir et le faire avec vigueur : s'il est favorable, l'expectation peut en résulter, car le pronostic a une double valeur, il concerne la mère et l'enfant. Ainsi dans l'Obs. I on voit un grand nombre d'attaques se succéder à un court intervalle le 26 novembre, et tout fait présager que ce même état convulsif se continuerait. On se décide alors à chloroformiser la malade jusqu'à 6ʰ du soir. On se hâte trop tôt de cesser le traitement, et le lendemain matin de nouveaux accès reparaissent, la température s'est élevée rapidement à 38° et s'y maintient. Aussi intervient-on activement : on fait une petite saignée (250ᵍ) et on reprend la chloroformisation à doses élevées et patiemment continuées jusqu'à midi 40 (27 novembre). La température est à ce moment plus élevée (39°,9) et on se laisse surprendre par une attaque que l'on enraie immédiatement en poussant activement l'anesthésie que l'on avait diminuée. A 6ʰ du soir le calme était complet depuis 5ʰ environ de temps. La température s'était abaissée rapidement, *trop rapidement*, et *non graduellement et lentement*.

Cette rémission, comme celle qui existait après les premières attaques, était *critique* (en n'employant par le sens que l'on attribue aujourd'hui à ce mot), car, on suspend la chloroformisation à 6 heures du soir, alors que la température était à 37°,4, mais à 7 h. 45, soir, la température était remontée rapidement à un chiffre très-élevé (39°), a annoncé que la maladie convulsive n'était pas terminée : ce qu'a confirmé l'éclosion d'une nouvelle attaque. On reprend encore le chloroforme, et on le continue jusqu'à ce que l'étude de la *marche* de la température (abaissement graduel et lent de la température) nous ait indiqué le moment (8 h. du matin le 28) où nous pouvions cesser tout traitement.

Quant à l'intervention obstétricale (forceps), c'est-à-dire à l'intervention nécessaire pour sauver l'enfant, elle a été faite au moment où le thermomètre nous a révélé une grande élévation de température (39°,9) le 27 novembre à 3 h. soir. Or nous avons signalé plus haut (voir *pronostic)* l'influence de la température élevée de la mère sur la vitalité de l'enfant, et les indications thérapeutiques que l'on a cru devoir poser dans ce cas.

Si l'on jette les yeux sur nos autres courbes thermométriques, surtout celles représentées aux planches II, III, IV, V, on verra combien la thermométrie nous a encore servi pour savoir le moment où il fallait intervenir, et le moment où il fallait cesser tout traitement actif.

Quand l'éclampsie doit se terminer par la mort, c'est-à-dire quand on a posé un pronostic grave, on voit surtout l'importance des indications thermométriques au point de vue du traitement. Or nous avons vu que dans ces cas la température s'élevait rapidement à un chiffre très-élevé, même hyperpyrétique (42°, 43°,1) et nous avons aussi montré combien il était nécessaire de connaître le moment, le degré d'intervention pour la mère et l'enfant.

En parlant de cette intervention, nous avons surtout en vue la *saignée*, et *l'opération césarienne*, que certains auteurs ont proposée pour sauver l'enfant, alors que la mère venait de mourir. Nous avons rapporté l'opinion de Runge qui prétend que dans le cas de température élevée (insolation, éclampsie grave, etc.) la section césarienne *post mortem* est inutile puisque le fœtus meurt avant la mère.

Nous ne voulons point trancher cette grave question : l'expérience, l'autorité nous manquant, nous nous contenterons de signaler l'importance de la thermométrie au point de vue de cette haute intervention obstétricale, et nous croyons qu'il serait bon de bien noter l'intensité, le nombre des accès, leur influence pathologique sur la mère et le fœtus (augmentation, diminution des doubles battements, etc.), et enfin la température dans l'éclampsie puerpérale, afin de bien connaître tous les éléments de physiologie pathologique, chaque fois que l'on extrairait dans ces cas un enfant mort ou dans un état d'asphyxie.

Laissant de côté cette question, nous allons nous occuper de la suivante que l'on doit se poser aujourd'hui.

Etant donnés les renseignements thermométriques dans l'éclampsie, est-on encore autorisé aujourd'hui à pratiquer toujours ces saignées à outrance encore vantées de nos jours ?

Nous ne nous occuperons pas des inhalations de chloroforme, de chloral, des injections sous-cutanées de chloroforme ou de chloral, de morphine, de bromure de potassium, qui n'ont pas les mêmes inconvénients que la saignée. Celle-ci est considérée encore par un grand nombre d'accoucheurs et d'une grande autorité, comme le meilleur mode de traitement de l'éclampsie puerpérale. Nous le reconnaissons, c'est parfois le meilleur, mais c'est aussi le plus grave, parce que son effet n'est pas seulement un effet immédiat, comme les anesthésiques, mais se fait encore sentir longtemps après l'emploi de ce mode de traitement. Les inconvénients que nous venons de signaler n'existent pas avec le traitement mixte (émissions sanguines et anesthésiques), qui a rendu le plus de service et a amené le plus de guerisons en Angleterre.

Cependant nous croyons que c'est aller trop loin que de dire avec M. Dieudé (1) « *s'abstenir d'émissions sanguines* ».

Si, après avoir suivi une marche ascensionnelle, la température baisse, les accès ayant d'ailleurs cessé — si, en dépit de la persistance des accès, la température n'étant pas très élevée, reste stationnaire — si bien que les attaques durent encore, le thermomètre s'abaisse, si la température suit une marche lente, si enfin, malgré des accès répétés et assez violents, le thermomètre n'atteint pas un chiffre élevé. »

---

(1) *Loc. cit.*, p, 51.

En effet, la température n'est pas toujours proportionnelle au nombre des accès (*voir* Obs. V) et au point de vue de la gravité du mal éclamptique la température n'est pas tout et l'accès est encore important. D'ailleurs le Dr Charpentier (1) a montré que le pronostic est d'autant plus grave que le nombre des accès a été plus considérable.

Il a établi les chiffres suivants :

    De 1–10 accès mortalité.. 1/4
    De 10–20 — — 1/3
    De 20–50 — — 1/2

On voit donc que la thermométrie s'impose de plus en plus à l'accoucheur pendant la gestation, aussi bien que pendant les jours de couches, en un mot pendant cette longue période de temps que l'on peut appeler *état puerpéral*, et qui s'étend depuis la fécondation jusqu'à la réapparition des menstrues *post partum*. Nous voyons de plus qu'il ne faut pas demander à l'élément *température* plus qu'il ne peut nous donner, car d'après les variations inégales et irrégulières parfois de la température dans les cas de guérison ou de mort, on a constaté que ce n'est pas dans le chiffre maximum atteint qu'il faut chercher la règle absolue au point de vue du pronostic et du traitement, non pas que ce maximum ne présente une certaine importance, car de toutes les femmes qui ont succombé, deux seulement ont eu une température inférieure à 41°, tandis que chez toutes celles qui ont guéri il ne s'en trouve que deux où elle ait atteint ce chiffre.

Mais en comparant entre eux tous ces cas, que nous, comme d'autres, avons observés, nous devons apporter des restrictions aux conclusions de M. Dieudé relativement aux préceptes qu'il a voulu formuler d'après les indications thermométri-

---

(1) Charpentier. — *De l'influence des divers traitements sur les accès d'éclampsie.* Th. d'agr., Paris, 1872.

ques dans l'éclampsie puerpérale. Aussi terminerons-nous par les conclusions suivantes :

Toutes les fois que la maladie s'est terminée par la mort, toujours pour la mère, et souvent pour l'enfant, la température est montée ou restée à un chiffre très-élevé ; et par conséquent on doit intervenir énergiquement en instituant le traitement qui est le mieux indiqué : toutes les fois que la température s'est abaissée régulièrement, lentement et d'une façon durable, il y a eu guérison du moins pour la mère le plus souvent et peut-être plus rarement pour l'enfant, attendu que la température aura pu s'élever assez haut avant la naissance de ce dernier pour tomber ensuite progressivement au chiffre normal après l'accouchement. Dans ce cas on peut diminuer ou cesser l'intervention thérapeutique si elle a été commencée, à part l'intervention obstétricale, ou bien faire de l'expectation s'il n'y a pas de raisons sérieuses, comme des complications de l'éclampsie, etc., d'instituer un traitement.

————◇————

CONCLUSIONS

Nous résumerons notre travail par les propositions suivantes :

I. — Au point de vue de la pathogénie.

a) L'éclampsie puerpérale ne doit être attribuée ni à la congestion cérébrale, ni à l'anémie générale ou cérébrale, pas plus qu'à une névrose ou à une lésion des centres nerveux ou de leurs enveloppes.

b) L'albuminurie est un phénomène qui précède ou accompagne le *plus souvent* l'éclampsie. La présence de l'albumine dans l'urine pendant la grossesse peut résulter, soit d'une *albuminurie brightique* (qui peut être souvent *antégravidique*), soit d'une *albuminurie gravidique proprement dite*, soit enfin d'une *albuminurie* du travail.

c) L'urémie, ou l'ammoniémie, ou l'urinémie ne peuvent expliquer la production des accès éclamptiques.

d) L'éclampsie semble plutôt être due à l'altération des conditions particulières, qui résultent du fait de la gestation, notamment aux modifications du sang dans sa qualité, dans sa quantité (tension intra-vasculaire), et aux excitations réflexes émanant de l'appareil génital et surtout de l'utérus. Ces excitations aboutissent aux centres nerveux déjà rendus plus irritables par cet état physiologique, appelé grossesse.

II. — Au point de vue de l'étude thermométrique

a) Dans la grande majorité des cas la température s'élève depuis le début des accès jusqu'à la fin, mais il peut se faire aussi, beaucoup plus rarement, il est vrai, qu'elle reste stationnaire malgré les accès.

b) Dans l'intervalle de ces accès la température se maintient à un chiffre élevé, et au moment des convulsions, surtout des convulsions toniques, on enregistre une légère ascension de la colonne mercurielle.

Quelquefois après plusieurs attaques on observe une température normale ou même hyponormale ; mais la température ne se maintient pas à ce niveau ; avec les attaques suivantes elle atteint les chiffres élevés que l'on observe habituellement.

c) Si l'éclampsie doit avoir une issue fatale, la température continue d'augmenter : cette élévation pourra encore progresser même après la mort, et parvenir à un chiffre très-élevé ; si au contraire les accès disparaissent, et si le coma diminue, ou cesse d'une manière définitive, la température s'abaisse progressivement et revient à un chiffre normal. Cependant il peut arriver que la température commence à baisser avant la cessation des accès. Dans l'éclampsie la température oscille le plus souvent entre 37°,8 et 40° ; elle peut même dépasser 41° et atteindre 42° ou 43° après la mort.

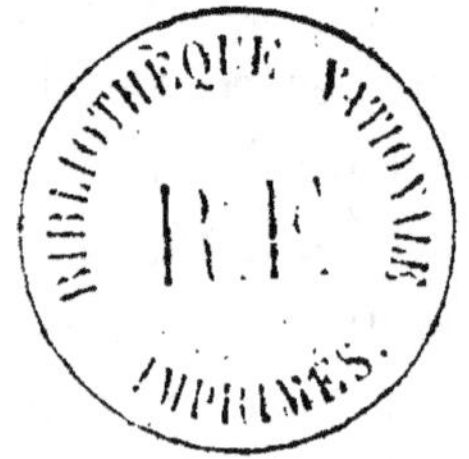

TABLE DES MATIÈRES.

Troisième partie.

ETUDE DES

MODIFICATIONS DE LA TEMPÉRATURE
Dans l'éclampsie puerpérale.

CONCLUSIONS DE CE TRAVAIL.

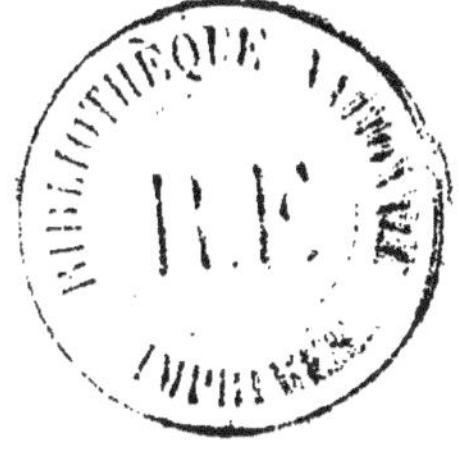

NANCY

IMPRIMERIE NANCÉIENNE, 1, RUE DE LA PÉPINIÈRE

Directeur : GÉBHART.

Planche I
ÉLISA DUR............ 17 ans, Primipare.
N° 5   Salle St-Alexis.
MARCHE DE LA TEMPÉRATURE PENDANT & APRÈS LES ATTAQUES D'ÉCLAMPSIE
terminée par guérison.
Novembre
Décembre
Jours de couches
R.P.T.
A   Attaque d'éclampsie.
B   Sept attaques. Chloroforme.
B' Cessation de l'anesthésie.
C   Cinq attaques.
S   Saignée de 250 gr. Chloroforme.
F   Accouchement au forceps.
E   Une attaque et trois attaques avortées. (Chloroforme)
Température axillaire maternelle
Pouls.
Respiration.
Température rectale de l'enfant

Planche II.
CL............Marie Philomène.________.

N.º 4 Salle SᵗAlexis.   ÉCLAMPSIE TERMINÉE PAR GUÉRISON.

A   Température après 5 attaques,
I   Première injection hypod. de morphine,
I'   Deuxième   „   „   „   à 3ʰ soir
     entre la 10.ᵉ et 11.ᵉ attaque.
A'   Température 1ʰ après la 11.ᵉ attaque.

Température axillaire.
Pouls

Planche III   B................Odile , 22 ans.

N.º 2   Salle S.ᵗᵉ Eugénie.   ÉCLAMPSIE PENDANT ET APRÈS LE TRAVAIL.— GUÉRISON.

Août.	6	6	6	7	8	9	10	11	12	13	14	15	16	17	18	19	20	21	22	23	24				
Jours de couches	1	1	1	2	3	4	5	6	7	8	9	10	11	12	13	14	15	16	17	18	19				

A   Après la première attaque.— accouchement terminé spontanément.
A' Quatrième.
B   Prodromes d'attaques enrayées par le chloroforme.
C   Chloroforme.
C' Suspension du chloroforme (7.ᵉ soir).

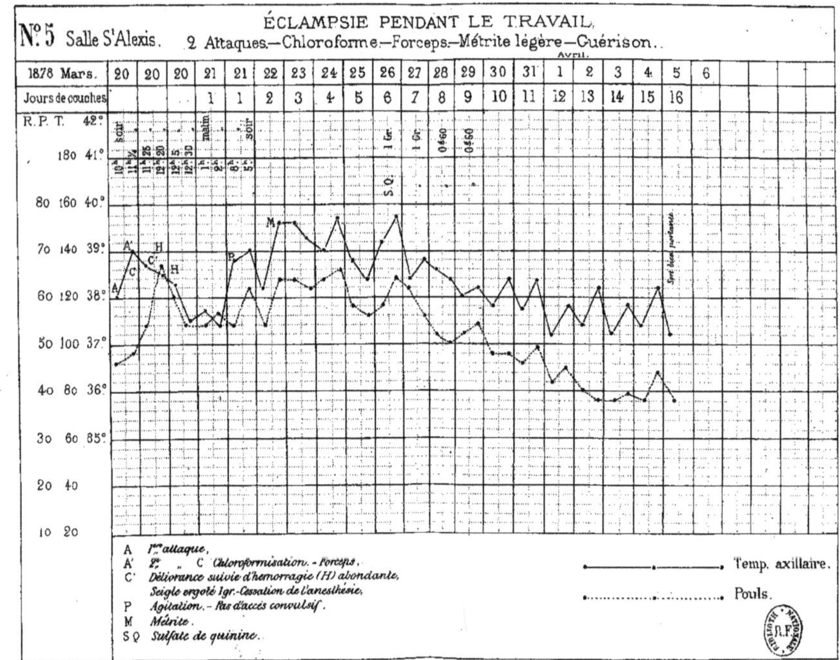
ÉCLAMPSIE PENDANT LE TRAVAIL,
N.º 5 Salle St Alexis.   2 Attaques.—Chloroforme.—Forceps.—Métrite légère—Guérison..
Avril.
1878 Mars. 20 20 20 21 21 22 23 24 25 26 27 28 29 30 31 1 2 3 4 5 6
Jours de couches 1 1 2 3 4 5 6 7 8 9 10 11 12 13 14 15 16
R.P. T. 42°
180 41°
80 160 40°
70 140 39°
60 120 38°
50 100 37°
40 80 36°
30 60 35°
20 40
10 20
A   1ʳᵉ attaque,
A' 2ᵉ " C Chloroformisation. - Forceps.
C' Délivrance suivie d'hemorragie (H) abondante,
Seigle ergoté 1gr.-Cessation de l'anesthésie,
P   Agitation. - Pas d'accés convulsif.
M   Métrite.
S Q Sulfate de quinine.
Temp. axillaire.
Pouls.

Août	17	17	17	17	17	17	17	17	18	19	20	21	22	23	24	25	26	27	28	29	30	31	1	2	3
Jours de couches									1	2	3	4	5	6	7	8	9	10	11	12	13	14	15	16	17

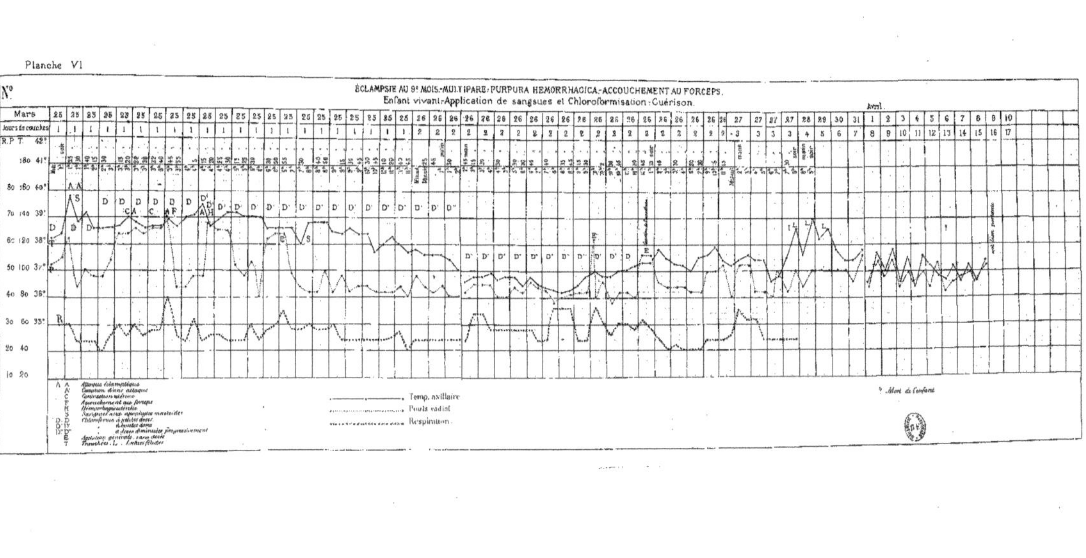

ÉCLAMPSIE AU 9ᵉ MOIS.-MULTIPARE-PURPURA HEMORRHAGICA.-ACCOUCHEMENT AU FORCEPS.
Enfant vivant-Application de sangsues et Chloroformisation-Guérison.
Mars
Avril.
Attaques éclamptiques
Cessation d'une attaque
Contractions utérines
Accouchement au forceps
Hémorrhagies utérines
Sangsues aux apophyses mastoïdes
Chloroforme à petites doses.
à hautes doses
et doses diminuées progressivement
Agitation générale, sans accès
Tranchées - L - Lochies fétides
Temp. axillaire
Pouls radial
Respiration
Mort de l'enfant.

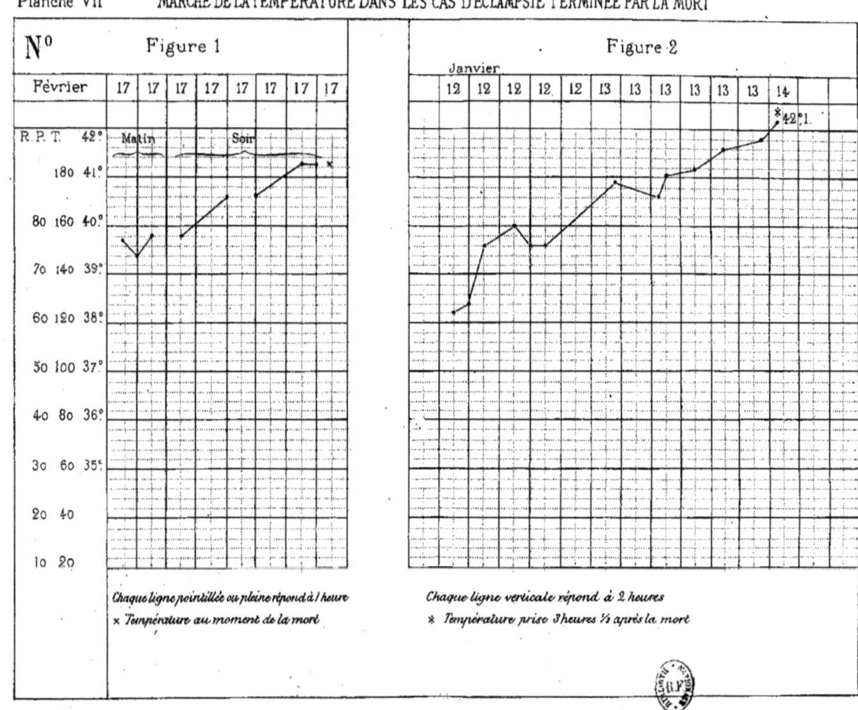

N°   Figure 1
Février   17 17 17 17 17 17 17 17
R.P.T. 42°   Matin   Soir
180 41°
80 160 40°
70 140 39°
60 120 38°
50 100 37°
40 80 36°
30 60 35°
20 40
10 20
Chaque ligne pointillée ou pleine répond à 1 heure
× Température au moment de la mort
Figure 2
Janvier
12 12 12 12 12 13 13 13 13 13 13 14
× 42°1.
Chaque ligne verticale répond à 2 heures
× Température prise 3 heures ½ après la mort

Planche VIII.
TEMPÉRATURE TERMINALE DANS L'ECLAMPSIE PUERPÉRALE.
N°.
AU MOMENT DE LA MORT.
Figure I
Jours.
1
2
3
4
R. P. T. 44°
180 43°
80 160 42°
70 140 41°
60 120 40°
50 100 39°
40 80 38°
30 60 37°
20 40
10 20
? Dernier soupir.
AU MOMENT DE LA MORT ET APRÈS LA MORT.
Figure II.
Décembre
5
6
6
6
6
6
6
5h matin
7h45
9h50
9h57
10h48
11h25
9
? Dernier soupir à 9 heures 40.

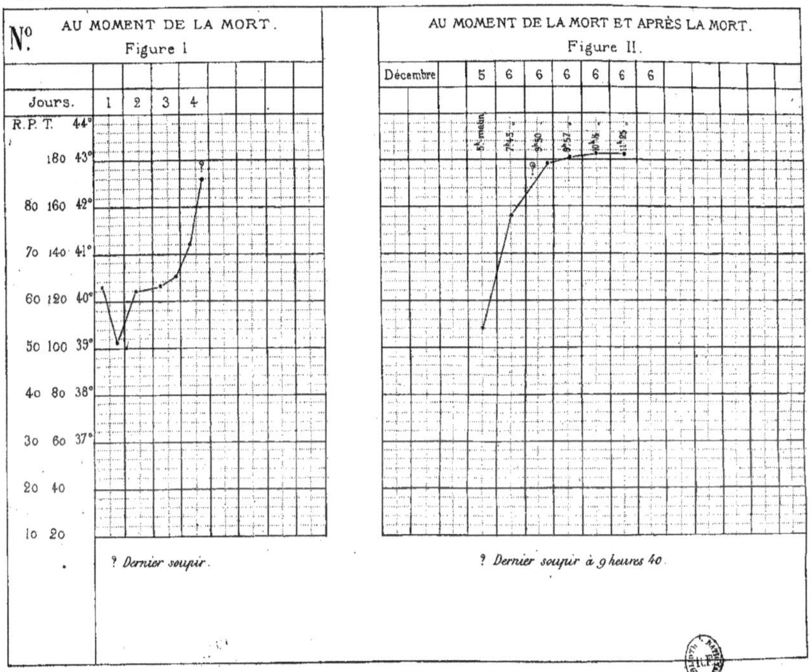

Planche IX.

URÉMIE VRAIE, due a la compression des uretères par un carcinome utérin.—Mort.
Figure I
Mars. 8 9 10 11 12 13 14 15 15
R.P.T. 41°
180 40°
80 160 39°
70 140 38°
60 120 37°
50 100 36°
40 80 35°
30 60 34°
20 40 33°
10 20 32°
— Température prise à 6 heures, matin,
o » » à midi,
×T » » 3 heures avant la mort.

URÉMIE (forme comateuse) DANS UN CAS DE NEPHRITE MIXTE
Figure II.
Décembre 3 3 3 3 3 4 4 4 4 4 4 5 5 5 5 5 5 5 5 5 5
soir matin soir matin
T.R
T.A
T.R. Température rectale
T.A. » axillaire
? Dernier soupir.

Planche X.   TEMPÉRATURE DANS L'ÉTAT DE MAL ÉPILEPTIQUE.

ÉTAT DE MAL ÉPILEPTIQUE AVEC SES 2 PÉRIODES
CONVULSIVE ET MENINGITIQUE; GUÉRISON
Fig. 1

Jours   1 2 3 4 5 6 7 8   Août

R.P. T.   42°
180 · 41°
80 160 40°
7o 140 39°
60 120 38°
50 100 37°
40 80 36°
3o 60 35°
20 40
1o 20

C C C M M M M

— 2 heures après le début (12 accès),
× Un accès dans les 5 dernières heures,
C C Période convulsive.
M M   „   méningitique.

ÉTAT DE MAL ÉPILEPTIQUE AVEC SES 2 PÉRIODES HABITUELLES (Convulsive, Méningitique),
ET UNE NOUVELLE PÉRIODE (période intermédiaire) MORT.
Fig. II.

Août   12 12 12 12 13 14 15 16 17 18 19 20 21

C C C C M I D D D M'

C.C.C.   État de mal épileptique. – Période convulsive,
M.M'.M".   Période méningitique comprenant,
              ID. Période intermédiaire (LI) avec accident de
2 Segments   décabitus aigu (D.D.D)
              M'M". Vrai début de la période méningitique.

Planche XI.

TEMPÉRATURE DANS L'HÉMORRHAGIE CÉRÉBRALE

2 périodes { a Abaissement initial de la température
            { b Élévation rapide, — Mort.   Figure 1.

Heures.   5   10   15   20   25   30   35   40   45   50   55

R.P. T.   42°
180   41°
80 160   40°
70 140   39°
60 120   38°
TR
50 100   37°
40   80   36°
30   60   35°
20   40
10   20

a   b   b   b   h

— Température aussitôt après l'attaque.
+ Vomissements bilieux.
++ Température 4 h. avant la mort.
Nouveaux accidents cérébraux.
— Chaque ligne verticale répond à 1 heure.

3 périodes { a Abaissement initial
            { b Période stationnaire: Mort.
            { c   „   ascendante .   Figure 2.

Juillet   7   8   9   10   11   12   13
Jours.   1ʳ 2ᵉ 3ᵉ 4ᵉ 5ᵉ 6ᵉ

136   41°
116   40°
96   39°
76   38°
56   37°
56   36°

matin 10ʰ   soir 6ʰ

a   b   b   c   c

P
R

Mort 4 enr.
Escharc

Pouls Tempér.

T. Rectale (R)
P. Pouls

9 782019 273460